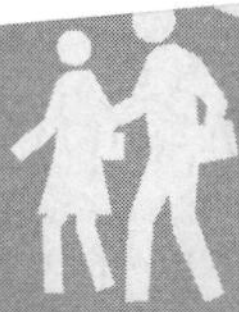

认识肥胖 科学减肥

王启才　周怡伶　编著

中医古籍出版社

图书在版编目（CIP）数据

认识肥胖　科学减肥/王启才，周怡伶编著．－北京：中医古籍出版社，2007.4

ISBN 978－7－80174－496－8

Ⅰ．认…　Ⅱ．①王…②周…　Ⅲ．①减肥－方法②美容－方法　Ⅳ．R161　TS974.1

中国版本图书馆 CIP 数据核字（2007）第 026666 号

认识肥胖　科学减肥

王启才　周怡伶　编著

责任编辑：徐小鹏
封面设计：于天水
出版发行：中医古籍出版社
社　　址：北京东直门内南小街 16 号（100700）
印　　刷：北京财经印刷厂
开　　本：850mm×1168mm　1/32
印　　张：10.75
字　　数：230 千字
版　　次：2007 年 4 月第 1 版　2007 年 4 月第 1 次印刷
印　　数：0001～4000 册
书　　号：ISBN 978－7－80174－496－8
定　　价：18.00 元

简 介

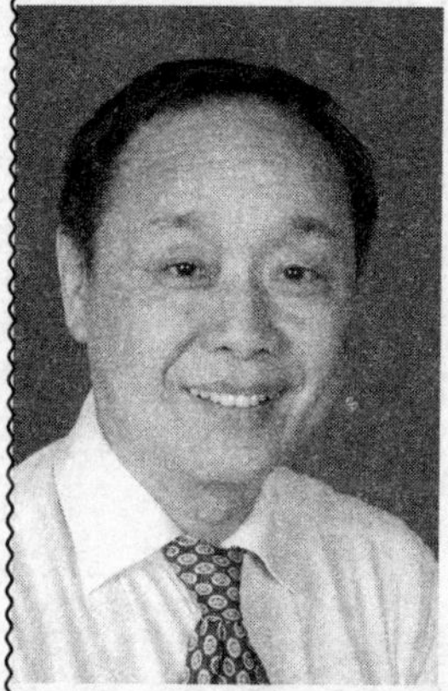

王启才：1947年生。南京中医药大学教授、研究生导师，中国针灸学会临床分会秘书长，香港中医研究院顾问、客座教授，中日特种针法研究会讲师团教授，新世纪全国高等中医药院校规划教材《针灸治疗学》主编。曾经为南京《每日桥报》主持“减肥专题讲座”，是中国针灸学会临床分会连续9期国家级继续教育项目“针灸减肥和美容高级研修班”主讲之一。1989年获南京中医学院优秀教学质量奖，2003年获南京中医药大学优秀教师奖教金，2006年被评为全国第四届中国科协先进工作者。

简　介

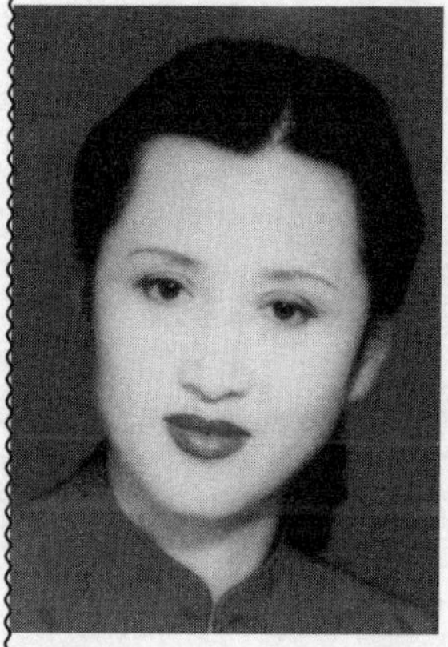

周怡伶：1952年生，中药美容专家。毕业于中科院心理函授大学，深造于南京中医药大学。江苏省周怡伶中药美容保健有限公司、中皇化妆品有限公司董事长、总经理，周怡伶美容学校校长，中华全国工商联中医美容专业委员会副主任委员，中华全国工商联教育培训委员会专家讲师，中华全国工商联美容化妆品商会常务理事，江苏省工商联美容商会副会长，江苏省社会学会企业专业委员会副会长，南京市美容美发协会副会长。2006年11月受聘为中国针灸学会临床分会南京减肥、美容基地美容顾问。

内容提要

本书由100个问题组成，其中涉及到88个关于肥胖的问题和12个关于美容的问题。在简要阐述减肥和美容机理的基础上，全面而详细地介绍了诸多简单易行、行之有效的减肥和美容的具体方法。全书循序渐进、层次分明，科学实用、说理清楚，深入浅出、通俗易懂，是一本理论联系实际、实践性很强的减肥、美容新书。

两位作者，一位曾经为南京《每日桥报》主持“减肥专题讲座”，是中国针灸学会临床分会连续9期国家级继续教育项目“针灸减肥和美容高级研修班”主讲之一；一位是在国内颇有声望、被媒体誉为“美容界楷模”的著名中药美容专家，她以自己的美容实践传授中药美容知识。相信本书一定能让你在肥胖和美容的问题上受益匪浅，大开眼界，并且给你以美的享受。

塑造美丽　把握健康

（代前言）

随着人类生活水平的不断提高和饮食结构的变化，肥胖的发生率也在逐年上升。特别是女性肥胖者明显多于男性，约占已婚育龄妇女的40%以上，成为影响人们形体美和健康长寿的“富贵病”之一。

近20年来，肥胖已成为全球越来越普遍的社会现象，发达国家的肥胖发生率明显上升，欧美国家高达20%～35%，全世界目前已有近5亿肥胖症患者，是当前最广泛的、严重威胁人类健康的疾病之一，已成为继吸毒、艾滋病、酒精中毒三大医学社会问题后的第四大医学社会问题。而在可预防的死亡原因中，肥胖仅次于吸烟而居第二位。

在发展中国家，随着经济的发展和城市化的推进，超重和肥胖也呈上升趋势。中国人以往一直以低体重为特点，但是近年来肥胖率急剧上升，目前超重者至少2～3亿。据有关资料初步统计，1998年，我国14岁至64岁的人群中，超重人数已愈1亿；2002年肥胖的发生率将近25%；北京市成人肥胖率已达40%，而且有逐渐年轻化趋势。1985年至1995年，7岁至16岁的肥胖青少年总人数增长了3倍。据专家估计，到2010年，我国肥胖人数将超过3亿。

因此，世界卫生组织的肥胖病专家警告说，肥胖患者有每5年翻一番的趋势，肥胖症已成为全球的流行病，并且可能成为灾难性的世界问题。

肥胖症患者除体态臃肿之外，还会出现嗜睡，疲乏无力，稍动则气促、胸闷、心慌，易饥多食，汗多怕热，下肢浮肿等表现。给患者的工作、生活带来诸多的不便，更重要的是肥胖常诱发合并高血压、冠心病、高脂血症、非胰岛素依赖型糖尿病（NIDDM）、肺功能不全以及某些癌症，对消化系统功能、肾脏功能也有程度不同的损害，可使患者加快衰老和死亡。

目前，肥胖现象已经成为全球普遍关注的公共健康问题，加紧对肥胖的研究亦成为21世纪全球医学界的热点之一。1997年世界卫生组织（WHO）成立了国际肥胖研究会（IASO），明确将肥胖纳入疾病范围；2000年7月2日，我国也成立了中国肥胖问题工作组（WGOC），并主持召开了肥胖问题的研讨会。

作者编著本书的目的，就在于顺应国内外高度注重肥胖病的潮流，教人们怎样认识肥胖，怎样科学减肥！

最后，我们愿意将以下几句话献给大家，衷心希望全社会的人都来关注健康，都能善待自己！

青春是可以长驻的，
美丽是可以保持的，
身材是可以塑造的，
健康是可以把握的。

生命100岁不算高，
关键在于活得健康，
活得有滋有味！！！！
健康美才是真的美！

王启才　周怡伶
2006年10月15日于南京

目 录

目录

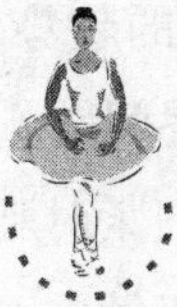

一、不可忽视的肥胖病

随着生活水平的不断提高和饮食结构的变化，肥胖病的发病率在世界范围内逐年上升。特别是女性肥胖病明显多于男性，约占已婚育龄妇女的40%以上，成为影响人们形体美和健康长寿的“富贵病”之一。

近20年来，肥胖已成为全球性越来越普遍的社会现象，发达国家的肥胖发生率明显上升，欧美国家高达20%～35%。据美国《国家地理》杂志上《你为何发胖》一文称：在美国，与体重超重相关联的死亡人数每年竟高达40万人之多。在华盛顿普格特·松德轮渡上的坐椅宽度已经从原来的45.7cm扩宽至50.8cm，以便让肥胖者有个落臀之地；科罗拉州的一家救护车制造公司也专门改装了救护车，车上配有较大的舱位和起重装置，以方便救治肥胖病人；甚至医院的停尸房和火葬场也不得不考虑人们不断增加的腰围，特制的棺材宽96.5cm，而标准型的才61cm；密执安大学的一项调查表明：大学生在择偶中，宁可找个贪污犯或隐君子，也不愿意与一个肥胖者结婚。

在发展中的国家，随着经济的发展和城市化的推进，超重和肥胖也呈上升趋势。目前，全世界已有近5亿肥胖症患者，据专家估计，到2010年，我国肥胖人数将超过3亿。因此，世界卫生组织的肥胖病专家警告说，肥胖患者有每5年翻一番的趋势，肥胖症已成为全球的流行病，并且可能成为灾难性的世界问题。

肥胖现象已经成为全球普遍关注的公共健康问题，加紧对肥胖的研究亦成为21世纪全球医学界的热点之一。1997年世界卫生组织（WHO）成立了国际肥胖研究会（IASO），明确将肥胖纳入疾病范围；2000年我国也成立了中国肥胖问题工作组（WGOC），肥胖症分为“单纯性肥胖”和“继发性肥胖”两类。单纯性肥胖症是指无明显内分泌－代谢原因，并排除因水、钠潴留或肌肉发达等蛋白质增多诸因素而引起实际体重超过理想体重20%以上的一种疾患。临床上所称的“肥胖症”大多数指的是单纯性肥胖。

单纯性肥胖又有“体质性肥胖”（幼年起病型肥胖症）和“获得性肥胖”（成年起病型肥胖症）之分。体质性肥胖与遗传因素有关，获得性肥胖主要因于多吃、贪睡、少动。

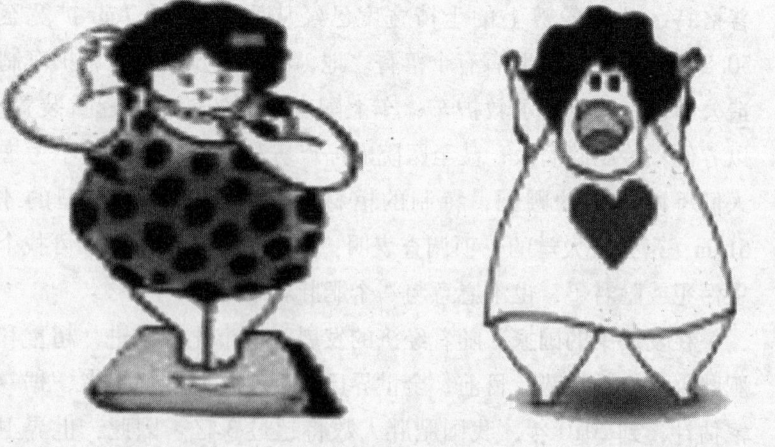

肥胖症患者除体态臃肿之外，还会出现嗜睡，疲乏无力，稍动则气促、胸闷、心慌，易饥多食，汗多怕热，下肢浮肿等表现。日久则易并发高血压、高脂血症、动脉硬化、冠心病、肺心病、糖尿病、脂肪肝、胆囊炎、抑郁症、关节炎、中风和某些癌症。已成为继吸毒、艾滋病、酒精中毒三大医学社会问题后的第四大医学社会问题和灾难性的世界问题，严重威胁着人类的健康。必须引起全世界、全社会的高度注重。

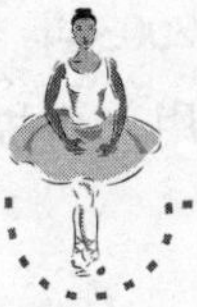

二、科学的胖瘦标准

人们区分一个人的胖瘦，多以视觉感受为主。我们通常说某人“偏胖”、“很胖”或“太胖”，往往都是以自己的视觉感受其外表体型的结果。但由于人们各自对胖瘦的判别尺度、参照对象和个人对胖瘦的喜好程度的差异，对于胖瘦的判断标准并不统一。

那么，判定体型胖瘦的科学标准是什么呢？目前被医学上普遍使用的体型判别指标叫做“身高体重指数”（BMI），它的计算公式为：

BMI = 体重（公斤）÷身高（m）^{2}。

1. 世界卫生组织（WHO）1997 年制定的身高体重指数标准是：

BMI≥25 为超重；≥30 为轻度肥胖；≥ 35 为中度肥胖；≥40 为重度肥胖。

2. 国际肥胖特别工作组 2000 年提出亚洲成人的身高体重指数标准是：

BMI≥23 为超重；≥25 为轻度肥胖；≥ 30 为中度肥胖；≥35 为重度肥胖。

3. 中国卫生部疾病控制司和中国“肥胖问题工作组”根据 20 世纪 90 年代中国人群有关数据的汇总分析报告，在 2003 年 4 月制订的“中国成人超重和肥胖症预防控制指南”（试用）中提出了适合我国成人关于身高体重指数的标准为：

BMI≥24 为超重；≥28 为肥胖。

一般而言，BMI 在 18 以下属消瘦；18 ~ 20 为偏瘦；20 ~ 23 为正常；≥23、≤25 为超重；25 ~ 26 为偏胖；26 ~ 30 为轻度肥胖；30 ~ 40 为中度肥胖；>40 以上为重度肥胖。

4. 国外以男性 >27、女性 >25 为肥胖标准。

5. 亚洲标准是≥23 为超重；≥30 为肥胖。

中国人一直以体型小、体重轻为特点，身高体重指数相对要低一些，最佳值为 20 ~ 22。肥胖特点为体型小、指数小；肚皮大、危害大。

举例来说，李先生的身高为 1.70m，体重为 70 公斤，那么他的身高体重指数 $=70 \div 1.70^2 = 23.5$。根据上述判别标准，BMI ≥23、≤25，因此，王先生的体型仅属于超重。

三、计算理想体重的方法

平时，人们谈论减肥，常常会说“标准体重”，就是医学界讨论肥胖问题，也习惯用“标准体重”的提法。其实，人的体重并没有绝对的标准。而所谓“标准体重”，仅仅只是人们的一种理想和追求而已。所以，我们认为改用“理想体重”的提法比较科学。

国内外计算理想体重的方法很多，结果大同小异、不相上下。常用且比较简单的计算理想体重的方法有以下几种：

（一）国际常用计算方法

1. 理想体重（公斤）＝身高（cm）－100（用于身高在165cm以下者）。

2. 理想体重（公斤）＝身高（cm）－110（用于身高在165cm以上者）。

（二）国内常用计算方法

1. 理想体重（公斤）＝身高（cm）－105（最简单的计算方法，较适合于男性）。

2. 理想体重（公斤）＝［身高（cm）－100］×0.9（较适合于女性）。

3. 我国南方成年人的理想体重（公斤）＝［身高（cm）－

150］ ×0.6 +48；

4. 我国北方成年人的理想体重（公斤） = ［身高（cm） - 150］ ×0.6 +50。

5. 新生儿理想体重平均约为3.2公斤；3～5月婴儿的理想体重约为出生时的2倍，即6.4公斤；1周岁婴幼儿的理想体重约为出生时的3倍，即9～10公斤；2岁以上儿童理想体重（公斤） =年龄×2 +8。

或者用以下计算公式：1～6个月的小儿（g） =出生时的体重 +月龄×600；7～12个月的小儿（公斤） =6（公斤） +月龄×0.25（公斤）；1岁以上的小儿（公斤） =8 +年龄（岁） × 2。

（三）日本人最理想的体重（公斤） =身高（m）^{2} ×22；

60岁以上的老人：男性（公斤） =0.65×身高（cm） -49；

女性（公斤） =0.56×身高（cm） -33。

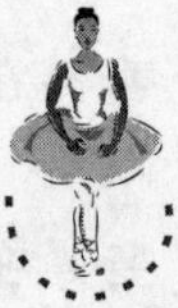

四、肥胖的胸、腹、臀围指数标准

腰围（WC）是反映脂肪总量和脂肪分布的综合指标，尤其适合于检测腹型（中心型或苹果型）肥胖者。

（一）世界卫生组织推荐的测量方法

被测者站立，双脚分开25～30cm，使体重均匀分配。腰围测量位置在髂前上嵴和12肋下缘连线的中点，测量者将软尺紧贴但不能压迫被测者的皮肤，测量值精确到0.1cm。

（二）世界卫生组织制订的腰围肥胖标准

男性≥94cm；女性≥80cm。

（三）中国肥胖问题工作组制订的腰围肥胖标准

男性≥85cm；女性≥80cm。

（四）胸腹指数

胸腹指数的计算公式为：胸腹指数=胸围（乳头上2cm圆周）—腰围（肚脐水平圆周）。

胸腹指数>10cm、≤15cm为轻度肥胖；

胸腹指数>5cm、≤10cm为中度肥胖；

胸腹指数≤5cm为重度肥胖。

（五）腰臀比例（WHR）

臀围测量部位是前经耻骨联合、两侧经股骨大转子、后经臀部最突出部位（相当于最大臀围）。

世界卫生组织制订的臀围肥胖标准为：男性>1.0；女性>0.85。

（六）简易测量法

1. 皮带测量法　被检测者站立，在其肋弓稍下缚一皮带成圆圈状（像量腰围一样，但应松动一些），然后将皮带圈向下移动，可以顺利通过腹部者属于正常；不能通过则视为偏胖。

2. 米尺测量法　被检测者仰卧，以米尺分别测量胸骨中心处的胸部高度和肚脐处的腹部高度。若胸部高于腹部者属正常；腹部高于胸部者属于肥胖。

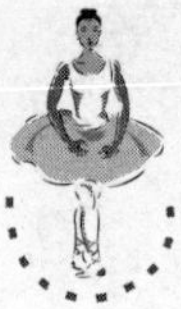

五、皮下脂肪厚度测量法

有人认为：通过体重来检测肥胖程度不能算是最精确的检测方法，而通过对人体皮下脂肪厚度的测量，则较为精确。因为体重增加除了皮下脂肪的大量堆积外，体内水分滞留（如水肿、腹水等）或全身肌肉发达也会使体重增加。因此，除了以身高与体重的比例和胸、腹、臀围指数标准判断是否肥胖以外，还应该测量皮下脂肪的厚度来判断肥胖程度。

测量皮下脂肪的厚度，必须使用专门的弹簧式或游标式皮皱测量卡尺（还可用调线片估计皮脂厚度）。测量部位一般选择上臂后侧、背部（肩胛下角处）、腹部、腰部（髂嵴处）和大腿前部进行测量。被测量的部位要求放松，用食指和拇指将皮肤层捏起，用皮肤皱襞卡钳测量厚度。

正常情况下，肩胛下皮脂厚度，男性不应超过 14～16mm，女性不应超过 18～20mm；上臂肱三头肌皮脂厚度，男性不应超过 10～12mm，女性不应超过 16～18mm；三角肌皮脂厚度，男性不应超过 12～15mm，女性不应超过 20～25mm；腹壁皮脂厚度，男性不应超过 15mm，女性不应超过 20mm。如果超过则是肥胖的标志。

也有观点认为，正常成年人肩胛下角（右肩胛肌下角与脊柱呈45度角处）皮肤皱襞的脂肪厚度平均为12.4mm，不应超过14mm；矮体形的人不应超过25mm；

三角肌（肩峰与肘关节连线中点）的脂肪厚度，正常成年男性平均为10.4mm，女性平均为17.5mm。如果超过了上述限度，即为肥胖。

以肩胛下皮肤皱襞厚度为例：将肩胛骨下方至上臂中外侧的皮肤连同皮下脂肪抓紧起来，用测量卡尺测量其厚度。

正常成人肩胛下皮肤皱襞厚度：男性1～3.5cm为适中，超过3.5cm为肥胖；女性2～4.5cm为适中，超过4.5cm为肥胖。

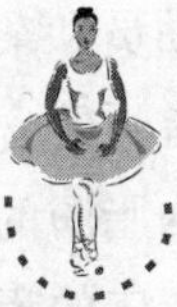

六、肥胖与肥胖度

人的体重如果仅超出理想体重的10%以内属正常范围；若实际体重超过理想体重的10～20%为超重；超过20～30%为轻度肥胖；超过30～50%为中度肥胖；超过50%以上则为重度肥胖。

计算肥胖度最简单的方法是将实际体重与理想体重进行比较。

肥胖度＝（实际体重－理想体重）÷理想体重×100%

以一位身高 160cm 的女性为例，其理想体重应是（160 - 100）×0.9 = 54 公斤，而她的实际体重为 72 公斤，肥胖度 = （72 - 54）÷54×100% = 33.3%，属于中度肥胖。

如果你的身高为 156cm，减去 100 则为 56，再乘 0.9，理想体重应为 50.4 公斤。如果实际体重仅超出理想体重的 10%（55.4 公斤）以内属正常范围；超过 10% ~ 20%（55.4 公斤 ~ 60.5 公斤）为超重；超过 20% ~ 30%（60.5 公斤 ~ 65.5 公斤）为轻度肥胖；超过 30 ~ 50%（65.5 公斤 ~ 75.6 公斤）为中度肥胖；超过 50%（75.6 公斤）以上则为重度肥胖了。

当然，在现实生活中，我们要把青春期身体各个部位的正常发育同肥胖区别开来，并且应排除那些因肌肉发达、结实而超过理想体重者，例如从事举重、摔跤、相扑、掷铅球的运动员和杂技演员等。因为判断一个人是否肥胖，主要看其体内脂肪的含量，而不在于肌肉的多少，肌肉发达结实的运动员，体内脂肪的含量都是正常的。相反，有的人体重虽然没有达到肥胖症的程度，甚至还处在正常体重范围，但其体内脂肪成份的比例却已远远超出了正常范围，也应视为肥胖。

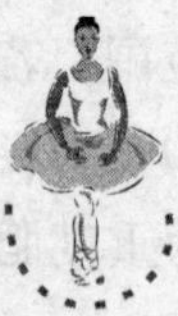

七、肥胖的分类

肥胖症一般是根据病因进行分类、按照病理予以分型的。在分类方面，主要分单纯性肥胖、继发性肥胖和特殊性肥胖三大类别。

（一）单纯性肥胖

单纯性肥胖是指无明显内分泌－代谢原因以及下丘脑病变，并排除因水、钠潴留或肌肉发达等蛋白质增多诸因素而引起实际体重超过理想体重20%以上的一种疾患。这在患有肥胖症的人群中占大多数，人们常说的肥胖，主要是指这种单纯性的肥胖症。

本型肥胖仅仅是在遗传基因的影响之下，加之多食、贪睡、少活动等外在因素而引起的肥胖。又有“体质性肥胖”（幼年起病型肥胖症）和“获得性肥胖”（成年起病型肥胖症）之分。体质性肥胖与遗传因素有关，获得性肥胖主要由于多吃、贪睡、少动。

（二）继发性肥胖

继发性肥胖又称“病理性肥胖”，约占肥胖人群的5%。是由多种内分泌－代谢疾病以及下丘脑病变引的。其中，最为常见的有糖尿病、胰岛素瘤、甲状腺病、脑垂体病例和一系列下丘脑综合征等。

糖尿病常常因为多食，引起高胰岛素血症，刺激食欲，使饮食量更加增多，这种恶性循环，促进了肥胖的形成。胰岛素瘤也因胰岛素分泌过多，促进脂肪的合成，抑制脂肪的分解，并进一步激发食欲，从而导致肥胖。甲状腺病一般为功能性甲状腺机能减退，系由多种原因引起的甲状腺激素合成、分泌或生物效应不足所致的全身性内分泌病，可在一定程度上影响代谢。脑垂体病主要有促进肾上腺皮质激素瘤（又可称之为“皮质醇增多症”）和生长激素瘤（又称之为“巨人症”或“肢端肥大症”），两种激素均由脑垂体前叶过量分泌。下丘脑综合征群或因急慢性炎症（如伤寒、麻疹、猩红热、脑膜炎及脑炎后遗症等），或因各种创伤、肿瘤压迫，或因其它病理变化，均可不同程度地引起丘脑下部的损害，导致继发性肥胖。在下丘脑功能影响下的性腺机能减退多系促性腺激素分泌不足，致性腺不能正常发育。成年病人与年龄增大也有一定关系。上述种种继发性肥胖均为肥胖与原发病症状同时并见。

1. 下丘脑病 多种原因引起的下丘脑综合征，包括炎症（如脑炎或脑膜炎后遗症）、创伤、肿瘤等均可引起肥胖症。

2. 垂体病 常见于垂体前叶功能减退症、垂体瘤等。由这类疾病引起的肥胖还有全身骨骼、软组织、内脏组织增生和肥大的表现。

3. 胰岛病 由胰岛素分泌过多、脂肪合成旺盛引起，包括Ⅱ型糖尿病早期、胰岛素瘤和功能性自发性低血糖症等。

4. 甲状腺功能减退症 是由于代谢率低下，脂肪动员相对较少。

5. 肾上腺皮质功能亢进症 主要为皮质醇增多症，表现为向心性肥胖、满月脸等。

6. 性腺功能减退症 女性绝经期及多囊卵巢综合征，男性无睾等，往往伴有肥胖症。

7. 其它疾病引起的肥胖症 如痛性肥胖症等。

（三）特殊性肥胖

特殊性肥胖主要是母性肥胖和经绝后肥胖两种。前者是女性在妊娠期间引起了暂时性下丘脑功能失调，加之怀孕期和哺乳期营养过盛，活动量减少，脂肪代谢紊乱，体重往往急剧上升，有时甚至可高达90—100公斤，在产后1—2年内，由于营养相对减少，又恢复了正常的活动，体重一般逐渐下降，体型也会逐渐恢复正常。当然也有一部分人会一直保持偏胖的状态。经绝后肥胖是由于卵巢功能衰退，雌激素对脑垂体抑制减退，出现继发性下丘脑和垂体功能及植物神经功能紊乱，使糖和脂肪代谢失常，食欲亢进，进食增加而肥胖。

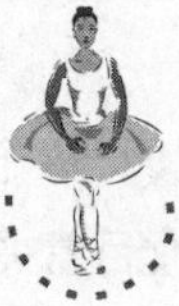

八、肥胖的分型

肥胖症是按病理即根据脂肪细胞数目和大小的增长情况分型的。一个人是胖还是瘦，取决于体内所含脂肪细胞数目和脂肪细胞肥大的程度、脂肪细胞内所含水量及脂肪量的多少。健康成年人全身的脂肪细胞数大约为（25～50）$\times 10^9$个；皮下脂肪细胞平均直径在100μm以下、每一个脂肪细胞内的含水量和脂肪量在0.6μg以内属正常。根据脂肪细胞数目和大小的增长情况，肥胖可分为增生型、肥大型和混合型三种。

脂肪细胞数达（50～150）$\times 10^9$为“增生性肥胖”；脂肪细胞直径达100～150μm、重量在0.6～1μg为“肥大型肥胖”；若既有“增生性肥胖”又有“肥大型肥胖”则称为“混合型肥胖”。

1. 增生型 此型患者一般始于幼儿时期，主要以体内脂肪细胞的数目增加为特点，在病初2年之内增加最为迅速，可达50×10^9～150×10^9个，而脂肪细胞的大小和脂肪细胞内的含脂量一般均在正常范围之内。

2. 肥大型 此型患者在开始肥胖时只出现脂肪细胞的肥大，脂肪细胞的直径可达100～150μm，每一个脂肪细胞内的脂肪及含水量可达0.6～1.0μg。此型患者一经限制饮食和适当治疗后，脂肪细胞大小一般可恢复正常，体重相应减轻。

3. 混合型 此型患者体内的脂肪细胞数目、大小以及每个脂肪细胞内的含脂量均呈不同程度地增加，脂肪细胞的数目常常超过100×10^9个，脂肪细胞的直径往往超过100μm，每个脂肪细胞内的含脂量一般超过1.0μg以上。此型患者肥胖度较重，各种症状表现突出，治疗效果一般不甚理想。

人体内脂肪含量的增减，主要是由容纳脂肪的脂肪细胞数目和大小的变化来调节的，不同性别、不同年龄的患者，其脂肪细胞的数目、大小和每个脂肪细胞内的含脂量均存在着一定的个体差异。即使在同一个患者身上，不同部位的脂肪细胞数目和大小也不尽相同。

研究表明：脂肪细胞数目和大小与肥胖发生的年龄有关，一般是随着年龄的增长而增多、增大的。如一个人在婴幼儿时期营养供给量超过同龄婴幼儿的正常需要量，则脂肪合成加快，蓄积储存在脂肪细胞内，细胞的体积相应变大，脂肪含量相应增多，就会成为体重超标的“小胖墩”。如果到了青春期，肥胖仍未得到有效的控制，80%的人则很容易发展成为成人肥胖症。观察发现：即使由小胖子演变成大胖子的肥胖儿童，往往在初生时就超重了。这种现象必须引起每个孕妇及家属们的高度注重。

在肥胖人群中，不同类型的肥胖对身体的影响也各不相同。如果脂肪主要集中在腹部称“向心型肥胖”（俗称“苹果形肥胖”），这类肥胖其腰围与臀围的比值（腰臀比）大于1。根据流行病学的研究，这些人中糖尿病的发病率较高。如果脂肪堆积以臀部、下肢为主，就称为“外周型肥胖”（俗称“梨形肥胖”）。这类肥胖腰围与臀围的比值小于1，对身体的影响相对较小。

此外，还有脂肪贮存主要位于背、臂、乳房、颈项、颜面的“上肢型肥胖”（例如肾上腺皮质增生、肿瘤及垂体嗜碱性腺瘤即“柯兴氏病”所致的肥胖）；脂肪贮存区域从髋部而下至踝部（有时局限于腿肚及踝部）的“下肢型肥胖”（例如“进行性脂肪营养不良症”形成的下半身极度肥胖而上半身极度消瘦）；脂肪主要堆积于臀部，导致臀部特殊肥大的“臀部肥大型”（为某些民族的特征，属于一种遗传性体质）；脂肪堆积区主要分布于背部、下腹部、髋部、臀部及大腿的“束带型肥胖”（例如“肥胖生殖无能综合征”患者）；脂肪主要分布于股骨大转子区域以及乳房、腹部、阴阜等处的“大粗隆型肥胖”（例如更年期后的肥胖）等分型方式。

九、肥胖的内因

肥胖是由于人体摄入热量过盛，超过了消耗量，多余的热量转化为脂肪、糖元、蛋白质储存于体内，致使体重超标。一个健康的人每日需要从饮食中摄取多少热量？这与每个人的性别、年龄、职业、身高、体表面积以及劳动（或运动）强度的大小直接相关。通常在神经－内分泌系统的精密调节下维持着正常的体重，并使部分脂肪适量沉积在身体的不同部位而构成健美的体型。当人体神经精神和内分泌系统的正常功能出现了异常改变之后，饮食营养中的热量摄入就会转化为脂肪，过量沉积在皮下、肌肉以及其它组织内，尤其以腹部、腰部、臀部为主，使身体肥胖臃肿。所以说，神经精神和内分泌系统的功能紊乱，是引起肥胖的主要内在因素。

在人的下丘脑部位，有食欲调节中枢——食饵中枢和饱觉中枢，二者相互协调，相互制约，在生理情况下处于动态平衡状态，使食欲调节始终处于正常范围之内，而维持着体重的正常，当下丘脑发生病变，如创伤、肿瘤、脑膜炎或脑炎后遗症以及其它病理变化时，食欲调节中枢功能即发生紊乱，失去相互协调和制约，则可引起肥胖。另一方面，食欲调节中枢的功能又受到制于精神状态，故精神因素又常常影响一个人的食欲。研究表明，当迷走神经兴奋时，胰岛素分泌增多，食欲即显亢进，以致多食增肥。胰岛素有促进脂肪合成，抑制脂肪分解的作用，若胰岛素分泌过多容易引起肥胖。

内分泌功能的紊乱，是女性（特别是经产妇和更年期妇女）发胖的主要内因。女性与男性相比，有经（月经）、带（带下）、胎（怀孕）、产（分娩）、乳（哺乳）的特殊生理现象，其内分泌系统的功能更为复杂，在多种因素的影响之下，诸如月经不调、闭经、怀孕、流产、产后以及长期服用避孕药等，内分泌功能也就更容易发生紊乱，促成女性发胖。肥胖症患者以女性为多，原因也就在于此。

体内脂肪的沉积，一般随年龄增长而增长，这可能是由于性腺及甲状腺等影响代谢所致。可动用脂肪组织，不利于肥胖的形成，而肥胖者脑垂体前叶的生长激素恰恰分泌不足，因而较少动用脂肪组织中的脂肪，故脂肪堆积，形成肥胖。

另外，肥胖也有一定的家族遗传倾向。调查表明：如父母双亲均显肥胖，其子女肥胖发生率为70%左右；父亲或母亲仅一方肥胖的，其子女肥胖约占40%左右。在肥胖发生年龄方面，不同家族也各有特点，均以显性或隐性遗传方式传给后代。遗传因素造成的肥胖常自幼发胖，且伴有高脂血症或高脂蛋白血症。

十、肥胖的外因

肥胖本来以中老年妇女为多见，但是随着生活水平的不断提高，我国肥胖的发病率也相应增高，除女性之外，大腹便便的男士也多了起来，少年儿童中的“小胖墩”也为数不少。究其外因，就是由于现在人们的饮食结构和生活习惯发生了改变，多食、贪睡、少活动便成为引起肥胖的最主要的外在因素。

1. 进食过多，营养过剩，这是导致肥胖的关键所在。特别是那些偏食高脂肪、高糖（碳水化合物）、重盐分食物者以及好喝酒、饮咖啡、喜吃零食糕点、睡前贪食、爱吃夜宵的人，由于饮食中摄取的热量过多，食入有余，消耗输出不足，致使合成代谢增加，多余的营养物质即转化为脂肪沉积于皮下，形成肥胖之体。在这些人中，有的是对多种食物胃口均好，特佳，常常极度饱食。有的是抵挡不住香甜食物的诱惑，遇到喜食的东西就不注意节制，一发不可收拾。

2. 饮食因素热量摄入过多，尤其高脂肪或高糖饮食均可导致脂肪堆积。据对2 319 名20 岁以上人群调查，炊事员相对进食丰美，肥胖发生率高达60%；食品厂、啤酒厂的工人发病率高达44%；而一般工人仅占15%。有人统计381 名肥胖者，以饮食不合理为肥胖原因者占有54.3%，说明饮食不合理为肥胖的重要因素。

3. 少年儿童肥胖，或由于婴幼儿时期喂养不合理，少数当妈妈的为保自己的体型美，不愿意以母乳喂养孩子（哺乳会使母亲发胖，这个观点本身就是错误的），而代之以大量奶粉、谷物、饼干等高糖分食物，误认为多食能使孩子健康。或因为少年时代偏食甜食品（如含糖量极高的饮料、各种油炸或烤制的高热量食品等），进食量的超标必然导致体重的超标。

4. 人过中年之后，体力劳动和体育运动的活动量势必相应减少，体内能量的输出和消耗也相对减少，如饮食习惯依旧不变，热能进多出少，加上许多人的职业、工作性质本身就是多静少动的，即会使人中年“发福”。而有些患有慢性病症者，或产后、手术之后一味加强营养，过于强调卧休息，也会养胖超标。至于那些既不爱体力劳动、又不愿意多动脑筋、贪吃贪睡、好逸恶劳者，肥胖更会与他们结缘。

运动是消耗能量的主要方式。运动减少，能量消耗降低，未消耗的能量以脂肪储存于全身脂肪库中。有人统计散步、跑步所消耗的能量与静坐时比较有明显差异。故认为活动量的减少也是导致肥胖的因素之一。有人统计381名肥胖者，以不运动贪睡为肥胖原因者最多，占68.8%，说明活动与运动在肥胖病中的重要作用。

总之，过多饮食、少于活动、肥胖三者之间常常互为因果，形成恶性循环。食入过多过饱后，便喜静少动，容易发胖；一旦发胖后，稍事活动即气短而喘，只好被迫少动或停止活动；活动量减少，供给胃肠的血液就会增多，食物的消化、吸收也就会加速，饥饿感出现也快，又会促进多食，发胖……。这种恶性循环，必须引起多食、贪睡、少动者的高度警惕！

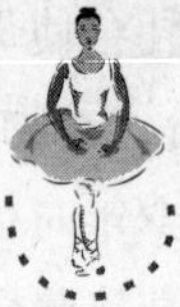

十一、肥胖的病理机制

肥胖就是在营养过剩的前提下，人体能量代谢出现紊乱后反而导致的营养不良、免疫功能低下的病症，所以，常常被人们戏称为“外强中干症”。

现代医学认为：当神经精神－内分泌系统在遗传基因影响之下调节失常并且附加进食过多、活动减少等外因，能量代谢才会失调，热能进多出少，脂肪细胞才会肥大，脂肪细胞含脂量增加，逐渐导致身体肥胖。这在肥胖的病因中，已经论及，此不赘述。那么，中医学又是怎样认识肥胖症病理机制的呢？

中医学认为：肥胖症是人体内脏腑经络功能失常、阴阳失调、气血失和、脉道不利、痰湿内阻的一种表现。本虚标实、阳虚阴盛是其主要病理机制。本虚标实义同“外强中干”，“本”就是人体内在的正气，“标”就是病的外在表现。本虚、阳虚即指正气虚弱，阳气不足；标实、阴盛即指阴寒有余，痰湿内盛。水湿痰浊属阴寒之邪，在人体必须依赖充实的阳气才得以运化转输。或以呼吸、汗液的形式从口鼻、皮肤蒸发而散，或化生为大小便从前后二阴排出体外。如若人的阴气不足诸多脏腑的功能活动就会低下，气不化津，水湿内停，溢于肌肤，而现肥胖。

“肥胖之人多痰湿”，这是中医学阐释肥胖症的至理名言。肥胖症在整个病理过程中，广泛涉及到脾、胃、大小肠、肺、肝、胆、肾、膀胱、三焦等诸多脏腑，这些脏腑与人体水液代谢息息相关。其中，特别与脾、胃、肺、肝、肾的关系最为密切。

胃主受纳水谷，以降为顺；脾主运化水谷精微，以升为和。若长年过食肥甘厚味，滋腻伤脾、脾气虚弱，或脾胃升降功能失常，运化受阻，水谷精微不能正常运化，虚则水湿不化，酿生痰浊；实则胃肠腑热，食欲偏旺，消谷善饥，多食而生浊脂。

肺主呼吸、外合皮毛，主管毛孔开阖、汗液发散；若脾虚无以化生气血，就难以输布水谷精微以充养全身上下。上不能输精养肺、温养皮肤，肺气不足，腠理闭塞，失于宣泄，则无力开启毛窍，蒸发汗液，汗无以出，炼而生痰；下不足则无力能调二便。

肝脏是人体最大的消化器官，有“主疏泄“的功能作用。如果肝气郁结，疏泄功能失调，克伐脾胃，直接影响脾胃对饮食的消化吸收，运化受阻，加剧水湿痰浊的形成、瘀积，郁而增肥。

肾为水火之脏，温煦五脏六腑，通调水道。肾阳不足，则气不化水，二便排空乏力，肤肿肌胀。脾肺之阳气源于肾阳，脾阴、肺阴源于肾阴，因此，肾阳的不足和肾阴的亏乏，又都可引起脾、肺二脏的功能失调而生痰湿。

在上述诸多因素的影响下，遂致痰湿浊脂滞留肌肤而形成肥胖。故中医学又有“脾为生痰之源”、“肺为储痰之器”、“肾为生痰之根”以及“肝郁生痰”的至理名言。

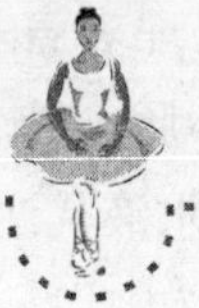

十二、肥胖的临床表现

我国民间自古就有“千金难买老来瘦”的俗语，意思也就是说当一个人进入中老年之后，身体过于肥胖并不是一件幸运的好事，而是一种不健康的表现，不但影响形体美，而且还会大大加重内脏的负担，带来一系列不良的的后果。

单纯性肥胖症可见于任何年龄，在现阶段，主要多发于少年儿童和中老年人（尤以女性为主）。轻度肥胖一般没有明显的自觉症状，仅以身体脂肪沉积偏多为主（男性以颈项部和躯干部脂肪沉积为主，女性以乳房、腹部、臀部和四肢脂肪沉积为主）。

肥胖症患者除体态臃肿之外，还会出现嗜睡，疲乏无力，稍动则气促、胸闷、心慌，易饥多食，汗多怕热，下肢浮肿等表现。日久则易并发高血压、高脂血症、动脉硬化、冠心病、肺心病、糖尿病、脂肪肝、胆囊炎、抑郁症、中风诸疾等“代谢综合征”。因此，世界卫生组织已经明确认定肥胖已经不再仅仅只是影响人的形体美，而是一种对人类健康和生命影响极大的病。

中度和重度肥胖者由于脂肪的大量堆积，不仅显得体态臃肿、行动不便，而且由于机体内脏和骨骼负担的加重，氧的消耗量比正常人高也 30～40%，呼吸系统和血液循环也会受到极大影响，可伴发不同程度的肺泡换气低下、心血管系统症候群以及内分泌系统代谢紊乱的临床表现，诸如怕热，多汗，不能耐受较重的体力活动（动则气促、心悸、头晕），腰背疼痛，关节疼痛，精神不振，容易疲乏，多食善饥，食后腹胀，大便干结，肢体浮肿，男子性欲低下、阳痿、不育，女子月经稀少、闭经、不孕等。

体重超过理想体重的50%以上（体重往往在100～150公斤以上），就算是极度肥胖了。极度肥胖者由于体重剧增，肺泡换气严重不足，心输出量和血容量加大，又会出现喜卧少动、嗜睡酣眠、呼吸困难、紫绀（面部及口唇、指端呈现青紫）、左心室扩大以及心肺功能衰竭等严重症状。

另外，肥胖会给病人带来较大的思想负担，使精神苦闷，从而在情绪上急躁易怒。病者的舌体淡而胖大，舌苔白腻，脉象沉细弦滑。

继发性肥胖症患者除有上述肥胖症的表现外，还有各自独特的原发病症状可查。这将在以后的“肥胖的鉴别诊断”中详细论及。

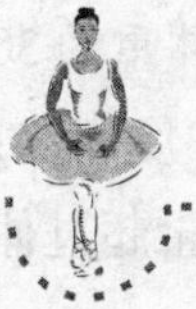

十三、单纯性肥胖的诊断

临床诊断单纯性肥胖症，首先凭外貌望诊和测量身高、体重、腰围、腹围即可初步确定。就外貌而言，看一个人是否肥胖，首先是检验颈部、腰部、腹部、臂部以及大腿这些脂肪容易沉积的地方。特别是男性肥胖者，完全可以从腰围、腹围的改变与否检测出来。因为肌肉只会使人身体结实，不会增加腰围。每一个人也都可以把衣服的松紧程度、腰围的大小改变、腰带的长短尺寸等作为判定是否肥胖的客观依据。

男性的脂肪增加，一般表现在颈部、腰腹部比较明显。女性的脂肪增加是不规则的，颈项、胸部、腰部、腹部、臂部和大腿均可堆积。捏起上述部位的皮肤（用力要适中），脂肪厚度超过2cm左右，那就意味着是发胖了。

在上述外貌望诊和测量身高、体重、腰围、腹围的基础上，再利用前面介绍的方法，分别计算出身高体重指数（BMI）和理想体重。

1997年我国第5届肥胖病研究学术会议制订的单纯性肥胖病诊断标准是：

1. 身高体重指数（BMI）≥24为超重；≥28为肥胖。

2. 实际体重如果超过理想体重的20%以上、且体内脂肪的含量超过体重的30%为轻度肥胖；实际体重超过理想体重的30~50%、且体内脂肪的含量超过体重的35~45%为中度肥胖；实际体重超过理想体重的50%以上、且体内脂肪的含量超过体重的45%以上为重度肥胖。

另外，肥胖症患者的物理检查，左心室常见肥大性改变；肝脏多呈脂肪性改变而肿大或硬化。

化验检查：可见高血脂、高胆固醇血症；基础代谢率偏低，进食过多时，T_3 偏高；空腹及餐后，血糖胰岛素的分泌量和浓度升高，葡萄糖耐量减低；肝功能异常；生长激素分泌减少；血中皮质醇及24小时皮质类固醇排出量增高。

脂肪量的测定（即测定脂肪细胞的数目及大小），是判断肥胖最主要、最直接的依据。方法是：检查的前一天晚餐后，不再进任何食物，次日清晨空腹时用针抽吸肱三头肌、脐旁和臀部的脂肪，经过一定处理，计算出三部分脂肪细胞平均大小（直径）。再用同位素方法测定总体脂，即得出脂肪细胞数的多少。成年男性体内总脂约为体重的15%，女性约为20%。如果成年男性的体内总脂超过体重的25%，妇性超过30～35%，即为肥胖。

健康人脂肪数的正常值为（25～50）$\times 10^9$个，如果脂肪数为（50～150）$\times 10^9$个为之“增生性肥胖”；正常的脂肪细胞直径应在100μm以下、重量在0.6μg以内，如果脂肪细胞直径为100～150μm、重量在0.6～1μg为之“肥大型肥胖”。

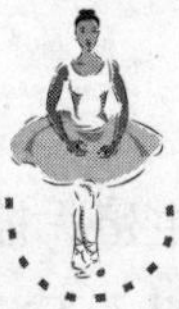

十四、肥胖的鉴别诊断

单纯性肥胖虽然颈项、胸腹、腰部、臀部和大腿脂肪瘀积较多，但从总体来看，脂肪的分布还是比较规则和均匀的。而各种继发性肥胖则不然，发病原因不同于单纯性肥胖“多食少动”，多半因一些内分泌代谢疾病而引起，症状表现也有所不同。

（一）皮质醇性肥胖

皮质醇性肥胖又称“柯兴氏综合征”、“肾上腺皮质功能亢进症”。主要由肾上腺皮质增生、促肾上腺皮质激素腺瘤或脑垂体瘤引起皮质醇分泌过多而致，肺癌患者也可以出现。肥胖只表现在面部、颈项和躯干，而不涉及四肢。面部常常胖得滚圆，形成特殊的“满月脸”，颈项肥胖短粗，肩背脂肪堆积甚多，腹部膨隆，四肢不肥，医学上称之为“向心性肥胖”。还会出现由于红细胞增多，血管壁变薄，皮肤菲薄、面色红润的“多血质”现象。毛发增多、变粗，汗毛浓密，女性腋毛、阴毛增多，分布如同男性。肩部、下腹、大腿、膝关节等处皮肤上出现一条条玫瑰色纹理。严重腰背疼痛、骨质疏松，容易骨折，精神抑郁或脾气暴躁，失眠，记忆力减退。面部生痤疮，皮肤易感染，血压、血糖及尿糖增高，性欲减退，男子阳痿、不育，女子闭经、不孕等。

（二）下丘脑性肥胖

下丘脑性肥胖又称“性腺功能低下症”、“肥胖性生殖无能症”。多因视丘下垂体邻近部位感染、肿瘤或外伤等引起了下丘脑部位摄食中枢和饱觉中枢的功能紊乱。主要表现发作性嗜睡、醒后喜暴饮暴食，仍很容易饥饿。乳房、下腹部和外生殖器附近显著肥胖，而面部各四肢不胖，手足显得尖细，皮肤苍白、干燥，少年肥胖者身材矮小，智力发育不全，生殖器官不发育，男孩阴茎短、睾丸小或隐睾，女孩青春期无月经，男女第二性征均消失。成年人性功能低下，男子精少、不育，女子溢乳、闭经、不孕。部分病人还会出现性早熟、尿崩症、二便失控、体温调节失常、汗多或无汗、精神变态、多幻觉、情绪喜怒无常等。

（三）颅咽管瘤

由于压迫中脑及桥脑部位以及垂体和视交叉神经，也可以引起下丘脑及垂体功能紊乱，使饱觉中枢失控，出现与下丘脑性肥胖相同的症状，但尿崩症更重。体温调节失常表现为早期体温低，后期持续高热达40℃左右。脑血管造影、颅骨X线拍片CT扫描可确诊。

（四）性腺性肥胖

性腺性肥胖即先天性睾丸发育不全、无睾症、性腺（如睾丸、卵巢）切除或放射线照射损伤性腺后，性腺功能丧失引起的肥胖。脂肪瘀积在乳房、臀部和大腿，并见性腺功能丧失的表现。与下丘脑病变相关的还有一种“三低肥胖综合征”，除上述智力低下、性腺功能低下的症状以外，另有明显肌张力低下，行动更加困难。体态短而粗，智力幼稚低能。

（五）母性肥胖

妇女在妊娠期间也可引起下丘脑功能失调，使脂肪代谢发生紊乱。加之孕期营养过盛，活动减少，体重会急剧上升，形成肥胖。肥胖堆积以腹部、臀部为甚，皮肤无紫纹，无痤疮，也无多毛征象，各种内分泌激素均正常。往往在产后1~2年内，体重渐降，体型恢复。但也有少数会一直肥胖下去。

（六）绝经期肥胖

由于卵巢功能衰退，下丘脑和垂体功能亢进，精神和植物神经功能紊乱，糖代谢失常，食欲亢进而增肥。

（七）痛性肥胖

痛性肥胖多见于过早停经的妇女。除肥胖表现外，还有痛觉阈降低，对疼痛刺激十分敏感，减肥治疗也不会使疼痛减轻。全身软弱无力，性功能过早衰退。

（八）颅骨内板增生症

颅骨内板增生症与植物神经和垂体功能失调有关。病人几乎都是绝经期女性，肥胖以躯干和四肢近端为主，常伴有剧烈头痛、精神失常和多毛症。颅骨 X 线拍片可见额骨或其它颅骨内板增生。

（九）多囊卵巢性肥胖

由于卵泡不能正常发育、成熟、破裂、排卵而致。以肥胖、多毛、月经稀少或闭经、不孕为特征。面部、口唇、臀部、小腿汗毛增粗、浓密；眉毛浓重；腋毛、阴毛增多。双侧卵巢增大，卵巢包膜增厚，伴多发性滤泡增大形成囊肿。

（十）生长激素瘤性肥胖

由于脑垂体前叶嗜酸细胞瘤大量分泌生长激素导致骨骼和软组织增生、肥大。巨人症始于婴幼儿的，可见躯干、内脏生长过速，十岁左右便有成人高大，四肢粗壮，第二性征提前出现；成人患病引起骨端软组织增生肥大，并产生特殊面容：颅骨、前额、眉弓、上颌、枕骨粗隆及耳、口唇、舌体均增大，手足和内脏也增大，使体重增加。多数病人伴有甲状腺肿大，性机能早期亢进、晚期减退，女性月经失调。肿瘤压迫周围组织，可引起头痛、视力障碍、偏盲等。

（十一）胰岛β细胞瘤性肥胖

因胰岛素分泌过多、食欲旺盛、食量增加而肥胖。病人常有低血糖症发作，强烈饥饿感、面色苍白、心慌、出虚汗、恶心、呕吐、乏力、四肢微颤、血糖低于2.8mmol/L。意识障碍，轻者精神恍惚、烦躁不安；重者精神失常、胡言乱语、抽搐、口吐白沫、二便失禁、昏迷不醒。多于清晨空腹时发生，进食、饮糖水或静脉注射葡萄糖液可改善症状。胰岛 CT 扫描可确诊。

（十二）药物性肥胖

长期服激素、冬眠灵、胰岛素和促进蛋白合成制剂，可致肥胖。停药一段时间后逐渐恢复。

（十三）水钠潴留性肥胖

水钠潴留性肥胖即水钠潴留形成水肿。见于贫血、营养不良、高血压病、心脏病、肝病、肾病、甲状腺机能减退及妊娠中毒症。

（十四）甲状腺机能减退症

肥胖因热量消耗降低或粘液性水肿而致。婴儿发育缓慢，身材矮小、头大脸圆、鼻肥唇厚、舌长而大常露出口外、腹部隆起、四肢短小、皮肤粗糙。智力低下迟钝，动作笨拙，医学上称“呆小症”或“愚侏症”。

十五、肥胖的并发症

肥胖的身体不但会给人们的工作和生活带来诸多的不便，增加精神和思想的负担，而且还会削减机体的免疫防卫功能，降低对疾病的抵抗力，从而产生许多相应的并发症。最为常见的并发症有高血压、动脉硬化、冠心病、高脂血症、糖尿病、心肺功能障碍、中风、心肌梗死以及免疫防卫和应激功能的低下。而痛风、脂防肝、胆囊炎，胆石症、骨关节变性、精神抑郁症、皮肤病、静脉曲张、男子阳痿不育、女子月经稀少甚至闭经、不孕等也不少见。

肥胖是各种成人病的发病基础，日、欧、美等国家一般把高血压、糖尿病、心血管病、脑血管病等成年人多发的疾病叫作“成人病”。据调查，与理想体重相比，肥胖者糖尿病发病率是标准者的5倍；高血压发病率为3.5倍；胆石症为3倍；痛风病例为2.5倍；不孕症为3倍。这是因为肥胖造成的脂肪堆积给身体增加了各种负担。

有研究表明：肥胖病人中高血压的发生率是正常人的2～3倍。肥胖病人由于喜吃油腻食品，甘油三酯合成过多，血浆脂质浓度过高，故与高脂血症也常常互为因果，表现为高胆固醇、高脂蛋白、高甘油三酯、低高密度脂蛋白。高能量饮食能加速动脉硬化，体重超标又加重心脏负荷，活动减少使心脏冠状动脉侧枝循环削弱。凡此均导致肥胖病人动脉硬化、冠心病的发病率增高，也成为糖尿病、胆囊炎、胆石症的发病基础。

肥胖往往是糖尿病的先兆，由于肥胖者的肥大脂肪细胞对胰岛素不敏感，对葡萄糖的吸收、利用率降低，为了满足代谢的需要，胰岛必须分泌出比正常人高出 5 ~ 10 倍的胰岛素。这样，势必使肥胖者体内胰岛素的分泌及血浆胰岛素浓度经常处于高水平，呈现高血糖及高胰岛素血症。胰岛长期被迫分泌大量胰岛素，增加了难以承受的负担，最终导致胰腺功能衰竭。

肥胖者由于胸壁和腹部脂肪组织过多，胸廓和膈肌的运动常常受到限制，使呼吸运动浅而快，肺泡有效通气量减少，血中二氧化碳潴留，容易出现呼吸性酸中毒。因呼吸运动减弱，静脉回流受阻，致静脉压和肺动肺压升高，右心室负担加重。长期持续高血压和循环血量增加，可致左心室肥大。肥胖儿童的扁桃体往往肥大，使呼吸道通气不畅，睡眠中极易出现咽喉梗阻现象，严重时也出现紫绀、昏迷和心肺功能衰竭。肥胖症合并高血压、高血脂、动脉硬化、冠心病、糖尿病以及心肺功能障碍等，又都是引发中风和心肌梗死的重要因素。

肥胖还能导致许多癌症，肥胖男性容易患直肠癌、结肠癌和前列腺癌；肥胖女性容易患胆囊癌、乳腺癌、阴道癌、子宫癌和卵巢癌，而尤以乳腺癌和子宫癌发病率最高，危害性最大。

十六、肥胖与高血压

肥胖是高血压的重要危险因素之一。流行病学资料显示，人群平均动脉压与体重、体脂含量及腰围、脂肪细胞重量有显著正相关关系。

肥胖症合并高血压，是多种因素综合作用的结果。诸如钠盐的摄入过多，钾盐的排泄增加，交感神经兴奋，肾素－血管紧张素－醛固酮系统分泌过盛等因素均可以使心率加快，心肌收缩力加强，心血输出量和血容量增加，导致血压升高。

肥胖症患者由于皮下和脏腑组织的脂肪大量沉积，扩充了血管床，血循环量也随之加大。要么增加心肌的收缩力和心脏搏动输出血量，要么就加快心跳的速度，才能维持人体脏腑、组织的正常活动，这就势必导致左心室肥厚，血压升高。最终导致心、脑、肾等重要脏器严重损害，成为冠心病、脑中风的主要病因。

肥胖者的肾上腺皮质功能呈亢进状态，肾上腺皮质激素水平升高，使体内水分和钠盐大量潴留，血循环量也更进一步增多，促进高血压的形成。美国的科学家们曾对100万美国人进行了体重与血压关系的调查分析，结果表明：体重和肥胖度与高血压有明显关系。肥胖者中有高血压的明显比正常体重者为多，而高血压患者中的肥胖率也明显高于血压正常者。这些现象女性比男性更为突出。患有高血压病的肥胖女性，一般以中心型肥胖为特征。

美国 Framingham 研究中心调查研究表明：超过理想体重 20% 或更多的人，发生高血压病的机会是常人的 10 倍。目前已认识到在原发性高血压患者中导致血压增高的一个因素就是体重增加。人口调查研究表明：高血压病患者和正常血压的人体重与血压之间有着很好的相关性。另外，那些随着年龄的增加而血压增加的人中，体重的增加起重要作用。

国内研究认为：BMI 对高血压发病影响最大，高血压发病的相对危险性随 BMI 的增加而明显增加，同样受年龄影响。在他们所观察的 35～59 岁人群内，年龄越小，高血压发病的相对危险性随 BMI 上升越快；年龄越大则越慢。BMI 每增加一个单位（kg/m^2），确诊高血压发病的相对危险性分别增加 10.8% 和 8.6%。总之，体重的增加是许多原发性高血压病患者血压增高的主要原因。

尽管体重增加导致血压升高的确切机制尚未完全阐明，肥胖作为人类原发性高血压的病因也越来越受到关注。

我国有关专家调查 1 005 例正常体重者，血压增高仅 56 例，占 5.5%；而另外 503 例肥胖病人中，高血压占 112 例（32.3%），高血压的发生率明显高于一般人群。肥胖病人的高血压是收缩压和舒张压同步升高，而且随着体重的增加，高血压的发生率几乎是成倍增长的。例如超重 10% 以内，高血压发生率为 10.3%；超重 10～30%，高血压发生率为 19.1%；超重 30～50%，高血压发生率为 25%；超重在 50% 以上，高血压的发生率竟高达56.5%。从年龄上分析，肥胖者中高血压的发生要比正常体重者早10~20岁。由此证明：肥胖也是少年儿童高血压的一个重要致病因素。

并发高血压的肥胖病人，在采取种种减肥方法之后，大部分体重减轻，血压随之下降。这既反证了肥胖症与高血压之间的密切关系，也提示减肥消胖是防治高血压的重要措施之一。

健康人正常的血压范围是收缩压在90~140mmHg（12.0~18.7kpa）之间，舒张压在60~90mmHg（8.0~12.0kpa）之间。高于这个范围就是高血压或临界高血压，低于这个范围就是低血压。

目前，我国采用卫生部高血压联盟于1999年10月颁发的《中国高血压防治指南》的标准，将高血压的诊断标准定为：在未服抗高血压药物情况下，18岁以上成年人收缩压≥140mmHg或舒张压≥90mmHg。

而世界卫生组织规定的临界高血压标准为18.9~21.3/12.1~12.5kPa（141~160/91~94mmHg）；高血压并的标准为：大于或等于21.3/12.7kPa（160/95mmHg）。

我国曾分别于1959年、1979年和1991年对15~74岁人群进行过3次全国性高血压流行病学调查，其患病率分别为5.11%、7.73%、13.6%。30年来高血压患病率在不断升高，目前我国高血压患病人数已超过1亿。由于中国每年约有350多万人加入高血压病的队伍，而病人对高血压的知晓率、服药率和控制率却很低。因此，为了加强这方面的防范意识，我国将每年10月8日定为全国“高血压日”。

十七、肥胖与高脂血症

我国每年的脑中风病人约300万，心肌梗死60万人，心脑血管病死亡人数约260万，平均每小时死亡300人。这样的一个严峻的事实缘于一个罪魁——动脉粥样硬化。那么又是什么原因导致动脉粥样硬化的呢？这都缘于高血脂。

相对而言，高血压病的知识在人群中普及较广，人们了解较多，但对高血脂是怎么回事却了解较少。不少中老年朋友一提到血脂增高，常常流露出“谈虎色变“的恐慌，以致饮食无所适从，一味戒荤断油，失去了应有的一些生活乐趣。但也有人觉得高血脂症很普遍，没有明显症状，抱着无所谓态度。

高血脂是指人的血液中总胆固醇（TC）、甘油三酯（TG）、低密度脂蛋白胆固醇（LDL－C）含量超过正常标准。高脂血症（HLP）是人体脂类代谢异常而导致血浆脂质浓度过高的一种病症。由于血浆脂质是以蛋白质结合成脂蛋白的水溶性复合物的形式而运转全身的，人在空腹时血浆中的胆固醇和甘油三酯的浓度升高，故又称“高脂蛋白血症”、“高胆固醇血症”、“高甘油三酯血症”。肥胖症患者经常过食肥甘厚味即高脂肪、高碳水化合物和重盐分食物，造成机体脂类代谢的异常改变，胆固醇、甘油三酯合成过多、血浆脂质浓度过高。表现为高胆固醇、高脂蛋白、高甘油三酯、高游离脂肪酸、高密度脂蛋白胆固醇（HDL－C）降低和低密度脂蛋白胆固醇增高。

高脂血症分Ⅰ型（外源性高甘油三酯血症），表现为胆固醇正常，甘油三酯增高；Ⅱa型（家族性高胆固醇血症），表现为胆固醇增高，甘油三酯正常；Ⅱb型（过食性高脂血症），表现为胆固醇和甘油三酯均中度增高；Ⅲ型（家族性高脂血症），表现为胆固醇明显增高，甘油三酯明显增高；Ⅳ型（内源性高甘油三酯血症），表现为胆固醇正常或轻度增高，甘油三酯明显增高；Ⅴ型（混合型高甘油三酯血症：第Ⅰ和第Ⅳ型的混合），表现为胆固醇明显增高，甘油三酯明显增高。

正常人空腹血浆（血清）脂类浓度约为4g/L～8g/L；正常情况下血总胆固醇应低于5.2mmol/L（200mg/dl），超过即为“高胆固醇血症”；甘油三酯应在1.5mmol/L（150mg/dl）以内，超过即为“高甘油三酯血症”；低密度脂蛋白胆固醇应低于3.12mmol/L（120mg/dl），高密度脂蛋白胆固醇应高于1.04mmol/L（40mg/dl）。

研究表明：肥胖和血脂的关系异常密切。体重每增加10%，血浆胆固醇相应增加0.3mmol/L（12mg/dl）。肥胖症与高脂血症在病理演变方面常常互为因果。高脂血症临床分5种类型，肥胖症并发的高脂血症主要为Ⅳ型，其次为Ⅱb型（即高β脂蛋白血症）。

肥胖促进胆固醇增高的主要原因是：①肥胖可以促进肝脏输出含载脂蛋白B（ApoB）的脂蛋白，继而使低密度脂蛋白胆固醇（LDL－C）生成增加；②肥胖使胆固醇合成增加，从而抑制

LDL 受体的合成，减少对 LDL－C 的代谢，使其浓度增高；③肥胖患者中肝脏过量的合成 ApoB，使富含甘油三酯的极低密度脂蛋白（VLDL）明显增多，形成高甘油三酯血症。腹部肥胖者较臀部肥胖者甘油三酯增高更明显。

肥胖病人血脂容易升高的原因有：①机体组织对游离脂肪酸的动员和利用减少，血中的游离脂肪酸积聚，血脂容量增高；②肥胖病人空腹及餐后血浆胰岛素浓度常增高，约比正常人高 1 倍，而胰岛素有促进脂肪合成、抑制脂肪分解的作用。如肥胖者进食过多的碳水化合物，则血浆甘油三酯合成增加，指数增高更为明显；③肥胖者餐后血浆乳糜微粒澄清时间延长，血中胆固醇清除缓慢，指数也会升高。

人体内的胆固醇，主要由肠管与肝脏产生的胆固醇合成，其合成能力是与体重成正比例的。胆固醇的排泄，一般是以胆汁酸或其他固醇的形式排出体外的，大多数情况下是随胆汁进入肠道系统，而后同粪便一起排出体外。凡体重正常者，其体内的胆固醇基本上是处于一种相对平衡状态。而肥胖者体内的胆固醇合成比正常人多，且又难以完全从体内排出，久而久之，便有较多的胆固醇蓄积在体内，使胆固醇代谢的平衡状态受到破坏，从而形成高胆固醇血症。

脂蛋白中以高密度脂蛋白的体积最小，蛋白质含量却最多，因而密度也最大，其生理功能就是接受组织释放的游离胆固醇。而肥胖者血液中的高密度脂蛋白低下，且与肥胖程度成反比，（极）低密度脂蛋白却升高，且与肥胖程度成正比。这种现状就难以发挥高密度脂蛋白接受组织释放游离胆固醇的作用，从而加重高胆固醇血症。

肥胖发生后，由于肝脏等组织产生的极低密度脂蛋白三酸甘油酯增多，而分解作用却并不加强，故而形成高甘油三酯血症。主要是极低密度脂蛋白三酸甘油酯的升高，且随着肥胖程度的增加而升高。特别是在成年期发胖者，其甘油三酯的升高更为明显。

脂肪细胞担负着动员脂肪参与脂化作用，但肥大脂肪细胞却对胰岛素具有一定的抵抗作用和耐受能力，使脂化过程出现障碍，导致血液中游离脂肪酸增多，形成高脂肪酸血症。

由于肥胖症患者的脂肪和胆固醇大量沉积于脏腑组织和血管，影响到心脑血管、肝胆肠胃系统、呼吸系统、泌尿生殖系统等的功能活动，从而成为多种疾病的基础和温床。

二十世纪九十年代初期，我国人群血脂水平已经开始较八十年代明显增加。尤其在北方大城市，约 30～40% 的人患有不同程度的、超过边缘性标准的血脂代谢异常。目前，我国约有 9 000万人患有高血脂，在 35 岁以上人群中，血脂异常患病率约为 25%。从性别方面看，50 岁以前，男性的血脂水平略高于女性；但是在 50 岁以后，女性高于男性。这主要与生活水平提高，高热量、高脂肪摄入过多、运动少、体内消耗减少、机体组织代谢调节功能紊乱等有关。提高患者的自我保健意识，对于血脂异常高危人群的定期检查、早期诊断、强化预防、规范治疗非常重要，已成为一项全社会的重要战略任务。

高血压病的发生和发展与高脂血症密切相关。研究资料表明：50% 的高血压病人伴有脂质代谢紊乱，血中胆固醇和甘油三酯的含量较正常人显著增高，而高密度脂蛋白胆固醇含量则较低。另一方面，许多高脂血症也常合并高血压。由于二者都容易发生于体形肥胖者，都多见于嗜好高脂、高盐、高糖饮食或嗜好烟酒者，都多见于生活无规律、压力大、精神紧张者，且多有家族史，多并发于糖尿病，常常相兼得病，因此可以说高血脂与高血压“互为帮凶”。

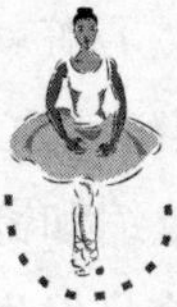

十八、肥胖与心脑血管病

在肥胖的并发症中，最常见且最严重的，那就是心、脑血管疾病。主要有动脉硬化、冠心病、心肌梗死以及脑出血或脑栓塞等。我国每年发生脑中风的病例约 300 万，心肌梗死 60 万人，心脑血管病死亡人数约 260 万，平均每小时死亡 300 人。这样的一个严峻的事实缘于一个罪魁——动脉粥样硬化。

动脉硬化是以动脉管壁增厚、变硬、弹性减低为特征的病变，主要有主动脉和心、脑动脉的粥样硬化和内脏、组织的小动脉硬化两种。若担负营养心脏本身的冠状动脉也硬化了，这就是冠状动脉粥样硬化性心脏病，简称“冠心病”。发病原因均与脂类代谢障碍特别是胆固醇代谢有着密切的关系，这恰恰就是肥胖的发病基因。

动脉粥样硬化本来应该是一种属于老年人的病症，正常情况下，大约在60岁左右开始。但随着生活水平的提高，现在许多人30多岁动脉硬化，40岁冠心病，50岁脑中风，60岁以上平均已有5种慢性病缠身。动脉粥样硬化已不再是中老年人的“专利”了，而呈现出明显的年轻化趋势。

肥胖症患者喜进高能量饮食，这是促成动脉硬化的直接因素。体重超标又直接加重心脏的负担，肥胖者皮下及内脏组织丰厚的脂肪使血管床面积大增，为了维持全身的血液供给，心脏就必需加强收缩力或增加心跳次数，来增加血容量。而肥胖者的心肌脂肪变使得心内膜脂肪大量沉积，又会限制心脏的收缩和舒张。心脏长久加大活动量的结果，导致左心室肥大，很容易发生心绞痛、心肌劳损和心衰。

肥胖能引起心脏结构和功能的广泛性改变，尤其是重度肥胖或持续性肥胖更加明显，部分肥胖症患者最终可导致肥胖性心肌病，发生充血性心力衰竭。大量研究表明：肥胖症患者均有不同程度的左室肥大，肥胖与左室肥大明显相关。体重指数（BMI）$>30kg/m^2$的肥胖症患者，肥胖是左室肥大的独立预测因子。肥胖症患者左室肥大表现为：左室重量增加，左室壁增厚和左室腔内径增大，且以舒张末期内径的增宽为明显。其原因是由于肥胖症患者循环血量增加，即前负荷的增加诱发机体的适应性调节机制，导致左室肥大，左室内径增宽。

有人观察了以下的试验：在肥胖者和消瘦者中，选择同样程度的冠心病人，然后从事活动强度同样的体力劳动。结果：肥胖的冠心病人大多会引发心绞痛，而消瘦的冠心病人则很少发生心绞痛，这同体重的超负荷直接相关。

肥胖者活动量减少，使心脏的冠状动脉循环机能减退，侧支循环削弱，心血储备下降，心脏负荷加重，促使动脉硬化、冠心病的形成。心脏冠状动脉硬化之后，弹力减退，且管腔日渐变窄，使血流困难，血量减少，心脏本身供血不足，缺血缺氧，易发生心绞痛和心肌梗死。

美国 Framingham 研究则强调肥胖是心绞痛和猝死的危险因素，对 3 983 名 15 ~64 岁的北美男性进行 26 年的追踪观察结果表明：在对年龄和血压进行校正后，年轻男性长期随访中，肥胖是发生缺血性心脏病的肯定“危险因素”。BMI 可以很好地预测心肌梗死和猝死。

肥胖与冠心病死亡的相关研究表明体重与冠心病死亡率之间存在正相关关系，超过平均体重 40% 以上者，其危险性增加 1 倍。而且身体脂肪分布与冠心病患者冠脉狭窄程度有关，肥胖与冠状动脉旁路手术并发症的发生也有关。严重肥胖组短期并发症发生率明显高于非肥胖症患者，术后伤口感染、裂开和肺功能异常发生率较高。其原因可能与严重肥胖引起的心肺生理紊乱有关。

不仅肥胖本身是动脉硬化、冠心病的发病因素，肥胖伴发的高血压、高血脂也成为心脑血管病的危险因子。肥胖者长期摄入含饱合脂肪酸和胆固醇类食物后，引起血脂增高，大量胆固醇沉积于动脉壁上，使动脉变硬，弹力减弱，脆性增加，脉管变窄，血流变慢，血量减少。如果这些征象出现在脑动脉，则导致脑血管破裂，成为肥胖症高死亡率的原因之一。

国内外大量调查研究表明：肥胖者发生心脑血管病变的比例

是正常体重者的 3～5 倍，并与超重的程度成正比。肥胖还可使动脉硬化的年龄提前，或使原来已经有的动脉硬化症加重。尤以短期内肥胖快速发展者，最易并发心脑血管病。如一个人体重超标 30% 的话，实际上是已经给了他一个在 10 年内将患动脉硬化和冠心病的信号。

十九、肥胖与肺心综合征

肥胖并发的肺心综合征又称“肺通气不足”或“肺泡低换气综合征”，国外叫做“匹克威克综合征”，一般见于严重肥胖者。主要表现为明显肥胖、呼吸困难（呼吸运动表浅）、不能平卧，动则气喘、心悸、心率快或心律不齐、颈部静脉怒张、极易疲劳、喉头水肿、肌肉震颤或抽动、下肢浮肿、嗜睡、神志不清或昏迷、心力衰竭。

肥胖者胸腹部脂肪过度堆积，呼吸时胸廓活动受限；又由于腹壁、大网膜、肠系膜中亦有大量脂肪堆积，使膈肌抬高，胸腔容积变小致使肺活量减低，同时影响心脏舒张功能，患者表现为心慌、气促。此外，心脏周围大量脂肪组织及心脏内脂肪沉积，可以降低心脏功能，减少每次搏动的输出量。由于大量脂肪体内堆积，更增加心脏负担，使得患者对运动耐量大大降低，不能胜任体力劳动及体育运动，甚至于影响日常生活，出现动则气喘、心慌、汗出、头晕等症。

肥胖者为完成正常的呼吸运动，其对氧气的需求量往往比正常体重者多30～40%。严重肥胖者由于腹部和肠系膜上的脂肪大量堆积，腹压增高，将位于胸腔和腹腔之间的膈肌向胸腔推移，使胸腔的上下径缩短，肺脏受到挤压，在呼吸运动中，胸腔的上下活动幅度变小，导致呼吸困难。膈肌是人体的呼吸肌，膈肌上移，呼吸运动也势必受到极大影响。肥胖者的胸廓和纵膈内的脂肪增多，又使胸腔容积缩小，既给胸肌本身的舒缩运动造成困难，又进一步压迫肺脏，增加肺的通气阻力，使肺的气体交换量减少，肺泡内氧气与二氧化碳的交换能力下降，造成动脉血流中氧气不足，二氧化碳的潴留，能抑制呼吸中枢，发生呼吸性酸中毒。缺氧可使红细胞和血容量增高，甚至出现肺动脉高压、肺心病及心力衰竭，最后导致呼吸衰竭。

肥胖者的耗氧量明显高于正常人的原因，正是由于胸腔、横膈、腹腔内脏移动所需的机械功增加，胸腔弹性阻力加大所造成的。呼吸运动的减弱，使静脉回流受阻，静脉压升高，颈静脉怒张，肺动脉高压，因而右心室负担加重而肥大。长期持续血压升高和血液循环总量的增加，使心收缩力和心血输出量都相应增加，也可导致左心室负担加重而肥大，加速心力衰竭。

由于肥胖对呼吸功能的影响，胖人在睡眠中常常因为颈项短粗、舌根和悬雍垂肥厚、舌根阻塞后咽部，气流通过狭小的咽腔产生磨擦便会“鼾声雷动”，这类肥胖者很容易发生缺氧现象。肥胖儿童的扁桃腺往往肥大，睡眠中极易出现咽喉梗阻现象，使呼吸暂停，严重者可出现紫绀、昏迷和心肺功能衰竭，甚至死亡。

二十、肥胖对消化系统的影响

肥胖症患者多有胃食管压力改变、胃食管返流及食管排空时间显著延长，胃的最大容量较正常人明显增大，而胃内压接近于正常人。生理情况下，胃容量扩张可刺激胃壁上的压力感受器，通过迷走神经传入下丘脑，再由迷走神经传出纤维释放非胆碱能非肾上腺素能神经递质，使胃产生容受性舒张，同时诱发饱感。而肥胖症患者的胃容量只有在明显高于正常时才达到饱感，提示肥胖症患者有胃容量扩张导致的胃饱阈值的增高及相应的胃饱机制异常。有研究表明：肥胖症患者达到最大泌酸率所需的时间比正常人延长，胃排空较正常人明显增快。

肥胖症患者对固体食物的“液化”作用较强，能在较短的时间内将固体食物变成食糜，从而以液体排空的形式排空。在摄入高脂肪液体试验餐后，近端小肠内容物通过时间缩短，而对营养物质吸收的速度很快而且吸收率较高。过速进入循环的营养物质不仅使肝脏和胰腺的负荷增加，也使整个消化系统的负荷增加，相对过剩的能量则以脂肪的形式储存。

肥胖症患者的肝脏对胰岛素的反应异常，对葡萄糖利用率达到最大值二分之一的时候所需时间较正常人明显延长，肝脏的葡萄糖输出由抑制到恢复至基础水平的速度较正常人加快。

有观察表明：肥胖症患者的空腹胆囊容积增大，餐后排空延缓，餐后胆囊容积也偏大。肥胖者极易患脂肪肝、胆囊炎、胆石症，中心型肥胖者比周围型肥胖者更易患脂肪肝。还有报告表明：肥胖与结肠癌的发生有关，发生结肠癌、直肠癌的危险因素中就包括腹型肥胖及缺乏运动等。

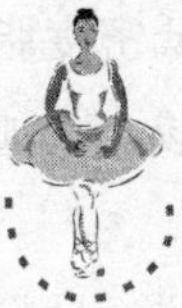

二十一、肥胖与肝胆病

肥胖并发的肝胆病主要有脂肪肝、肝硬化、胆囊炎和胆石症。

肥胖者脂肪肝的形成，与肝脏的脂肪合成、分解功能失调直接相关。人的肝脏，好像是一个综合化工厂，许多物质都在肝脏内生产、分泌和分解代谢。在正常状况下，脂质仅占肝脏重量的3.5%。一旦食物中的糖、脂肪和蛋白质的比例失调，脂肪偏多，糖和蛋白质相对不足，过剩的高热能就形成脂肪酸进入肝脏。当沉积于肝内的脂肪重量达到肝重的10%时，肝细胞内就充满脂质小滴，脂肪肝也就形成了。肝细胞发生变性，炎性细胞浸润肝实质，肝功能受损，肝脏的消化和解毒功能也都受到影响。

肥胖者并发脂肪肝后，会出现疲劳、全身乏力、食欲不振、腹胀、肝区不适、转氨酶升高、B超可见特有波型改变。由于肝内大量脂肪沉着，瘀血严重，使肝的重量大增，肝脏肿大触痛。容易被误诊为慢性肝炎。肥胖者因为腹壁较厚，肝肿大容易被掩盖和忽视。

肥胖者过多的进食，还会刺激胰腺大量分泌胰岛素，但由于肌肉、脂肪和肝细胞对胰岛素的不敏感性甚至具有一定程度的抵抗性，因而大量游离脂肪出来。同时血糖升高，脂肪合成增加，导致肝脏中三酸甘油酯与去脂蛋白质合成亢进，促进极低密度脂蛋白生成，极低密度脂蛋白又向脂肪组织供给大量脂肪酸，既加重脂肪肝的程度，又进一步使肥胖加重，形成恶性循环。

肥胖者并发脂肪肝后，如果施行普通肝炎的营养疗法，异常肝功能不但不会下降，反而会更加升高。只有通过运动和调控饮食的减肥治疗，使体重下降后，肝功能才能够恢复正常。如果脂肪肝与慢性肝炎同时并见，则肝硬变会加速形成。

肥胖者合并胆结石，与脂肪和动物蛋白摄入过多有关。这些食物含胆固醇较多，是形成胆石的主要成份。肥胖者由肝脏分泌合成的过量胆固醇进入胆汁，使胆汁中胆固醇浓度升高，溶解受限，极易结晶化。加上肥胖者少运动，腹部脂肪增厚，腹腔变得狭小，横隔活动受限，妨碍胆汁流通，瘀而成石。结石一旦形成，停留在胆囊或胆管内，胆汁流通更加困难，遇细菌感染即发生胆囊炎。

临床资料表明：肥胖者并发胆结石和胆囊炎的比例是正常人的2~3倍，而女性肥胖者的发生率常高达50~80%。说明胆结石和胆囊炎有重胖轻瘦、“重女轻男”的倾向。

二十二、肥胖与糖尿病

目前，全世界至少有近 2 亿糖尿病患者，我国就有 3 千多万。据 WHO 估计，至 2050 年，全球糖尿病患者将超过 3 亿。目前糖尿病已成为发达国家中继心血管疾病和肿瘤之后的第三大疾病。

医学界几十年前就注意到肥胖症与糖尿病密切相关，肥胖与糖尿病常常互为因果。肥胖并发糖尿病是由于胰岛素的分泌异常，肥胖能够加重胰腺分泌胰岛素的工作量，长此以往，会造成胰腺的分泌功能减退而使血糖增高。

胰岛素是由胰腺 β 细胞分泌的，它对血液中葡萄糖的含量起着十分重要的调节作用。由于肥胖者的肥大脂肪细胞膜上胰岛素受体较少，对胰岛素的敏感性下降，葡萄糖不能充分利用，而呈现高血糖症。为了满足体内糖代谢的需要，把血液中葡萄糖的水平维持在正常范围，胰岛素必须代偿性地分泌出比正常人高出 5 ~10 倍的胰岛素。这样，胰岛素的分泌及血浆胰岛素浓度常处于高水平，呈现高胰岛素血症。胰岛素的增多，会进一步加快脂肪合成，使身体更胖。久而久之，胰岛细胞就会疲劳，致使胰岛功能不全，胰岛素分泌不足，血液中葡萄糖水平异常增高而形成糖尿病。同时，胰岛长期被迫分泌大量胰岛素，负荷加大，势必导致胰腺功能衰竭。

根据1997年WHO推荐的糖尿病分类意见，目前主要有四种类型，即Ⅰ型糖尿病（胰岛素依赖型）、Ⅱ型糖尿病（非胰岛素依赖型，NIDDM）、妊娠糖尿病和其他特殊型糖尿病4种。其中，Ⅱ型糖尿病又称“成人型糖尿病”，以肥胖者的发生率为最高，约占糖尿病的85%左右（我国为90%以上）。

WHO1985年和1996年对糖尿病定出了一下诊断标准：

1. 空腹静脉血浆葡萄糖试验（FPG） 凡有糖尿病典型症状（如多饮、多食、多尿等），又不止1次随机血糖水平≥11.1mmol/L（200mg/dl）；无论有无糖尿病典型症状，不止1次空腹血糖水平≥7.0mmol/L（126mg/dI）。

2. 尿糖试验（US） 一般在0.5g%～5g%左右，甚至高达15g%以上，但敏感性较低。

3. 口服葡萄糖耐量试验（OGTT） 没有明显临床症状的可疑患者，若空腹血糖水平为临界值，服糖后0～2小时内不止1次血糖水平≥11.1mmol/L（200mg/dl）。

4. 毛细血管血糖试验（CBG） 不止1次空腹血糖水平≥6.1mmol/L（110mg/dI），餐后2小时内不止1次血糖水平≥11.1mmol/L（200mg/dl）。

临床调查表明：40岁以上的糖尿病人中，60～80%的人病前已是肥胖者。反之，50岁以上的肥胖者中，并发糖尿病的竟高达80%左右。个中原因，一是由于体重的增加使胰腺的负担也相应加重，胰岛素相对不足，造成血糖升高；二是脂肪合成需要胰岛素的参与，肥胖者脂肪合成过多，所需胰岛素的量大，使血中胰岛素相对不足，形成糖尿病。

肥胖时间的长短和肥胖的程度，与糖尿病的发生率及血浆胰岛素的升高水平是成正比的。即肥胖病史长和程度重的，糖代谢异常就越重，也更易发生糖尿病，症状也相应加重。我国的调查统计表明：正常体重者糖尿病发生率为 0.7%，肥胖超过理想体重 20% 的，糖尿病发生率为 2%，而超过理想体重 50% 的极度肥胖者糖尿病发生率为 10%。可见，肥胖者患糖尿病的比例为正常体重者的 3～4 倍，极度肥胖者甚至可翻 10 倍。

由于肥胖者并发的糖尿病症状严重，难以控制，加上糖尿病本身的诸多并发症，所以，其死亡率也大大高于单纯糖尿病患者。这些病人在采取一系列减肥措施之后，糖尿病的病情会明显改善。这既佐证了肥胖与糖尿病关系密切，又表明减肥消胖也是防治糖尿病的重要措施。

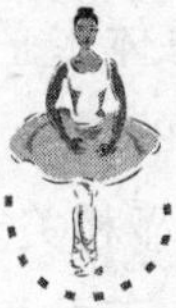

二十三、肥胖与精神抑郁症

近些年来，肥胖与精神因素方面的关系诸如抑郁症的问题越来越受到人们的关注。

在关注肥胖并发抑郁症的同时，我们似乎进入了心身医学的范畴。

精神抑郁症是最常见并对人类健康影响最大的神经、精神疾病之一。据估计，目前全世界每天可找到3亿4千万抑郁症患者。世界上前10种致残或使人丧失劳动能力的主要疾病中，有5种是精神疾病，重症抑郁症在5种精神疾病中排第一。WHO预计，到2020年，精神抑郁症将成为造成社会总疾病负担的第二大疾病。

目前，医学界关于肥胖症和抑郁症都各自有很多的研究，人们发现在人群中将肥胖和抑郁二者建立联系并非是巧合的，有数据显示65%的美国人超重和肥胖，抑郁症的发病率为10%，毫无疑问其间有并发的人群存在。

关于这个问题的探讨，最初研究者发现肥胖患者在对于治疗与不治疗的态度上存在着一定的差异，虽然那时他们还不能完全肯定肥胖和抑郁二者的关系，但却发现在寻求减肥治疗的病人当中，肥胖状态和心理疾病之间存在着密切的联系。

有研究发现，临床抑郁表现和肥胖显著相关。从总体水平上，有数据表明肥胖程度的增加可以相应显示抑郁程度的增加。在美国有一项临床调查表明：肥胖程度和抑郁的表现明显相关。15~19岁之间体重偏低的青少年中抑郁症是不常见的，而在相对最肥胖者人群中，肥胖指数在95%~100%的区间内抑郁的增加非常显著（20%为男性，30%位女性）。可见，肥胖和抑郁的共生关系中，肥胖程度有较大作用。

精神及心理压力，是肥胖者并发抑郁症的重要因素，这在某些人也反会使肥胖的倾向加剧。在众多肥胖患者尤其是女性患者中，她们往往因为自己肥胖，总觉得自己体形难看，时时处处都在被人议论和嘲笑，因此悲观失望，不愿参加社会活动，不愿交友。结果，把自己的性格搞得越来越孤僻，以至于发展成为精神抑郁症。关于精神压力对肥胖的影响可归之于心理和生理双重机制的控制。

在针灸临床上我们会发现，在针灸减肥治疗的过程中，往往使患有精神抑郁症患者的相关症状减轻或消失了。国外有许多的研究表明：抑郁心理状态的好转往往和体重的减轻如影随形地出现，有多少心情的改善就有多少体重的减轻，好转得越多体重减少则越多。这也从另一个方面反证了肥胖与抑郁症的密切关系。

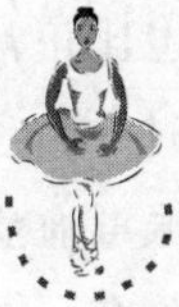

二十四、女性肥胖与妇产科疾病

女性肥胖症患者除了具有肥胖的共同特点外，还存在一些女性特有的并发症。

首先，肥胖可导致育龄妇女月经失调和不孕。月经失调尤以月经稀少、闭经最为多见，发生率可达50%左右。20岁以内的青年女性还可见内外生殖器、子宫、乳房等发育不全，第二性征缺失。这主要与肥胖引起的内分泌代谢紊乱、卵巢功能障碍、身胖体虚有关。肥胖症易并发多囊卵巢综合征，表现为双侧卵巢较正常人大2～4倍，包膜增厚，包膜下有大量囊性卵泡。所以，肥胖女性中，有10～20%的人有迟排卵、稀排卵现象，这是造成不孕症的主要原因。

肥胖妇女因较多合并糖代谢异常，容易发生阴道炎，表现为外阴瘙痒、白带增多。肥胖妇女大腿内侧脂肪瘀积，互相磨擦，也容易发生外阴瘙痒、疼痛或烧灼感，并在运动、排尿及性生活时加重，演变为湿疹。

孕妇肥胖更易并发一系列疾病，最常见的是妊娠高血压、妊娠糖尿病、妊娠毒血症、流产、过期妊娠、巨大儿、难产、死胎等。轻则影响自己和胎儿的健康，重则危及母子的生命。

国内外临床资料表明：肥胖孕妇中50%左右的人易伴发高血压，10%左右的人出现蛋白尿，妊娠糖尿病的发生率也比正常体重的孕妇高4倍之多。由于在全身血管发生病变的同时，胎盘也缺血，妊娠毒血症便在这些病的基础上自然发生。妊娠毒血症可使孕妇的自然流产率和死胎率提高4~5倍，即使不流产，在症情加重危及孕妇生命时，有时也不得不提前引产。

孕妇肥胖对胎儿体重有直接影响。巨大儿的发生率5倍于非肥胖孕妇，过期妊娠、滞产、难产、手术产以及产后出血等也比正常体重的孕妇高得多。临产后，盆腔内脂肪充盈又影响胎头固定，在分娩巨大儿过程中，腹肌和子宫收缩力缺乏，分娩困难，使产程延长，胎头与骨盆不相称而难产，需要借助催产素助产或手术剖宫取出巨胎。由于肥胖孕妇腹壁脂肪丰厚，如需剖宫产时操作起来也不方便。而且在分娩过程中，也很难避免巨大儿在宫内窒息、胎粪吸入、产伤，甚至导致新生儿死亡。

超重和肥胖产妇发生产后子宫内膜炎和伤口感染者明显增多，所生新生儿平均体重比正常体重产妇所生的新生儿要重近100g，且新生儿需监护者亦较正常产妇为多。

二十五、儿童肥胖症

据我国二十世纪八十年代末、九十年代初对北京、天津、上海、南京等城市近 20 万婴幼儿、少年儿童的抽样调查表明：在学龄前后的小儿中，肥胖的发生率已达 6～10%。3 个月以内的婴儿中，肥胖儿竟高达 50～80%。

现实生活中，人们常常把孩子肥胖视为健康的标志，说祝福新婚夫妇的话，常常会祝福他们早日生一个“大胖小子”，一个小孩生下来就胖是健康的标志吗？事实并非如此。

首先，小儿肥胖对身体的生长发育不利。肥胖的婴儿因为钙相对不足，一般比正常体重的孩子学会走路的时间要晚一些，而且超重的负荷容易使双下肢髋关节形成内翻、膝内翻或外翻以及扁平足等。肥胖儿童在集体活动中常常显得动作笨拙、气促，极易疲乏，不得不减少活动，而活动少了又促使肥胖，越胖就越不爱动，形成恶性循环。他们还常因肥胖的体态和笨拙的动作，受到小伙伴的讥笑，心理上、精神上受到很大影响，使性情变得孤僻，不爱参加集体活动，自卑感很重。

肥胖对小儿的智力也有一定的影响，在学习方面，思维的敏捷性和运算能力处于劣势，认识事物的能力、辨别能力和动手能力均不如止常儿童。肺活量小，常使肺脏换气不足，二氧化碳在体内滞留过多，使他们经常感到困倦、疲乏，上课发困、嗜睡，无法听讲，致使学习成绩下降。由于体态臃肿、活动不便，体育课难以过关，影响德、智、体、美全面发展。据有人对南京儿童的智力和学习成绩调查结果，八门功课中，平均有六门左右的功课要低于正常儿童。

小儿肥胖易罹患某些疾病，特别易患呼吸道感染，三天两头感冒、咳嗽。扁桃体肿大，睡眠时影响呼吸。身体过早的脂肪代谢紊乱，过剩的脂肪沉积于肝脏内，易形成脂肪肝。高血压、高血脂、动脉硬化、冠心病、糖尿病等“儿童成人病”也不少见。资料表明：学龄前儿童肥胖者，40%左右会发展为成人肥胖，10~15岁的少儿肥胖者，80%左右会发展为成人肥胖。有调查研究表明：1/3强的学龄前肥胖儿童20年后发展为肥胖成人，1/2强的学龄期肥胖儿童成年后患肥胖症。青春期肥胖儿80%的收缩压和舒张压均升高，97%有发生心血管疾病的高危因素，如血清甘油三酯、胆固醇、低密度脂蛋白水平升高，高密度脂蛋白水平降低，血压偏高，心脏最大储备能力降低等。儿童肥胖还与成年后的糖尿病、胆石症及某些内分泌疾病的发生高度相关。可见，儿童肥胖也为成年后患“富贵病”种下了祸根。

成人肥胖症的脂肪组织增生肥大只表现为脂肪细胞体积扩大，而儿童肥胖症除脂肪细胞体积扩大外，还伴随脂肪细胞数量的增多，这就加大了儿童肥胖症的治疗难度。请诸位家长在对孩子倾注慈爱之心的时候，千万要注意科学育儿，以防孩子成为小胖子。

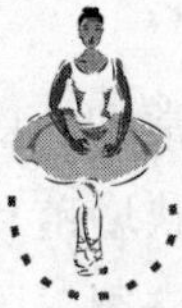

二十六、肥胖与皮肤病

肥胖者皮下脂肪丰厚，不利于散热，特别是在炎热的夏天，只有靠多出汗来降低体温。所以，汗腺的分泌显得亢进，很容易生痱子，往往遍身都是痱子，灼热瘙痒，十分痛苦。

肥胖者的皮脂腺分泌活跃，容易患脂溢性皮炎，脂溢部位可附有黄色的鳞屑、丘疹以及与毛囊一致的点状斑，随后产生黄褐色痂皮。头皮的皮脂溢出也会增多，这样就使毛囊血液供应减少，毛发的营养和正常生长受到限制。皮脂腺内胆固醇分泌增加，也会堵塞汗腺和皮脂腺，降低头皮的代谢，使毛发容易脱落，形成秃顶。

肥胖者皮肤皱褶多，尤其是乳房下部、腹部与大腿根部的皮肉接触、重叠和磨损，也很容易患各类皮肤病。最为常见的是寻常牛皮癣和念珠菌病，均好发于皮肤相互接触、磨擦的部位，出现境界鲜明的红色斑块。牛皮癣在红斑上附着较厚的银白色鳞屑，念珠菌病在红斑边缘可见粟大的白色鳞屑及小丘疹。

“毛发角化症”是青春期肥胖者的常见皮肤病，好发于上肢的伸侧和耳前部，可见与毛孔一致的角化性丘疹。如发生在面部，还有轻度色素沉着和毛细血管扩张，使面部出现潮红。中年女性肥胖患者还好发一种非特异性的慢性皮下脂肪组织炎症——

结节性红斑。

黑色棘皮症和皮肤萎缩纹也是肥胖症患者特有的、常见的皮肤综合征。前者表现为皮肤的色素增强呈深暗色，乳头状增殖和肉质增生，多发生在腋下、颈部、口腔周围、指关节、脐周、阴部和腹股沟部位。后者的好发部位在下腹部、腰部、大腿内侧、乳房、臀部外侧、膝关节及上臂，皮肤萎缩条纹常常与皮肤的紧张方向对应而垂直，外观呈松软、灰白色瘢痕状，妊娠纹就是属于这类皮肤萎缩纹。

肥胖者还容易发生下肢瘀血性皮肤疾患，如下肢静脉曲张、血栓性静脉炎等，使下肢皮肤发生变化。在小腿的 1/3 处可见色素沉着或色素脱落、点状出血、瘀血性皮炎、皮肤溃疡以及皮肤萎缩等血液循环障碍性皮肤病变。由于肥胖易引起糖尿病、脂肪肝和高胆固醇血症，皮肤还容易生汗斑、湿疹、疖痈以及皮肤瘙痒。约有 70% 的肥胖症患者会发生腹股沟脆皮症，表现为腹肥沟的皮肤在外力的作用，容易发生线状裂纹。

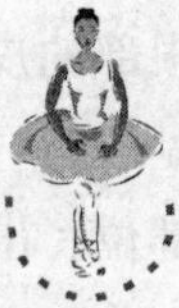

二十七、肥胖与癌症

肥胖症患者的癌肿发生率和患癌后的死亡率比正常体重的人要高，这是美国癌症学会对 75 万名美国人进行长达 12 年的调查统计研究之后得出的结论。调查发现：肥胖男性容易患直肠癌、结肠癌和前列腺癌；肥胖女性容易患胆囊癌、乳腺癌、阴道癌、子宫癌和卵巢癌，而尤以乳腺癌和子宫癌发病率最高，危害性最大。

肥胖者都爱吃动物油脂和动物蛋白一类的高热能食品，而这些食品的代谢产物，尤其是不饱和脂肪酸，在一定的条件下会产生出致癌物质。过量的脂肪又会影响细胞膜的通透性，促使致癌物质进入细胞，同时降低组织细胞的免疫功能，使机体的抗癌能力下降，促进癌细胞的生长。

在我国北京，乳腺癌已经跃居当代女性恶性肿瘤之首位，而肥胖者的乳腺癌发病率要比正常体重者高出5~10倍。其中最重要的致病因素，就是高动物性脂肪和动物蛋白食品摄入过盛。乳腺癌属于激素依赖型恶性肿瘤，尤其对雌激素、催乳激素亲和力强。肥胖者体内过量的脂肪，有刺激女性激素分泌作用，是导致血浆中雌激素、催乳激素升高的催化剂，势必促进乳腺癌的发生和发展。一个绝经期妇女如果每天摄入脂肪80克以上，患乳腺癌的危险性会增加2.5倍，每天摄入动物蛋白40%以上，患乳腺癌的危险性就增加5.3倍。

肥胖还与乳腺癌病人的病情及存活时间有密切联系。目前，乳腺癌最有效的治疗方法是施行外科手术，但手术后仍会有一部分病人出现复发。临床实践表明：乳腺癌病人手术切除的腋窝淋巴结中，有肿瘤转移现象的，肥胖病人比一般病人的发生率要高，术后的复发率也高。在腋窝淋巴结均没有癌细胞转移的情况下，肥胖病人的术后复发率更高。从术后的存活时间来看，以5年为一个观察周期，肥胖病人为56%，非肥胖病人则为80%。

子宫癌也亲睐肥胖妇女，其发生率是正常体重者的2～4倍，这与脂肪内雌激素过多，长期刺激子宫有关。子宫癌的发生和发展与肥胖者的年龄及肥胖程度均有很大的关系。年龄方面以40岁以上更年期前后为主，在肥胖程度方面，中度以上的肥胖妇女约有1/3会发生子宫癌，重度肥胖者合并子宫癌，预后不良者甚多。

有人在高脂血症与癌症相关性的研究中，于1990年～2000年10年间对成都市和昆明市39个部队干休所全部男性离退休老干部共4 154人（年龄60岁～90岁，平均69.4岁；膳食特点为长期摄入较多的动物脂肪及肉类饮食，70%嗜烟酒）和成都市10个寺庙的732名老和尚（年龄60岁～96岁，平均69.2岁；膳食特点为终生素食，烟酒不沾）进行了调查。结果：老干部中患有高血脂者1 197人（28.8%），癌症273人（6.6%），糖尿病365人（8.8%）；而老和尚中患有高血脂者16人（2.2%），癌症6人（0.8%），糖尿病6人（0.8%）。结果表明：高脂血症与癌症患病率之间存在着明显的相关性。高脂血症是癌症的易患因素及病理基础，脂肪在体内分解代谢产生带有额外电子的自由基化合物，它有助于致癌物的活性而引起癌症。

高脂肪等高能饮食会导致胃肠道厌氧菌数目增加，能将初级胆汁酸降解为次级胆汁酸，而后者是大肠癌的促进因子。加上老年人多数胃肠蠕动减慢或便秘，因此形成胺的机会增加，毒素吸收也增多。再加上饮酒及高盐食品，因此患胃肠癌的危险性增加。

二十八、肥胖不利于长寿

国内外营养学家们公认：肥胖会缩短寿命，早死率比正常体重者高出 3 倍之多。在超过正常体重 8 ~ 10 公斤的人群中，有 20 ~ 50% 的人会缩短寿命；超过正常体重 20 公斤，有 50% 的人缩短寿命；超过理想体重的 20 ~ 30%，寿命可能会减少 3 ~ 4 年。

人的自然寿命应该是 120 ~ 150 岁，但是现实生活中，人们却很难达到这个自然寿命境界，就是受遗传和环境两大因素影响的结果。据统计，全世界目前死于糖尿病、肝胆病、心血管疾病、呼吸道疾病和癌症的老年人占全部死亡人数的 80% 以上。肥胖是上述多种疾病的发病基础和温床，即成为影响长寿的重要因素。

肥胖者脂肪过剩，蛋白质相应缺乏，血液中的微量元素和维生素含量不足，对疾病的抵抗能力下降。而肥胖伴发的高胆固醇、高胰岛素，又均能抑制淋巴功能，使机体的免疫防卫功能低下，抗病能力减弱，很容易感染各类疾病，加速衰老和死亡。

科学家们用两组老鼠做了以下试验：一组老鼠每天给予大量油荤食物，让它们拼命地吃个不停；而另一组老鼠每天只给少量清淡食物，仅仅满足它们机体营养的需要而已。观察结果发现：吃得越多、长得越肥的老鼠死得越快，死亡原因多为肺部感染、动脉硬化和肿瘤，其中自发性乳癌的发生率高达70%以上；而给予营养限制的老鼠，个个活泼健康，无一只患病和死亡的。

美国纽约人寿保险公司对5万名肥胖者因各种并发症死亡，进行了统计分析，结果表明：死亡率最高的是糖尿病，其次是肝硬化、阑尾炎和胆石症，再其次就是心血管疾病和肾病。肥胖程度大于25%的，早死率升高28%；肥胖程度高于35%以上的，早死率升高50%。在40～49岁的年龄组中，超过理想体重30%以上者，男性平均死亡率达42%，女性为36%。

日本的统计结果是：稍胖型早死率可升高9.8%，明显肥胖者可升高27.9%。单纯性肥胖症患者的寿命就会减少，更何况又会伴发那么多严重的并发症呢？由于肥胖引起的生理、病理、生化等方面的一系列变化，降低了人们的抗病能力，合并症增多，一般可减寿10～12年。

正因为如此，国内外的长寿者中几乎没有一个体态臃肿的胖子。由此可见，肥胖是体虚的表现，也是长寿的大敌。

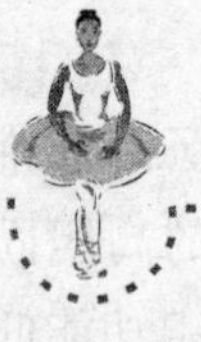

二十九、肥胖的治疗原则

肥胖固然影响一个人的外观及活动，但不问清红皂白随意减肥则会损害健康。治疗肥胖的目的，不仅仅在于减轻体重，而且，还在于防治因肥胖带来的各种严重危害人们健康的并发症，消除这些并发症所引起的种种代谢障碍以及给予躯体和精神带来的各种不良影响。

生理性肥胖又称“单纯性肥胖症”，一般是人到中年或妇女孕期及产后一味进补，加之运动过少而致。现实生活中的肥胖者，绝大多数属于这一类。而真正由各种内分泌系统失调或因某些肿瘤疾病引的病理性肥胖，只占肥胖者的10%。每一位肥胖者在正式实施减肥计划前，一定要先通过体检，查出肥胖发生的真正原因，才能选择出适合自己的、行之有效的减肥方法。

由于单纯性肥胖症占肥胖病人的绝大多数，所以，肥胖的治疗重点也是针对单纯性肥胖而言的。而病理性肥胖，疾病是其根本，肥胖只不过是疾病的外在表现而已。对于这一类肥胖，应该把治疗原发病放在首位。治病求本，方为良策。

心理疏导、运动锻炼和调控饮食，既是肥胖症的治疗原则，也是科学减肥的具体方法，真正意义上的减肥也正在于此。

心理疏导又称“行为疗法”，即患者对科学减肥意义的认识和态度，明确的减肥动机和坚定的减肥信心和决心。

运动锻炼，一方面能消耗体内过剩的脂肪，一方面可以使肌肉结实有力，防止皮肉松弛，增加体形的美感。有的人吃得并不多，但体重仍在增长，以至于哀叹：为什么自己连喝水都会发胖?！这种情况下就需要加强运动，如每天走路40分钟以上，或是通过游泳、爬楼梯等运动方式加大热量支出。运动不仅可以消耗热量，也是保持全身各个器官健康的重要措施。

调控饮食包括两层意思：一是调节饮食结构，少吃猪、牛、羊等肉类食品和蛋类、面粉以及淀粉含量较高的食物，尤其要减少糖类和脂肪等高热能食物的摄入量，多吃新鲜蔬菜瓜果和水产品；二是控制食量，一日三餐以六、七成饱为度，下一次进餐前1小时左右出现饥饿感为宜。狼吞虎咽和少吃多餐均不足取。

治疗肥胖症的基本要求，是让人体需要的能量能较长时期维持于一种负平衡状态，从而使体内蓄积过剩的脂肪组织内的三酸甘油酯逐步转换为能量，以致脂肪组织减少，体重减轻。最理想的方法是坚持运动、调节心理、控制饮食、改变不良的生活习惯等。

一般而言，轻度肥胖者以心理治疗为主，辅以运动疗法和调节饮食结构；中度肥胖者以运动疗法为主，辅以心理治疗和控制饮食，必要时可行药物治疗；重度肥胖者原则上应住院治疗，以严格减食或实施半饥饿疗法为主，心理疗法为辅，适当配合轻微运动和中西药物治疗。极度肥胖者必须住院治疗，以控制饮食和外科手术为主，心理疗法为辅，适当给予药物治疗，运动则不适宜（容易发生意外事故）。

总之，减肥必须采取综合措施，但主要还是运动、调控饮食和心理治疗三个方面。同时还必须做到持之以恒，否则也难以奏效，或虽收一时之效却不会持久，远期疗效难以巩固。据2005年8月23日英国一家报纸报道：英国来斯特市的一名体重达643斤的男子，通过坚持运动、调控饮食，创下4年减轻441斤的英国最高的减肥记录，成了一名既健康、又健壮的正常男人。

三十、运动减肥的种类

运动减肥应根据患者的肥胖程度、体力和心血管系统情况，有选择的进行锻炼。轻度和中度肥胖、体力较好、无心血管器质性病变者，可采用较强的锻炼方法，重度肥胖、体力较差或合并冠心病、高血压病者，宜选择较弱的锻炼方法。

（一）耐力性运动

适合肥胖者锻炼的耐力运动项目有平地步行、爬坡步行、慢跑步、骑自行车、游泳、划船、踏车或在活动平板上作定量运动等。其中步行与慢跑不需要任何设备，被广泛采用。轻中度肥胖、体力较好、无心血管器质性病变者，可采用快速步行和慢跑，初练者每小时 5 公里，逐渐延长至 7 公里左右；重度肥胖、体力较差或合并冠心病、高血压病者采用一般步行和爬小坡步行，距离也应逐渐延长，一日可达数公里，可分几次完成。

（二）力量性运动

力量性运动主要是加强肌肉力量的训练，是消耗脂肪的有效运动，适宜于体质较好的肥胖者采用的锻炼方法。具体有①仰卧位腹肌运动，如双直腿前上抬运动，直腿上下打水式运动，仰卧起坐等。②俯卧位的腰背肌和臀肌运动，如双直腿后上抬运动，上身和腿同时向后抬起的“船形”运动等，这类运动能减少腰背和臀部的脂肪。③不同重量的哑铃操，可减少胸部和肩臂的脂肪。

（三）球类运动

常见的有乒乓球、羽毛球、排球、篮球、实心球等。体质较好的肥胖者可参加不太剧烈的球类比赛，体质弱者只能采取非比赛形式的球类运动。

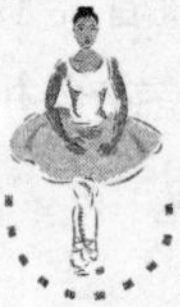

三十一、运动减肥项目的选择

运动减肥项目的选择，主要应结合以下 4 点综合考虑：

1. 患者的爱好和原有运动基础 例如年轻时曾爱好长跑、球类或游泳的可再坚持。

2. 根据体质和肥胖状况 若体质好、肥胖程度轻的，一开始可选择运动量较大的项目，如中长跑运动；若体质较差、肥胖较明显的，可选择运动量较小的项目，如慢跑等。可从快走过渡到慢跑，等适应后再快跑或加长跑的距离。运动时间也应由短到长。

3. 根据居住环境 居住在郊外的可作越野跑步，无此条件可在室内作原地跑、体操、太极拳等。住高层的可以爬楼梯等。

4. 根据性别、年龄而定 老年人可步行、慢跑、游泳、太极拳、医疗体操等；妇女可长跑、游泳、爬山、登山、登楼梯、乒乓球、羽毛球以及各种体操等；青少年可选择登山、游泳、田径、武术、骑自行车、蹦跳上楼梯和各种球类活动。

在等同时间内热量消耗最多、最有利于降脂减肥的要算游泳、登山、爬楼梯了。实验表明：当人体消耗7千卡热量时，才能使体重减轻1公斤，折合各项运动的时间分别是游泳1小时20分、划船7小时、打网球6小时，跳舞、跳绳21小时，洗衣板洗衣26小时，骑自行车30公里。一个体重大于80公斤以上的肥胖者，如果每天游泳15分钟，或骑自行车45分钟，或散步1小时，那么，1个月后体重可减少1.5公斤，2个月后可下降2.5公斤，3个月后则可减少4公斤。

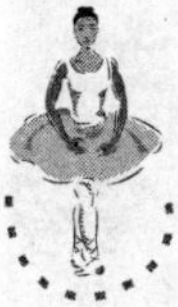

三十二、运动减肥的方法

步行是一种最简单、最容易、最安全的减肥活动，分为中速或快速行走和散步两种形式。跑步是一种全身性运动，分缓慢小跑和田径快跑两种形式。跑步所消耗的热量主要同距离有关，而不在于速度的快慢。跑步距离越长，脂肪消耗越多，减肥效果越好。中老年肥胖者跑步最好与步行反复交替进行，尤以饭前45分钟左右慢跑或饭后45分钟左右散步最为适宜，在食物尚未完全被消化吸收之前就把它消耗掉，这正是饭后运动有利于减肥的原因所在。

爬山和登楼梯与步行的区别在于有坡度，下肢肌肉群的收缩力和脚底的蹬力大为增加，热量消耗比走平地多得多。在相同的运动时间里，爬坡度所消耗的热量是散步的 4 倍，减肥效果自然好。

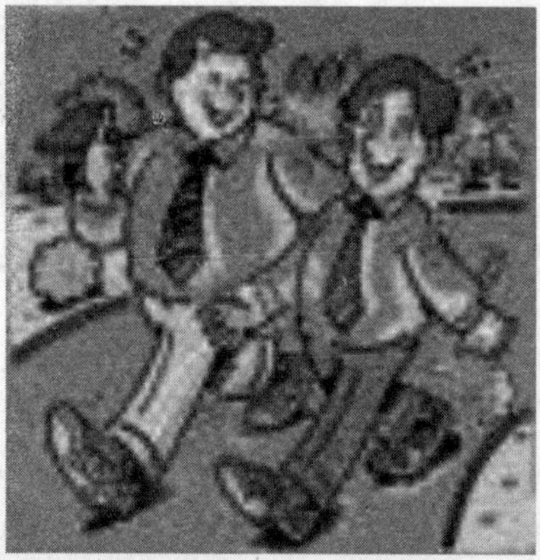

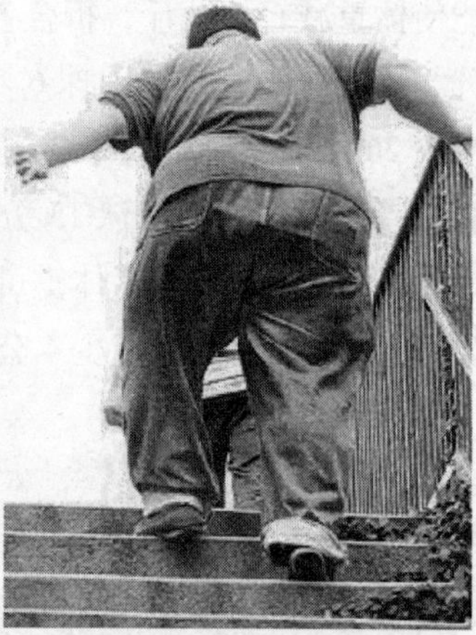

跳绳是既简单又行之有效的减肥活动。跳舞也有良好的减肥效果，尤其是运动量大的迪斯科，通过髋部大幅度扭动，臀部肌肉不断收缩，有利于削减臀部和大腿的脂肪。

骑自行车也是一项有效的减肥运动，据测定，骑车行驶 15 公里，即可消耗 250 克左右的脂肪。

游泳更是一种全身性运动，由于水的导热性是空气的 25 倍，人在 12℃的水中停留 4 分钟所消耗的热量等于同样温度空气中 1 小时的消耗量。加上游泳时水的阻力也比空气大得多，从而使热能的消耗远远超过众多的陆地运动。另外，游泳时水的阻力、冲力、压力和浮力对人体又是一种极好的按摩，也有利于减肥和肌肤健美。据测定，游泳 45 分钟后，体重会即时减轻 300 ~ 400 克。可以说在各种减肥方法中，最有效、最安全的减肥手段是运动；而在各种运动中，最有效、最理想的减肥运动是游泳。

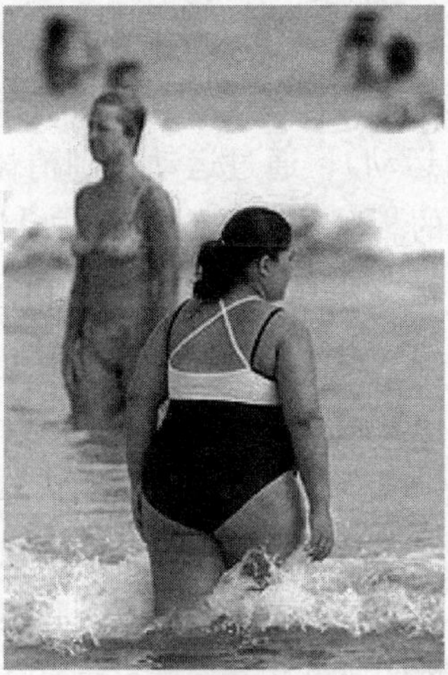

要想通过游泳瘦身，最好每次游 60 ~ 90 分钟，每分钟心率控制在 130 次/分钟左右才会有效果。因为通常开始运动的前 30 分钟燃烧的主要是身体的糖原及血脂，30 分钟之后才开始燃烧皮下脂肪。而我们希望减掉的是皮下脂肪，不仅仅是血液中的脂肪。做有氧运动，没有足够的时间和强度就不能燃烧皮下脂肪，当然也就不能瘦身。

三十三、有氧运动

有氧运动，顾名思义就是在有氧代谢状态下做运动（主要是指较长时间的耐力运动），通过运动达到消耗机体多余的脂肪，达到减肥瘦身的目的。许多人的锻炼和运动根本不是在有氧状态下进行的，所以也就失去了减肥瘦身的作用。

有氧运动能使心（血液循环系统）、肺（呼吸系统）得到充分的有效刺激，从而提高心、肺功能，让全身各组织、器官得到良好的氧气和营养供应，维持最佳的功能状态。在整个运动过程中，人体吸入的氧气大体与需求相等，即达到了平衡，因此它的特点是强度低、有节奏、不中断、持续时间长。

有氧运动对环境的要求并不严格，只要是空气流通、没有污染的地方就可以进行，如果能够到野外空旷的地方进行运动当然很好。如果受到天气、时间等因素的影响和限制，在室内也一样可以进行有氧运动。例如，在室内空气流通的地方原地跑、利用跑步机、有氧健身操等等都可以收到同样的锻炼效果。

有氧运动对技巧的要求也不高，例如步行、跑步、游泳、骑自行车、跳健身操等等。这些活动能有效地改善心、肺与心血管的机能，而这些器官的状况对人的健康是至关重要的。

有氧运动是怎样增强人的心血管系统的呢？举例而言，比如你坐着读书，体内氧气的供应与消耗是平衡的，假设你的心率每分钟为70次，而此时一个长跑运动员也坐着看书，他的心率是50次。这时你和运动员俩人表面看上去没有什么区别，但安静时心率的差别证明他比你健康。因为他的心脏负担比你轻，每分钟少跳20次。这就是有氧运动的结果，长期的锻炼提高了长跑运动员的心脏和心血管的功能。他的心脏每跳动一次，能输出更多的血液，心率减少，平时每分钟心跳次数能比耐力差的人少20次左右，睡一夜（8小时）共能少跳一万多次，因而可使心脏得到充分休息。在进行激烈运动时，能用较少的心跳次数输出较多的血量，以满足运动的需要。而耐力差的人则需拼命努力加大心跳次数，才能输出较多的血量，满足运动的需要。

具体来说，有氧运动有以下效果：减少体内多余的脂肪，防止与肥胖有关的疾病发生。体力活动不足与饮食过量可引起体重与体脂的增加。当肥胖发展到一定程度，患心脏病、高血压和糖尿病的可能性就大大提高。有氧运动加上适当的饮食控制，能最有效地除去体内多余的脂肪，还能避免像有些不科学的减肥方法那样损失肌肉成分。1磅（0.454公斤）脂肪等于3 500千卡热量，如果每天增加两次快走散步（每分钟120米），每次20分钟，那么两个星期就可以减掉将近1斤的赘肉，一年下来，就可以减少12公斤纯脂肪！而且这种运动并不是非常剧烈或难度很大的，重要的是持之以恒。

有氧运动要求每周最好运动4～6次，至少每周4次。如果低于这个标准，就收不到锻炼的效果了。总之，节食后做有氧运动，有氧运动后节食，并且能够持之以恒，减肥才能奏效。

静力训练、举重或健身器械、短跑等运动称之为“无氧运动”。尽管它们也能够增强人的肌肉及爆发力，但由于它们不能有效地刺激心、肺功能，其健身效果远远不如有氧运动。

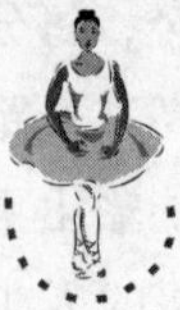

三十四、三种不利减肥的运动方式

并非所有运动都对减肥有益，不适当的运动有可能反而使你增重。不利于减肥的运动方式大约有以下 3 种情况：

（一）过大运动量的运动

运动医学专家的最新研究发现：运动强度太大，反而会抑制体内的肥胖基因出现，让人食欲大开，减肥不成反增肥，再想瘦下来可就太难了。

运动量过大，人体所需的氧气和营养物质及代谢产物也就相应增加，这就要靠心脏加强收缩力和收缩频率，增加心脏输出血量来运输。做过大运动量运动时，心脏输出血量不能满足机体对氧的需要，使机体处于缺氧的无氧代谢状态。而无氧代谢运动不是动用脂肪作为主要能量释放，而主要靠分解人体内储存的糖原作为能量释放。因在缺氧环境中，脂肪不仅不能被利用，而且还会产生一些不完全氧化的酸性物质，如酮体，降低人体运动耐力。短时间大强度的运动后，血糖水平会降低，血糖降低是引起饥饿的重要原因，这时人们往往会食欲大增，这对减肥是极为不利的。

（二）短时间运动

在进行有氧运动时，首先动用的是人体内储存的糖元来释放能量。在运动30分钟后，便开始由糖元释放能量向脂肪释放能量转化；大约运动1小时后，运动所需的能量才以脂肪供能为主。实践证明：只有持续运动时间超过45分钟，人体内的脂肪才能被动员起来与糖原一起供能。随着运动时间的延长，脂肪供能的量可达总消耗量的85%。可见，短于45分钟的运动无论强度大小，脂肪消耗均不明显。如现在常见的跳健身操减肥塑身，持续时间大约只有半个小时到45分钟左右。也就是说，在脂肪刚刚开始分解的时候，人们就停止了运动，其减肥效果自然不言而喻。

（三）快速爆发力的运动

人体肌肉是由许多肌纤维组成的，主要可分为两大类：白肌纤维和红肌纤维。在运动时，如进行快速爆发力锻炼，得到锻炼的主要是白肌纤维，白肌纤维横断面较粗，因此肌群容易发达粗壮。用此方法减肥会越练越“粗”。

总之，要达到全身减肥的目的，就应该作每分钟心率在120~160次的低中强度、长时间（1小时以上）耐力性有氧代谢全身运动。例如：健身操、慢长跑、长距离和长时间的游泳等。

三十五、减肥医疗体操

练习医疗体操，通过全身活动，加强血液循环，促使气血流通，既能消耗热量，收到减肥的效果，又能锻炼肌肉，达到健美的目的。

最简单的锻炼方法是：两脚自然分开站立，用鼻深吸气，然后下蹲抱膝，用口深呼气。每日早晚如此反复各进行20~30次。

对于局部脂肪堆积，可用加强相应部位的运动来消脂减肥。腹部脂肪丰厚者，应经常收缩腹肌，以肚脐为中心按顺时针方向摩腹，并点压旋按关元穴（肚脐正中直下3寸）；或站立时反复前弯腰（两手尽量着地）、作下蹲运动；或采取仰卧位，反复做仰卧起坐、展伸腿运动（膝关节尽量接近腹部）。

腰背部脂肪偏多者，可反复做扭腰、晃腰、旋转腰部的活动；或采取俯卧位，做“船形”运动（两臂伸直于身体两侧，当四肢同时用力向后上方抬起时抬头挺胸）。

臀部过肥者，应该多练提臀、收臀、扭腰等节拍操。消上肢脂肪，宜多做甩手、旋臂和举重物（如哑铃）等运动。

大腿和小腿脂肪瘀积者，可反复练蹲起、踢腿或一条腿站立，抖动另一条腿的方法减肥；也可以在站立时反复做原地高抬腿踏步运动；还可以取仰卧位，双下肢直伸抬高，做上下交替摆动（幅度不宜过大）或两腿同时交替屈伸（类似蹬自行车）运动。

日本帝冢山学院松本迪子教授自编了一套4节减肥操，深受日本肥胖女性的欢迎。

1. 腹部运动　席地而坐，双腿并拢伸直，双手着地放两髋侧。第1拍：双腿同时屈膝，收在胸前；第2拍：双腿同时蹬。如此重复4次，共8拍。

2. 背部运动　双膝跪地板上，双手垂放两侧。第1拍：两臂向前平举；第2拍：双手向前着地并向后收腰；第3拍：腹部着地；第4拍：双腿向后伸直，同时上体后仰。如此重复4次，共16拍。

3. 肩臂运动　俯卧，双手和两脚尖点地，抬高一条腿。做俯卧撑4次（4拍）；再交换抬高另一条腿，做俯卧撑4次（4拍）。共8拍。

4. 全身运动　弯腰，上体前倾，两手着地，呈起跑状。双脚轮流一前一后做原地大幅度蹬跑运动。共做16次。

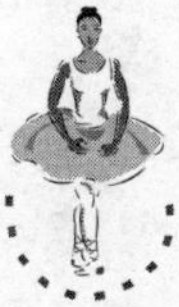

三十六、器械运动减肥

经济条件好的肥胖症患者，也可添置减肥健身器，每天在家进行减肥健身器锻炼。

减肥健身器不宜先购重量类训练机，也不宜功能太多、结构太复杂，而应选择心肺功能训练类的轻器械训练器材，如哑铃、拉力器、跑步机、划船机、腹部健美器、腰腹震荡器以及多功能组合健身器等。还有一种名叫“健美骑士”的可折叠式骑马器，也是一种协调全身肌肉的健身器材。

日本研制出一种配备有控制调节箱的电减肥器，使用时把电极片固定在身体脂肪瘀积的部位，利用电刺激来消耗皮下多余的脂肪，减肥消胖。英国也发明出一种 EMA－16 型电脑减肥器，可根据各部位的肥胖情况，自动调整工作状态。

现将简便易行的哑铃减肥运动方法介绍如下：

1. 预备 站立，两腿自然分开，两手持哑铃双臂下垂，拳眼向前。

2. 侧平举 屈肘，双手将哑铃举至肩上，两臂同时或交替向两侧水平方向举。重复 6～8 次。

3. 肩上举 屈肘，上手将哑铃举至肩上两臂同时或交替向上举。重复 6～8 次。

4. 前上举 双臂同时由前向上举至头顶。重复 6～8 次。

5. 前后摆动 两臂下垂，拳眼向前，双臂同时或交替前后甩动。重复 20～30 次。

6. 扩胸 两臂向前伸直（或屈肘，双手将哑铃置于胸前），拳眼向上，两臂同时向外扩展，做直臂或屈肘扩胸运动。重复 6～8 次。

7. 多方位出击 两臂前平举、拳眼向上，两臂同时或交替将哑铃向前方、斜方和侧方多方位出击。每个方向重复 6～8 次。

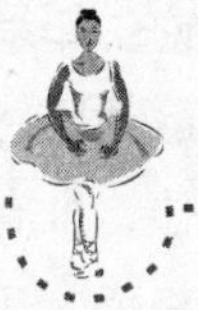

三十七、运动减肥要点

1. 局部锻炼与全身运动相结合 人是一个统一的整体，任何一种局部锻炼所消耗的能量都会很快得到其它部位贮存能量的补充。加之单一局部锻炼容易疲劳，时间难以持久，这样就较难达到消耗多余热量的目的。因此，局部锻炼必须与全身运动相结合。比如在局部运动的同时配合慢跑、跳绳、跳舞、游泳等。

2. 循序渐进 无论选择哪一项运动，都应遵循“由静到动、由动入静”的循序渐进原则。运动开始，先要预备活动，然后进入状态。运动方法先易后难，动作套路由简到繁，运动强度先弱后强，动作节律由慢而快，运动时间逐渐延长。活动结束，也要有个整理运动。

3. 掌握好运动量 运动减肥能否取得满意效果，往往取决于运动量的大小是否恰当。运动量过大，超出身体的负担能力，会造成过度疲劳，产生不良反应，影响健康；运动量不足，则不能消耗多余的脂肪，达不到减肥的目的。总体原则是运动量由小到大，逐渐增加，以每个人的生理耐受量为度。

判断运动是否适中的依据，一是结合脉搏的增加次数判断：肥胖者在运动中脉搏增加的幅度以比安静时增加 65 ~70% 为宜。如安静时脉搏为 70 次/分，则运动时为 120 次分左右。也可以按

170减去年龄的标准来掌握。二是根据运动者的主观感觉：如果运动中感受到发热、微微出汗、呼吸和脉搏明显加快，运动后感到全身轻松舒适、精力充沛、心情舒畅、食欲和睡眠均佳，虽有轻度疲劳，但稍事休息后旋即消失，说明运动量适中。相反，运动时大汗淋漓，气喘吁吁，并感到头昏、心慌（自觉心跳厉害，心前区不适），运动后腰酸腿软、全身无力，甚至影响食欲和睡眠，休息之后也不见好转，以至于对运动产生厌倦情绪，则表明运动量过大。如果运动时无发热感，又不出汗，脉搏也不增加，则表明运动量不足。

4. 运动后节食 运动减肥期间，人体代谢功能增强，胃肠排空加速，饥饿感较平常出现得快，食欲也会增加．在这种情况下，如果不加节制过量进食，运动中所消耗的热量又被补充回来，就会抵消运动的作用，达不到减肥的目的。特别是晚餐的质和量要注意控制。因为晚间人体的新陈代谢处于低潮，吸收的食物很容易转化为脂肪蓄积起来。

5. 坚持不懈、持之以恒 不少肥胖者也曾经尝试过运动减肥，每天花上十几分钟，跑上好几百米，但都收不到减肥效果。究其原因，一是运动量不足，二是缺乏持之以恒的精神。这个“持之以恒”，既指能长期坚持，也包括每天运动要坚持较长时间。

科学研究表明：体内脂肪的燃烧和消耗，离不开氧的供给，而短时间的运动，其运动量相对较小，属于无氧代谢，并没有使体内过多脂肪分解，减肥无从谈起。若要运动减肥，就必须从事较长时间的有氧运动，一般在中强度运动20分钟后，才开始动用脂肪。这样，每次运动时间应在30分钟到1小时，每日坚持，

2个月左右就开始产生明显的减肥效果。在运动量适宜的前提下，运动时间越长（1~2个小时），脂肪消耗越多，减肥效果越好。

运动减肥既不可三天打鱼两天晒网，也不可操之过急，急于求成。而必须有吃苦耐劳、打持久战的心理准备。有些肥胖者想通过短时间剧烈运动减肥，结果只能是徒劳的，不但收不到减肥效果，反而有损身体健康。从减肥效应看，长时间、中强度的运动，才是最理想、最科学的运动减肥方案。减肥者最好能用日记记录当天的运动方式、时间，并结合自身感觉和脉搏来评估运动强度。坚持运动1~2个月后，你就可以每周称1次体重了。

减肥在于运动，运动贵在坚持。一些运动员在退役之后由于减少了锻炼机会，脂肪的消耗也相应减少，便会日渐发胖。事实告诉我们：运动减肥在收到效果之后，必须坚持不懈，不可就此停止。否则，已经缩小的脂肪细胞又会增大，体重就会反弹。但根据运动停止后，其“后效应”尚会持续短短一段时间（一天以内）的规律，可相应减少运动次数，保证每周运动4次左右，每次运动时间仍应坚持在1小时左右。

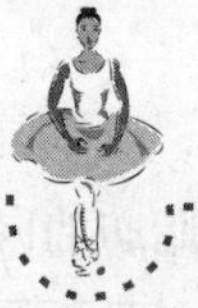

三十八、运动减肥的机理

现代社会，生活和劳动日趋自动化、机械化，使体力劳动大大减少，这是导致肥胖以及伴发其它“富贵病”的重要因素。

正由于此，“富贵病”又被人们称之为“运动不足病”。运动员和体力劳动者很难见到肥胖者，也反证了这一点。

生命在于运动，这已经成为常识。有一个好的身体是享受生活的最基本条件，相信没有人会对此提出异议。十八世纪法国著名医学家蒂索说过：运动就其作用来说，几乎可以代替任何药物，但世界上的一切药物却不能代替运动的作用。对肥胖症的治疗，这句话尤为适用。

运动何以能减肥呢？运动医学专家的最新研究发现：适度运动可以促进肥胖基因的出现，使体内瘦身蛋白的浓度增加，有助于控制体重。对一个肥胖者来说，只有每天消耗的热量超过摄入的热量，做到“入不敷出”，减肥就能获得成功。运动的结果，正好能达到这个目的。因为运动能促进神经-内分泌系统对新陈代谢的管理，促使脂肪的分解，以补充肌肉运动中消耗的能量。肌肉运动时，对血液中的游离脂肪酸和葡萄糖的利用率增高，促使脂肪细胞释放出大量游离脂肪酸，使脂肪细胞内的含脂量减少而缩小“变瘦”，同时也使多余的糖被消耗，而不转化为脂肪，因而能减少脂肪的形成。

运动减肥是通过消减体内过剩的脂肪来降低体重的，所以是减脂肪不减肌肉。运动可增强肌肉蛋白的合成，在减少脂肪的同时，使肌肉更结实、更发达、更健美。一般轻、中度肥胖且不愿意节食者，均可采取运动减肥法。

运动对肥胖症患者的好处，远不止减肥本身，同时对肥胖引起的一系列并发症也有较好的治疗作用。它对身体各系统的良好作用，从某种意义上来说，比减肥本身更为重要。在心血管系统方面，运动可以加强心肌的收缩力，提高心肌的工作效率，促进心肌侧支循环的形成，改善心肌缺血、缺氧状态，使耗氧量减少，增强心肌的代谢，促进血液循环。

对于血液系统，运动可以消减血脂，降胆固醇，增加血管弹性，延缓动脉硬化的形成，既降低高血压，又减轻冠心病的症状，减少心绞痛的发作。同时还减少脂肪在心、肝、肾等脏器的沉着，脏腑组织的功能活动得以更好地发挥。

在呼吸系统方面，运动使胸腹部脂肪减少，即减少呼吸运动的阻力，使呼吸肌强健有力，增加胸廓和膈肌的活动范围，增加肺活量和肺的通气量，加深呼吸，使吸氧充分，废气的排除增加，加快气体交换，更有利于新陈代谢和氧化，燃烧更多的过剩脂肪，为减肥消胖“助一臂之力”。对于消化系统，运动可以增强胃肠道的蠕动，促使排便通畅，减少肥胖者常见的腹胀、便泌和痔疮的发生。

由于运动能促进青少年的骨骼生长和正常发育，延缓中老年人骨质疏松的发生，使骨胳的承受力加大，且肌肉更结实有力、有弹性，关节的灵活性相应提高，动作协调，肥胖者常见的腰酸背痛、关节疼痛、静脉曲张、动作笨拙、行动不便等均可相应地得到改善。

对于肥胖者而言，就是要通过运动，改善和增强身体各个系统、各个组织的功能活动，从而达到减肥治病、抗衰防老、益寿延年的目的。

三十九、运动减肥注意事项

对于肥胖者来说，运动虽然是最好的减肥剂，但是，因为肥胖者平日里缺乏体育锻炼，加之不少肥胖者还伴发有其他一些疾病，所以，选择运动减肥就必须注意以下几点：

1. 首先进行体格检查，如患有肝炎、肾炎、心脏病或肺结核等，则不宜马上进行锻炼，应先治疗这些疾病。如没发现其他伴发病也可以作一些自我检测，如连续蹲起 10 ~ 20 次，或原地跑步 15 秒钟，看是否有气促、胸闷等不适应表现，如果没有，便可开始锻炼。

2. 注意预备性活动。肥胖者的心肺功能和骨关节的灵活性都比较差，不能一下子适应较大的运动量。所以，在运动初期，一般要有 2 周左右的预备训练过程。每次运动前也要先做 5 分钟的准备活动，以避免肢体关节、肌肉、肌腱和韧带在运动中出现扭伤。

3. 老人反应迟钝，运动缓慢，不宜作快速、剧烈和负重运动，以免摔倒，发生意外。一般不要孤身一人单独锻炼，最好多人同练，或者有亲友陪同。

4. 少年儿童，因身体发育尚不完善，不能承受长时间剧烈运动，十分容易疲劳，因而运动量要适度，运动过程中应适当多休息几次。

5. Ⅲ期高血压患者，不宜进行体育运动。早期和Ⅱ期高血压患者也应选择简单易行的运动项目，禁止做使头部、躯干用力过猛的运动，以免大量血液流向头部，发生意外。

6. 冠心病患者若有难以控制的心律不齐、频繁发作心绞痛、急性心肌梗死初期以及有心衰倾向者，暂时不宜进行体育运动。适合运动者也应选择中、低强度的运动项目，并随身携带硝酸甘油片等应急药物。

7. 肥胖者进行运动，犹如正常人在负重情况下的运动，首当其冲的是膝关节、踝关节的负担过重。因此，要避免这些关节的损伤。过度肥胖者就不能参加跑步、登山、爬楼梯之类带有冲击力的运动。可以选择游泳，借助水的浮力，减轻肥胖身体的沉重负担，使其能在水中轻松自如地运动。

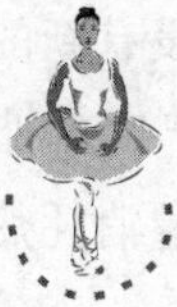

四十、运动减肥的误区

1. 超负荷运动 有的人减肥心切，往往不结合自己的体力情况，将运动量增加得很大，这种为消耗更多的热量而超负荷的疯狂锻炼的做法是错误的。每天做运动当然好，但不能过度劳累，因为疲劳不利于减肥。

2. 局部减肥只做局部运动 在一些广告宣传中，我们常常听到或看到“减腹”、“减腰”、“减臀”等说法。那么，局部运动是否能减少局部脂肪呢？第一，脂肪供能是由神经和内分泌调节控制的，但这种调节是全身性的，并非练哪个部位就可以减哪个部位的多余脂肪，而是哪里供血条件好，有利于脂肪消耗，哪里就能减肥。比如，减肥者运动一段时间后，腰围不见小多少，可脸颊部消瘦了，原因即在此。运动消耗的热量大于摄入的热量，就会导致全身脂肪的减少，而不会只减腹部，其它部位不变。第二，局部运动总消耗能量少，容易疲劳，且不能持久，收效甚微。

3. 运动前先进食 有的减肥者担心空腹运动会因体内贮存的糖原大量消耗而发生头晕、乏力、心慌等低血糖反应而影响健康，所以在运动之前一定要进食。美国达拉斯健美运动中心的研究结果却表明：饭前1~2小时（即空腹）进行步行、跳舞、慢跑、骑自行车等适度的运动有助于减肥。因为此时体内没有新的脂肪酸进入脂肪细胞，容易消耗多余脂肪（特别是产后的脂肪），减肥效果高于饭后运动。只要控制运动量，不大量消耗热能，体内贮存的能量足够用就不会影响健康。

4. 运动后觉得饿，于是就大量进食 有的人在运动之后，就会觉得有些饿，于是就大量进食。这多半是受心理因素的影响，因为人都有一种补偿心理，总是会想：刚刚消耗了这么多热量，多吃点东西也没什么，实际上她完全可以不吃。

为了减少自己的“饥饿感”，运动之前可以先喝1杯橙汁，吃一点苏打饼干，避免在运动过程中血糖降低。同时橙汁中富含钾，可以防止运动中低钾。另外，运动完后应该喝运动饮料，因为运动饮料不但可以适当补充热量，还可以补充运动中丢失的水和电解质，使我们尽快恢复体力，进行下一次运动。

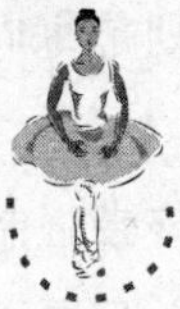

四十一、饮食减肥

饮食减肥应该从控制饮食量、调整饮食结构、改变饮食习惯和利用减肥食物施治4个方面来进行。其主要目的是限制热量的摄入，一方面减少脂肪形成的物质基础，一方面加大消耗体内堆积的多余脂肪，使体重减轻。

（一）控制食量

提起减肥，人们便会自然想起“节食”这一概念。由于肥胖与多吃直接相关，那么，节食就成了减肥的一个最基本的的环节了。首先，减肥者必须把一日三餐纳入科学的轨道，把过去那种“活着就是为了吃”的糊涂认识改变到“吃只是为了生存”的正确观念上来。

轻、中度肥胖者以自行调节为主，一日3餐可适当减量，或在3餐之外，不再进食额外饮食。像宋代大文豪苏东坡所说的那样“已饥方食，未饱先止”。每餐以七八成饱为宜。特别是晚餐要少吃，半饱或大半饱也就行了。节制饮食，增加消耗，迫使身体尽可能多地动用、消耗体内贮存的多余脂肪，以达到减肥之目的。若每日摄入的热量短缺200卡，这部分能量会由燃烧体内积蓄的脂肪来供给，便能消耗掉2.5克，一个月体重下降750克，一年即可减少9公斤。一般比较合理又不损害健康的计划是每周减轻体重500克左右，每月减少1~2公斤为宜。

对于中度以上的肥胖者来说，一日3餐的食量就应该带强制性地加以严格限制。每餐半饱甚至小半饱时即应停食，并且要以低热量饮食取代高热量饮食，以求大幅度减少能量的摄入，使体重每月下降2~3公斤，极度肥胖者下降3~5公斤。

有人通过实验，总结出“餐桌上的减法”，值得减肥者们借鉴：每周少吃2片腊肉，一年可减轻体重0.5公斤；每周少喝1瓶啤酒，一年可减轻体重1公斤；每周少吃1块蛋糕，一年可减轻体重2公斤；而每天少吃1片面包，一年可减轻体重2.5公斤。如果你早餐通常吃3~4块面包，那么，少吃1片未必就回感到饥饿；如果你平时喝1杯牛奶要加2勺糖，那么，少加1勺也不会影响口味。要减肥就不能贪嘴，“餐桌上的减法”轻而易举就能够做到，关键在于持之以恒！

至于只吃蔬菜、水果，不进主食的“半饥饿疗法”和只饮水、不进食物的“全饥饿疗法”，只适合极度肥胖者，而且一定要在住院治疗的情况下才能实施，由医护人员予以指导，并进行严密观察。

（二）调整饮食结构

要谈“调整饮食结构”这个话题，有必要先介绍一下我国营养学会公布的《中国居民膳食指南》。因为这个《指南》将帮助 12 亿中国人民把一日三餐纳入科学的轨道，对发展我国的膳食文明、提高中华民族的健康素质起到重要作用。《指南》的内容包括以下八点，也是国人一日三餐应当遵循的原则：

（1）食物多样，谷类为主。

（2）多吃蔬菜、水果和薯类。

（3）每天吃奶类、豆类或其制品。

（4）经常吃适量的鱼、禽、蛋、瘦肉，少吃肥肉和荤油。

（5）食量与体力活动要平衡，保持适宜体重。

（6）吃清淡少盐的膳食。

（7）如果饮酒则应当限量。

（8）吃清洁卫生、不变质的食物。

《指南》中除了第 8 条之外，1 ~ 7 条均涉及到饮食结构问题，与减肥密切相关。

食物中所含营养素有糖（碳水化合物）、脂肪、蛋白质、维生素、矿物质和水六大类，前 3 类是产热营养素即能源物质（其中，脂肪的产热量是蛋白质或碳水化合物的 2.5 倍，属高能量物质），后 3 类是非产热营养素。减肥的饮食结构强调适当的低脂肪低热量，这是直接减少脂肪形成的条件；低盐、低糖（碳水化合物）食谱则是间接减少脂肪形成的条件。

由于减肥消脂过程中不可能不损耗一定的机体蛋白，所以要求用高蛋白饮食来补充。蛋白质虽然属于产热营养素，但它是人体生命活动的基本保证，一个人倘若蛋白质摄入不足，会导致机体免疫功能低下，影响健康。所以，节食主要是严格控制糖类、适当减少脂肪的摄入，而不能减少蛋白质。谷类主食每天以 250

克左右为宜，鱼、禽、蛋、瘦肉等动物性食物既是低脂肪、低热量食物，也是优良蛋白质、脂溶性维生素和矿物质的良好来源。鱼类以鳝鱼和海产鱼最佳；禽类以鸡（去皮）为宜；瘦肉中以牛肉、羊肉、兔肉较为理想。而猪肉、火腿则热量较高，尤其是经过腌、熏、烤、晒制过的肉类热量更高，应尽量少吃。据营养学家研究，食物经过烤制或油炸之后，其热量会增高 1 倍以上。对减肥者来说，像油条、油饼、烤肉以及各种洋快餐应少吃为妙。高蛋白质、中脂肪、低糖的饮食结构，既有利于减肥，又不会影响健康。

少年儿童吃多了热量极高的巧克力和洋快餐，一餐所摄取的热量差不多是一个普通人一天所需的热量。久而久之，自然就成了“小胖墩”。

低盐饮食对肥胖者有 3 大好处：一是可降低食欲，二是能减少体内水潴留，三是有利于高血压和冠心病的症状改善。

高热量饮料，如含糖量极高的汽水、可乐以及啤酒、白酒、葡萄酒等，肥胖者不宜常饮。需要喝饮料的场合，不妨饮用茶水、牛奶、淡咖啡等。咖啡中的咖啡因能增加体内脂肪的消耗，不利于脂肪的储存，但饮无妨，只是不宜多加糖。糖能促进食欲，并有低饱食感。加之不少肥胖者伴有糖尿病，故不宜多吃，但也不应完全禁食。喝汤应清淡，多油的汤当属禁止之列。

适当多吃富含纤维素的蔬菜和含糖量少的水果，既富有营养，又能减少主食的摄入，还能化解肥胖症患者常见的便秘症状。水果尤以饭前吃为宜，能起到“先吃促饱”的作用。但有些水果可能增肥，如葡萄、荔枝等，则不宜多吃。

（三）改变饮食习惯

许多不良的饮食习惯都是致胖的重要因素。归纳起来，主要有以下几种：

1. 喜食肥甘厚味 大凡肥胖者都喜欢吃甜食和油炸食品，烹调时多油重盐，甚至喜欢用动物油炒菜。肥胖者饮食宜清淡，应以植物油取代动物油，能生吃的尽量生吃（如众多瓜果类蔬菜），能用水蒸煮而食的就尽量不用油煎、炒、炸食（如鸡、蛋、鱼、虾等）。吃油荤重的菜肴不妨先用白开水涮去油后再吃。

2. 吃饭速度过快 吃饭时狼吞虎咽，如风扫残云一般，也是肥胖者的一大坏习惯。人进食后，血糖会自然升高，当血糖升到一定水平，大脑的“饱食中枢”会发出停食的信号。而在狼吞虎咽的情况下，这个时候实际上已经吃得过饱了。因此，平时吃饭一定要细嚼慢咽。可以多吃些粗造的、纤维多的、费事费时的食物如粗粮、绿叶蔬菜、带刺的鱼、连壳的虾、带骨头的肉等等。以尽量延长进餐时间，以便提早出现“饱”的感觉。

3. 餐后添食 餐后添食也是一种贪嘴的坏习惯，本来已经吃饱了，还要来一点水果、点心什么的，增加胃肠负担。本来八成饱就行了，现在却成了十二分饱了，人为地增加了高热量，岂能有不胖之理？特别是晚饭吃得过饱，睡前又吃糕点的习惯，危害更大。

4. 热衷零食 吃零食是许多人特别是女性和儿童的通病，就连清朝统治者慈禧太后也不例外。然而，绝大多数被人们视为零食的食品，如瓜子、松仁、栗子、核桃、花生、糕点、糖果、巧克力、冰淇淋等，无一不是高脂肪、高热量的食品。据测算：1 盒冰淇淋的热量差不多是一顿正餐的热量。故有吃零食习惯者，一定要克服、改正、抛弃之。当然，象话梅、应子、桃片、李片、爆米花之类的低热量零食，但吃无妨。

5. 爱吃夜宵 夜宵是导致肥胖的重要因素，白天繁忙的工作和夜晚精神的兴奋都会使你在夜宵时不知不觉地胃口大开，吃得很多。因此，身体肥胖者一定要放弃夜宵，即使加过夜班，也应放弃夜间小吃。

6. 食后即卧 俗话说："食后即躺，十个九胖。"日常生活中，有些人习惯于食后即卧，比如中饭后即刻午休；晚饭吃得很晚，餐后即睡；或者吃罢夜宵后马上就寝。这样，一吃完饭就睡觉，全身的气血充分供应胃肠，帮助消化食物，热能尽收，更能化为脂肪而增肥。

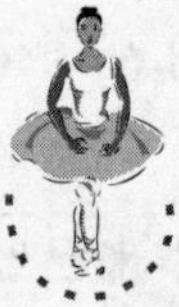

四十二、减肥食品

肥胖者施行饮食疗法，除了努力做到控制饮食量、调整饮食结构、改变饮食习惯以外，还应有意识地吃一些低脂肪食品。

粮食类

本类减肥食品主要有玉米、薏米、大豆、赤豆、麦片等。

1. 玉米 富含蛋白质、不饱和脂肪酸、脑磷脂、维生素B族以及钙、磷、铁等营养素，对肥胖症以及伴发的高血压、高血脂、冠心病、糖尿病和肾病水肿有良好的防治作用。

2. 薏米 所含营养物质和玉米类同，向来是健脾益胃、祛湿消肿的食疗佳品。

3. 大豆 富含蛋白质、脂肪、碳水化合物、胡萝卜素、维生素B族以及多种维生素、矿物质，对防治肥胖症以及伴发的高血压、高血脂、冠心病、糖尿病等具有显著作用。用大豆制成的豆浆、豆腐和豆芽等，更是防病保健的上佳饮料和佐餐食品。中医学认为：大豆性平、味甘，生用疏利，熟用补益，功用有所不同。因大豆不易消化，故脾胃虚弱者和小儿不宜多吃，可用豆浆、豆腐取代。

4. 赤豆 含淀粉、蛋白质、不饱和脂肪酸、维生素B族以及钙、磷、铁等营养物质，属高蛋白质、低脂肪的食物。有健脾除湿、利水消肿的医疗作用。

5. 麦片 富含蛋白质、不饱和脂肪酸、碳水化合物及多种维生素矿物质。所含淀粉被糖尿病者吸收后，不会立即分解成糖。每日坚持冲服，降血压、血糖、尿糖，消脂减肥，是肥胖症、高血压、糖尿病者的理想食品。

四十三、减肥蔬菜

在我们日常吃的蔬菜中，有不少是富含不饱和脂肪酸的粗纤维食品，具有一定的消脂减肥作用。

（一）茎叶类

茎叶类蔬菜中，有利于减肥的主要有白菜、油菜、花菜、芹菜、菠菜、韭菜、生菜、空心菜等。

1. 白菜 白菜是日常生活中最为常见的食用蔬菜，有大白菜、小白菜和卷白菜三种。性凉，味甘，入肺、胃、大肠、膀胱诸经。所含营养成分除糖、蛋白质外，还有维生素 B、维生素 C、胡萝卜素以及钙、磷、铁、锌、钼等矿物质。每 100 克白菜中只含 10 大卡（Acal）左右的热量，是最佳减肥绿叶蔬菜。

2. 芹菜 芹菜有旱芹和水芹两种，性寒凉，味甘微苦，入肝、胃、膀胱经。含蛋白质、胡萝卜素、维生素 A、维生素 B、维生素 C、维生素 P，多种氨基酸以及钙、磷、铁、镁等矿物质。营养价值高，药用价值大。从减肥角度来看，有祛脂降压、软化血管的作用，对肥胖症、高血脂、高血压、冠心病、糖尿病等有效。既可烹调而食，也可取生品适量，捣烂榨汁服用，还可以水煎取汁代茶常饮。最好是连梗带叶食用。

3. 菠菜 菠菜性寒凉，味甘，入肺、胃、肝、大肠诸经。含糖、蛋白质、胡萝卜素、维生素A、维生素K、矿物质，以铁的含量最高。含热量之少仅次于白菜，用于防治肥胖症、高血压、糖尿病等。宜与芹菜同吃，生吃为佳。

4. 韭菜 韭菜性温，生者味辛辣、熟者味甘甜，入肺、胃、肝、肾诸经。是粗纤维食品，在胃肠道吸水后迅速膨胀，不但能增进饱感，减少食量，还能润肠通便，排除体内过剩的营养物质，在减肥中有其不可忽视的作用。油菜、花菜和空心菜含热量低，不利于脂肪形成，也为理想的瘦身食品。

（二）根茎类

根茎类蔬菜中，与减肥相关的有白萝卜、胡萝卜、莴苣、竹笋、大蒜头、洋葱头等。可用于防治肥胖症、高血压、高血脂。

1. 白萝卜 白萝卜同白菜一样，也是日常生活中最为常见的食用蔬菜。其性凉，味辛、甘，入肺、脾二经。含有糖和多种维生素及矿物质。每100克白萝卜仅含6大卡热量，是根茎类蔬菜中含热量最低的减肥食品。所含芥子油能促进脂肪的消耗和利用，直接达到减肥的目的。用于肥胖症、高血脂、高血压和糖尿病。既可以煮食，也可以用生品榨汁服用。

2. 胡萝卜 胡萝卜又称“红罗卜”、“黄罗卜”、“葫芦菔”，性平，味甘，入肺、脾二经。含有胡萝卜素、糖、蛋白质、脂肪以及钙、磷、铁等矿物质。其含热量（每100克）也低于10大卡以下，其防治肥胖症的作用与白萝卜类同。

3. 莴苣 莴苣属粗纤维类佳蔬，含热量很低，有利于减肥。

其性凉，味甘、苦，入胃、小肠二经。主要含有糖、蛋白质、胡萝卜素、维生素 B_1、维生素 B_{12}、维生素 C 以及钙、磷、铁等营养物质。用于减肥，以食醋凉伴食用为佳。

4. 竹笋 竹笋又名“竹萌”、“竹芽”、“毛笋”，也属粗纤维类佳蔬，含热量也很低，有利于减肥。其性寒，味甘，入肺、胃二经。主要含有糖、蛋白质、胡萝卜素、维生素 B、维生素 C 以及钙、磷、铁等营养物质。脾胃虚寒者不宜食用。

5. 大蒜头 大蒜头为辛温之品，入脾、胃二经。含糖，脂肪、蛋白质、维生素 A、维生素 B、维生素 C 以及多种矿物质。用于防治肥胖症、高血压、高血脂，常常将大蒜放入糖、醋中浸泡 5 ~7 天后，每次饭前服食 2 ~3 瓣，并同时饮糖醋少许。痰湿偏盛者，可用大蒜头捣烂取汁服。

大蒜头为辛辣温燥之品，尤其是生吃时刺激性更大，可致口舌烧灼疼痛，胃中嘈杂不安，过食会使胃液减少，且能引起目昏、口臭，痔疮患者不宜食用。

6. 洋葱头 洋葱头也是辛温之品，入脾、胃二经。主要含有糖、维生素 A、维生素 B、维生素 C 以及多种氨基酸。用于防治肥胖症、高血脂、糖尿病。可取葱头适量，切碎，开水泡后加酱油调食或素油炒食。

洋葱头也为辛辣温燥之品，尤其是生吃时刺激性更大，可致口舌烧灼疼痛，胃中嘈杂不安，过食会使胃液减少，且能引起目昏、口臭，痔疮患者不宜食用。

（三）瓜果类

瓜果类蔬菜含水量多，通过肾脏能很快排出体外，有利于轻身减肥。主要有冬瓜、黄瓜、南瓜、菜瓜、丝瓜、葫芦、辣椒、西红柿等。

1. 冬瓜 冬瓜经霜后皮上有白粉，瓜籽也呈白色，故又称"白瓜"；因其形似枕，故又称"枕瓜"。其性微寒，味甘，主要含有糖、蛋白质、胡萝卜素、维生素A、维生素B、维生素C以及钙、磷、铁等矿物质。具有化痰除湿、利尿消肿、清泻胃火、降脂减肥之功。中医临床发现：肥胖者食欲亢进多因胃火偏盛，火能消谷，往往贪食。冬瓜养胃生津、清胃降火，使人食量减少。加之冬瓜化痰除湿、利尿排水之力甚强，从而有利于减肥轻身。

2. 黄瓜 黄瓜又称"王瓜"、"胡瓜"、"刺瓜"，是夏秋季节的主要瓜果类蔬菜之一。性凉，味甘，入脾、胃、大肠经。含糖、胡萝卜素、维生素B、维生素C以及钙、磷、铁等矿物质。每100克黄瓜只含13大卡热量，且不易形成脂肪，容易饱肚。所含丙醇二酸又能抑制糖转化为脂肪。

3. 南瓜、菜瓜、丝瓜、葫芦 南瓜、菜瓜、丝瓜、葫芦都是水量大、不饱和脂肪酸高、热量低的多纤维素的瓜果类蔬菜，对糖尿病、水肿、身重颇具良效。

4. 辣椒 辣椒又名"番椒"、"秦椒"、"海椒"，是人们十分喜爱的蔬菜。其性热，味辛，入心、脾二经。含糖、蛋白质、辣椒碱、维生素C、胡萝卜素以及钙、磷、铁等矿物质。以辣椒为主要成份的调味料能促进脂肪分解，防止脂肪在体内堆积。有研究表明：红辣椒中含有一种名为Capsaicin的成份能够帮助燃烧脂肪，加速新陈代谢，日本和韩国女性中肥胖率较低是同她们长期食用辣泡菜有关的。辣椒还有刺激汗腺、帮助排水的功能，能减轻身体水肿，因而被奉为减肥上品。

由于辣椒的刺激性较强，过量食用会影响胃的机能，有引起胃痛甚至胃出血的潜在危险。而且吃太多刺激性食物会令皮肤变得粗糙，甚至出现暗疮。所以，也必须适可而止。

5. 西红柿 西红柿又称“番茄”、“六月柿”、“洋柿子”，是一种深受人们喜爱的瓜果类蔬菜。其性微寒，味甘、酸，入肺、脾、胃经。富含糖、脂肪、蛋白质、维生素A、维生素B、维生素C、维生素P、胡萝卜素、烟酸、苹果酸以及钙、磷、铁等矿物质，其中维生素C的含量同辣椒一样，也居蔬菜、水果之首。一个人每天吃两个西红柿，即可满足一天的维生素和矿物质的需要。

（四）其他类

蔬菜类减肥食品除茎叶、根茎、瓜果3类之外，还有像豆芽、黑木耳、蘑菇、香菇、紫菜、海带等等。

1. 豆芽 豆芽有黄豆芽、绿豆芽两种。黄豆芽性寒、味甘，含有蛋白质、脂肪、维生素B、维生素C、胡萝卜素以及磷、锌等矿物质，具有利肺气、清胃热、降血压、美肌肤的功能作用；绿豆芽性平、味甘，含有蛋白质、脂肪、维生素A、维生素B、以及钙、磷、铁等矿物质。二者的含水量极多，产热量却极少，不利于脂肪形成，因而有利于减肥。

2. 黑木耳 黑木耳又名“云耳”、“松耳”，性平，味甘，入肺、肝、胃、大肠诸经。是一种高蛋白、低脂肪、多纤维、多矿物质的素食佳品。它含有一种多糖物质，能降低血中胆固醇，具有降压、减肥、防治动脉硬化、抗癌等多种作用。可用干品烹调佐餐，或加冰糖清炖，每晚睡前服，也可以长年煎汤服用。

3. 蘑菇 蘑菇又名“口蘑”、“蘑菰”、“蘑菇蕈”等，性凉，味甘，入肺、脾、胃经。含有蛋白质、脂肪、糖类、维生素A、维生素B、维生素C、维生素D、维生素E、维生素K、多种氨基酸以及钙、磷、铁、钠、钾、锰、铜、锌、氟、氯、碘等矿物质。具降血糖、软化血管之作用。炒食、炖食均可，若能加入玄参、苍术各15克，则效果更佳。

4. 香菇 香菇又名“香机菌”、“香蕈”、“冬菇”，性平，味甘，入胃经。含有蛋白质、脂肪、糖类、维生素A、维生素B、维生素C、多种氨基酸以及钙、磷、铁等矿物质。经常煮食，能有效地防治高脂血症。

5. 紫菜 紫菜是一种营养丰富的海藻，性寒，味甘、咸，入肺、肾二经。含有蛋白质、脂肪、糖类、粗纤维、维生素B、维生素C、胡萝卜素、多种氨基酸以及碘、钙、磷、铁等矿物质。治疗高血压，宜用紫菜20克、决明子15克，水煎服，每日1次。

6. 海带 海带又称“海草”，性寒，味咸，入肺、胃、肾经。含有多种有机物和维生素A、维生素B、维生素D、多种氨基酸以及碘、钙、磷、铁、氟、钴等矿物质。有化痰降压、软化血管、祛脂减肥的医疗作用。可用于肥胖症、高血压、冠心病的防治。常以海带为菜，水煮后吃海带喝汤；或海带、绿豆各50克，煮食，每日1剂。

对于肥胖者，那些营养丰富而不增肥的鱼类（黄鱼、鳝鱼、海产鱼）、肉类（羊、鸡、兔、鹌鹑等肉）以及禽蛋蛋白，也可列为减肥食品。

单一非结合性脂肪的玉米油和橄揽油，具有降低低密度脂蛋白的作用，是减肥健美的理想食用油。

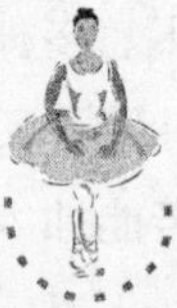

四十四、减肥水果

饭前吃水果有利于减肥。不少水果因含水量高，纤维素多，体积偏大，食后倍添饱胀感，使正餐食量减少，从而起到减肥作用。甚至如果饭前能多闻一闻那些带酸味的水果如菠萝、苹果、桔子、木瓜、杨梅等，也能减少食量，发挥一定的减肥效果。

1. 西瓜　西瓜汁除了不含脂肪以外，几乎包含了人体所需的各种营养成份。每 100 克西瓜仅含热量 21 大卡，是夏季理想的减肥水果。有清热解暑、生津止渴、利水消肿等作用，内含配糖体有降压功效。以西瓜汁 50 ~ 100ml，每日 2 次饮服；或干西瓜皮 10 ~ 15 克、草决明 10 克，煎水代茶饮，可治高血压。

肥胖伴糖尿病患者不宜多吃西瓜，可用西瓜皮、冬瓜皮、枸杞子各 30 克，党参 9 克，水煎服，每日 1 ~ 2 次。

2. 香蕉　香蕉是我国南方四大果品之一，气味清香，生熟皆可食用。性寒，味甘，入脾、胃、大肠经。含有蛋白质、脂肪、糖类、淀粉、维生素A、维生素B、维生素C、维生素E及矿物质钾等。有润肠道、通血脉、降血压的功效。常吃香蕉，可防治肥胖症常伴发的高血压、冠心病和直肠癌。糖尿病肥胖者不宜食用。

3. 苹果 苹果性凉，味酸甜，入肺、脾、胃经。含有蛋白质、脂肪、糖类、维生素A、维生素B、维生素C、胡萝卜素以及钾、钠、钙、磷、铁等矿物质。理气化痰、降压消肿是其专长。苹果含钾较多，能与体内过剩的钠盐结合，排出体外，从而消除过多的盐分，对降高血压有利。常吃苹果或饮苹果汁，可防治高血压眩晕及肥胖症容易伴发的便秘。

以苹果代替日常三餐的减肥作法是很常见的。只吃苹果，身体摄入的热量会骤然减少，加上苹果的纤维遇水自然膨胀，使人产生饱足感。但是只吃苹果会造成营养不良，从而导致体力透支、头脑昏沉、贫血、骨质疏松等后遗症。如果能好好搭配其他营养食品的话，苹果是很好的减肥食品。比如吃苹果的同时，也吃一点面包（碳水化合物）和鸡肉（蛋白质），甚至再加一点蔬菜做成的沙拉，营养和热量就会比较全面。

苹果中的果糖对糖尿病患者不利。苹果酱含热量高，肥胖者不宜食用。

4. 山楂 山楂又名“红果”、“山里红”，性温，味酸甜，入脾、胃、肝经。含有糖、维生素B、维生素C、胡萝卜素以及钙、铁等矿物质。是有名的减肥干果，具有通调血脉、活血化瘀、降脂减肥的功用，能治疗肥胖症、高血压、冠心病、高脂血症。治高血压以鲜山楂10枚，去籽捣烂，加冰糖适量，水煎服，每日2次；治冠心病取生山楂500克，洗净去籽，煮至七成熟后捞出、加蜂蜜250克，文火煎敖成膏，每次以开水冲服2匙，每日2～3次。治高血脂、肥胖症则可有山楂、杭菊花各10克，决明子15克，略煎取汁，每日一剂。

另外，梨、菠萝、桔子、樱桃、柿子、哈密瓜也是含水量多，热量偏低的鲜果。还有经加工制成的桃片、李片、话梅等含热量极低。

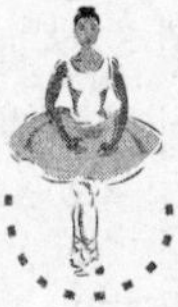

四十五、食醋减肥

醋，所含氨基酸既能干扰脂肪的合成，起到消耗身体脂肪的作用，又可以使糖、蛋白质的新陈代谢顺利进行，故有良好的减肥效果。

在欧美一些国家，醋被当作一种健康减肥食品而畅销，美国的肥胖症患者掀起了一般饮醋减肥热。据报道：单纯性肥胖症患者每日早、中、晚三餐饭后各服上好食醋20ml，连服1个月以上，体重即有明显减轻，最多的可减3～5公斤。

对于肥胖症伴发的高血压，每日1个鸡蛋加醋蒸煮而食，连服1周；或每晚以醋浸泡花生仁（连皮）10粒，次日早上空腹时连醋带花生仁一起吃下，连吃10～15天，均有良好的降压效果。

自古以来、吃醋泡黄豆，是我国民间治疗便秘的良方，而便秘恰恰就是肥胖的常见并发症之一。近些年，经香港、台湾、日本医学界实验研究，又将其应用于治疗肥胖症以及高血压、糖尿病等等。研究表明：醋黄豆中的皂素能有效排除血管壁上的脂肪沉着。所以，有助于减肥和防治动脉硬化、冠心病以及其它心、脑血管疾病。

醋黄豆的制作方法是：先将挑选好的黄豆洗净、晾干，然后在锅内炒熟（约炒 20～25 分钟，切勿炒焦），待凉后放入干燥的广口瓶中（约占空瓶的二分之一），再倒满上好的食醋，盖上盖子，放置阴凉处（夏天需放入冰箱中），一周后即可食用。每天早、晚各吃 10 粒左右，若服后出现轻微腹泻，则酌情减量。如果说不喜欢吃酸，也可以伴少许白糖或蜂蜜而食。醋黄豆减肥的长处在于对身体无任何副作用，在减肥过程中也不会引起黑眼圈、皮肤松弛等现象。

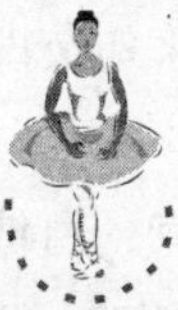

四十六、减肥食疗方

1. 三色糯米饭　糯米、赤豆、薏苡仁、冬瓜籽、黄瓜（切成丁）各适量。先将赤豆、薏苡仁淘洗干净，入锅蒸 20 分钟，再放入糯米、冬瓜籽继续蒸至熟，撒上黄瓜丁，即可食用。

2. 赤豆楂枣汤　赤豆 100 克，山楂 15 克，大枣五枚。水煎服，每日1次，连服2月以上。

3. 米粉茯苓饼 米粉、茯苓粉各适量，白糖少许。将米粉、茯苓粉、白糖和拌匀，加水适量，调成糊状煎成薄饼而食。

4. 腌菜炖豆腐 腌菜、豆腐各适量，一同炖食。酸菜可以溶解体内脂肪，豆腐（尤其是冻豆腐）能吸收胃肠道及全身多余的脂肪，且润肠通便，加速排出油脂。

5. 凉拌芹菜海蜇皮 芹菜500克，海蜇皮150克，海米3克，精盐8克，食醋、麻油、味精各少许。将芹菜切成小段，开水烫后沥干；海米、海蜇皮泡发洗净，海蜇切细丝；加油、盐、醋、味精拌匀即可食用。

6. 冬瓜荷叶汤 冬瓜1000克，鲜荷叶1张。冬瓜洗净去皮、切块，荷叶洗净切细，混合炖煮，吃冬瓜喝汤。

7. 烩双菇 蘑菇250克，香菇50克，精盐6克，味精、白糖少许。先将香菇用开水浸发30分钟洗净，挤干水份后入油锅偏炒1分钟，再加入蘑菇、盐味精、白糖烧开，以淀粉浆勾芡即成。

8. 山楂核桃饮 山楂（去核）50克，核桃仁150克，白糖适量。山楂切片，水煎30分钟，取汁；再煎水取汁；将两次煎汁混合；核桃仁加冷水少许，绞磨成浆汁，与山楂汁混合，加糖饮用。

四十七、减肥粥

1. 玉米粥 粳米、玉米粉各适量，先煮粳米，玉米粉用适量冷水溶和，待粳米煮沸后调入玉米粉，煮熟即食。每日 1 ~ 2 次。适用于肥胖伴高血压、动脉硬化者。

2. 薏米粥 薏米 50 克，白糖少许，将薏米洗净，加水煮烂，调白糖少许食。健脾利湿，适宜于脾虚湿阻型肥胖者。

3. 赤豆粥 粳米、赤豆各等份，白糖少许，粳米与赤豆共煮至豆熟，加白糖而食。每日 1 ~ 2 次。清热除湿、利水消肿，适宜于湿热蕴结的肥胖伴小便不利、肿胀者。

4. 豆浆粥 粳米 100 克，黄豆 50 克，赤豆 20 克。先将黄豆浸泡去皮，与赤豆一起磨成浆；粳米煮成粥后倒入豆浆再略煮片刻即成。每日服食 1 ~ 2 次。适宜于肥胖伴胸腹满闷、小便不利、肿胀者。

5. 冬瓜粥 粳米、冬瓜各 100 克，冬瓜洗净连皮切成块，与粳米一同煮食。每日 1 ~ 2 次。清热止渴、利尿消肿，适宜于老年肥胖伴小便不利、肿胀者。

6. 茯苓粥 粳米 100 克，白茯苓 20 克，白茯苓磨成粉，粳米煮成粥后再调入茯苓粉即可食。每日 1 ~ 2 次。健脾益胃、利水消肿，适宜于老年肥胖伴小便不利、肿胀者。

7. 荷叶粥 粳米100克，鲜荷叶1张。粳米煮至八成熟时盖上荷叶，焖15分钟左右揭去荷叶，此时粥成淡绿色，再煮沸片刻即可食。清热防暑、生津止渴，适宜于肥胖伴高血脂、口喝多饮（糖尿病上消化道症状）者。

四十八、减肥药茶

1. 养颜减肥茶 玫瑰花2克，玳玳花（月季花）2克，川芎6克，荷叶9克。用开水泡，代茶饮。养颜减肥、活血行气，用于单纯性肥胖。

2. 清热减肥茶 荷叶10克，车前草、石斛、山楂各10克，开水泡代茶饮。清热利湿，用于单纯性获得性肥胖。

3. 二花茶 菊花、金银花、山楂各10克，开水泡代茶饮。清肺、泻火、明目，用于单纯性获得性肥胖。

4. 降压减肥茶 山楂、泽泻、首乌、夏枯草、莱菔子、石决明各10克。将诸药研为细末，开水泡15分钟后代茶频饮。滋阴潜阳，用于肥胖伴高血压者

5. 桑菊饮 桑叶、菊花各9克，首乌、枸杞子各6克，葛根、天麻各3克。将诸药研为细末，开水泡15分钟后代茶频饮。降脂减压，用于肥胖症高伴血压、高血脂者。

6. 决明子茶 决明子30克，泽泻15克，山楂、火麻仁各

10 克，郁李仁 15 克。将诸药研为细末，开水泡 15 分钟后代茶频饮。平肝潜阳，用于高血压伴习惯性便秘的肥胖者。

7. 降脂茶 首乌、泽泻、丹参各 10 克。将诸药研为细末，开水泡 15 分钟后代茶频饮。活血降脂，用于高血脂、冠心病肥胖症。

8. 降脂减肥茶 山楂、首乌、丹参、槐角、冬瓜皮各 15 克，泽泻 10 克。将诸药研为细末，开水泡 15 分钟后代茶频饮。利水降脂，用于高血脂伴见浮肿、心功能不全的肥胖者。胃及十二指肠溃疡者不宜饮用。

9. 健脾减肥茶 1 号 荷叶、生山楂、生薏米各 10 克，桔皮 5 克。将诸药研为细末，开水泡 15 分钟后代茶频饮。健脾、理气、利湿。

10. 健脾减肥茶 2 号 荷叶、茯苓各 5 克，陈皮、香附各 6 克，威灵仙 9 克。将诸药研为细末，开水泡 15 分钟后代茶频饮。健脾、舒肝、和胃。

11. 健脾减肥茶 3 号 黄芪、泽泻、荷叶、山楂、首乌各 10 克，白芥子 12 克。将诸药研为细末，开水泡 15 分钟后代茶频饮。补中健脾、降脂减肥。

12. 补肾减肥茶 丹参、巴戟天各 30 克，郁金、仙灵脾各 15 克。将诸药研为细末，开水泡 15 分钟后代茶频饮。泻水逐饮、行气祛瘀，用于肥胖症伴肾阳虚浮肿者。

13. 绿茶酸奶减肥法 绿茶含有丰富的纤维质，可以清肠润便。绿茶还能使酸奶中的酵母菌加倍活跃，有利于清理胃肠。不过由于绿茶是凉性的，所以经常饮用会让肠胃不好的人产生胀气、腹泻的现象，不适合脾胃虚弱者。而且一小杯酸奶所含的热量也不少。因此，用绿茶酸奶减肥方法要当心喝得太多而产生反作用!。可以尝试每隔一段时间就用酸奶加上绿茶粉清理肠胃1次。

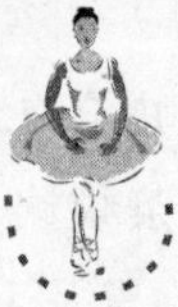

四十九、减肥食谱

减肥食谱见表1~4（供参考）：

表1 **800**Acal 膳食的食谱

食谱种类	第1套	第2套	第3套
早餐	淡豆浆200克 煮鸡蛋2个 拌黄瓜200克	青菜150克 鸡蛋2个（汤） 卤豆腐干50克	小白菜150克 豆腐100克（汤） 卤鸡蛋1个
午餐	馒头（面粉30克） 番茄100克 虾仁50克 烧豆腐100克 小白菜200克（汤）	大白菜150克（汤） 饭（米30克） 卤猪肝100克 拌千张50克 炒四季豆150克	饭（米30克） 韭菜200克 炒豆腐干50克 猪肝50克 番茄150克（汤）
晚餐	菠菜100克 面条（面粉30克） 蒸鱼100克 拌芹菜200克	花卷（面粉30克） 鱼片50克 黄瓜100克（汤） 拌绿豆芽250克	馄饨(面粉、肉各30克) 卤牛肉100克 拌豆角300克
全天食物用量	粮食60克，蔬菜800克，豆腐200克，鱼、虾、牛肉或肝类150克，鸡蛋2个		

食谱种类	第1套	第2套	第3套
全天用油	5克	5克	5克
全天主要营养成份	蛋白质70克，脂肪20克，碳水化合物85克，总热量800Acal		

表2　　1000Acal膳食的食谱

食谱种类	第1套	第2套	第3套
早餐	粥（米25克） 煮鸡蛋2个 卤豆腐干50克	馒头（面粉25克） 大白菜100克 鸡蛋2个（汤） 拌萝卜丝150克	肉片20克、青菜150克 面条（面粉25克） 卤鸡蛋2个 拌四季豆150克
午餐	饭（米40克） 番茄300克 炒肉片50克 小白菜200克 豆腐100克（汤）	饭（米35克） 小白菜200克、 肉丝25克（汤） 绿豆芽150克 拌豆腐干丝50克	饭（米35克） 丝瓜200克 鱼片90克（汤） 菠菜200克 烧豆腐100克
晚餐	面条（面粉35克） 菠菜200克 蒸鱼90克 拌芹菜300克	饭（米40克） 猪肝90克、 黄瓜100克、 豆腐100克（汤） 肉末25克、 茄子300克	馄饨（面粉、肉各30克） 卤豆腐干50克 拌黄瓜250克
全天食物用量	粮食100克，蔬菜800克，豆腐200克，肉50克，鱼、虾或肝类90克，鸡蛋2个		
全天用油	5克	5克	5克
全天主要营养成份	蛋白质70克，脂肪30克，碳水化合物110克，总热量1000Acal		

表 3　　**1200**Acal **膳食的食谱**

食谱种类	第 1 套	第 2 套	第 3 套
早餐	花卷（面粉 25 克） 煮鸡蛋 2 个 青菜 200 克、 豆腐 50 克（汤）	馒头（面粉 25 克） 大白菜 100 克、 鸡蛋 2 个（汤） 拌萝卜丝 150 克	面片（面粉 25 克）、 青菜 150 克 卤鸡蛋 2 个 拌黄瓜 150 克
午餐	饭（米 50 克） 豆腐 150 克、 番茄 100 克、 瘦肉丝 30 克 小白菜 250 克（汤）	饭（米 45 克） 小白菜 200 克、 瘦肉丝 30 克（汤） 豇豆角 150 克、 炒千张丝 10 克	饭（米 45 克） 番茄 200g、 鱼片 80（汤） 韭菜 200 克、 烧豆腐 100 克
晚餐	菠菜 200 克、 面条 45 克 蒸鱼 80 克 瘦肉丝 20 克、 豆腐干 50 克、 炒芹菜 250 克	饭（米 50 克） 猪肝 80 克、 黄瓜 100 克（汤） 瘦肉丝 20 克、 豆腐干 50 克、 绿豆芽 300 克	馄饨（面粉、肉 各 50 克） 炒四季豆 300 克 卤豆腐干 100 克
全天食物用量	粮食 120 克，蔬菜 1000 克，豆腐 300 克，瘦肉 50 克，鱼、虾、牛肉或肝类 80 克，鸡蛋 2 个		
全天用油	10 克	10 克	10 克
全天主要营养成份	蛋白质 80 克，脂肪 40 克，碳水化合物 130 克，总热量 1200Acal		

表 4　　**1600**Acal **膳食的食谱**

食谱种类	第 1 套	第 2 套	第 3 套
早餐	花卷（面粉 25 克） 煮鸡蛋 2 个 青菜 200 克、 豆腐 50 克（汤）	馒头（面粉 50 克） 大白菜 100 克、 鸡蛋 1 个（汤） 拌番茄片 200 克	青菜 150 克、 瘦肉片 50 克、 面片（面粉）50 克 卤豆腐干 75 克

食谱种类	第1套	第2套	第3套
午餐	饭（米85克） 豆腐150克、 番茄100克、 瘦肉丝50克 小白菜250克（汤）	饭（米85克） 蒸肉饼（肉100克）带汤 韭菜200克、 炒千张100克	饭（米85克） 菠菜150克、 鸡蛋1（汤） 芹菜200克、 豆腐150克、肉末20g
晚餐	菠菜200克、 面条（面粉85克） 瘦肉丝20克 黄瓜250克、 豆腐干、卤瘦肉各50克	饭（米85克） 小白菜150克、 豆腐100克（汤） 绿豆芽300克、 瘦肉丝20克	蒸饺子（面粉85克、 大白菜300克、 肉50克） 葱花黄瓜片 200克（汤）
全天食物用量	粮食220克，蔬菜1000克，豆腐300克，瘦肉120克，鸡蛋1个		
全天用油	10克	10克	10克
全天主要营养成份	蛋白质80克，脂肪40克，碳水化合物230克，总热量1600Acal		

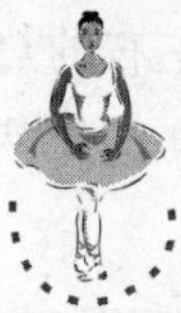

五十、肥胖者的饮食禁忌

1. 忌过食动物脂肪 过食动物脂肪（肉类），易使脂肪沉积在内脏器官而引起并发症，如高脂血症、动脉粥样硬化、脂肪肝等。

2. 限制糖类 主要是限制碳水化合物、含糖量高的水果、甜品等，如：大米、白面、蚕豆、豌豆、土豆、藕粉、苹果、桃、梨、香蕉、大枣、蜂蜜、巧克力、炼乳、甜面包、奶油蛋糕等。

3. 限制水分 脂肪组织具有滞留大量水分和盐类的特征，容易导致体内残余物质排出减缓而积于组织内。肥胖病的饮水量每日应在800~1000ml，超过或低于此值均为不合适。

4. 限制食盐 食盐具有很强的亲水性，过食能引起口渴并刺激食欲，使体重增加。每日应控制在8~10克。

5. 限制含嘌呤高的食物 因嘌呤能增进食欲，故肥胖者不宜多吃。如动物内脏（心、肝、肾），豆类，鸡汤，鸭汤，肉汤等。

6. 少吃或不吃油煎或炸食品 油煎或油炸食品含有较多的脂肪，如油煎馒头、鸡蛋，油炸春卷、鸡块、鱼排、猪排、牛排等。

7. 忌啤酒和白酒 每瓶啤酒大约能产生500Acal左右的热能，啤酒中的啤酒花、鲜酵母、二氧化碳等成份还能刺激消化液的分泌，增加食欲。

8. 药物禁忌 促进食欲的药物如酵母片、多酶片、吗叮啉、人参、焦山楂等。

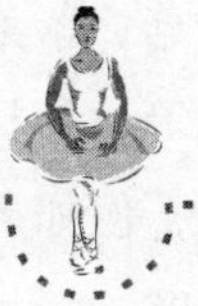

五十一、肥胖合并高血压的饮食疗法

（一）“三色食品”的应用

所谓“三色食品”就是把营养素分为红、黄、绿三种，分别为红色食品、黄色食品、绿色食品。这种食品的特点是增加蛋白质的摄入，减少谷类的摄取，从而改善饮食习惯。

1. 红色食品 红色食品以肉类食品为主，如牛肉、牛肝、鸡肉、鸭肉、兔肉、火腿、鱼肉、虾贝类、蛋类、牛奶、脱脂奶粉、豆类及大豆制品等。此类食品含有丰富的蛋白质（动物性蛋白和植物性蛋白）、脂肪、维生素 B 和钙。蛋白质是无法从其他的营养素转变而成，高血压的饮食以高蛋白为主，为了补给人体充足的蛋白质，就必须摄取适量的肉、鱼、蛋等含大量优质动物性蛋白质的食物。

2. 黄色食品 黄色食品以谷物为主，如米类（大米、小米、黑米等），通心粉，面粉，植物油，芋类，黑芝麻等。此类食品成为热量补给源的糖类食品，糖类即碳水化合物。蛋白质进入机体内转化成血液和肌肉，碳水化合物是构成细胞的要素，若碳水化合物供给不足，就会导致热量缺失。

3. 绿色食品 绿色食品以蔬菜为主，如菠菜、胡萝卜、青椒、洋葱、黄瓜、白菜、萝卜、苹果、桔子、番茄、香菇、紫菜等。此类食品主要富含维生素类、钙、碘及其他矿物质等，是具有调节身体功能的食品群。维生素虽然不是主要营养素，但如果缺乏的话，身体的机能就会发生障碍，从而导致各种疾患。

（二）饮食禁忌

1. 控制食盐 高血压病人必须忌食高钠盐食物，如：咸蟹、咸鱼、咸肉、咸蛋、咸菜等盐制食品。若能有效限制钠盐的摄入，可降低血压2.6～4.0kpa（20～30mmHg），对防治高血压病有积极意义。每天的食盐量应控制在6克左右。

2. 忌高热量食物 猪肉、奶油、黄油、全乳、奶酪、巧克力、冰激凌、油炸品、电烤鸡鸭等均系高热量食物，理当忌食。

3. 忌饮浓茶 浓茶中的茶碱含量高，能使大脑兴奋，引起心悸、失眠，并使血压升高。

（三）食疗举例

1. 凉拌芹菜 具有平肝泻火的作用，长期服用可降血压。

2. 凉拌海蜇 具有滋补肝肾、益阴潜阳、软坚散结的作用，对高血压有良好的防治作用。

3. 黑木耳加银耳羹 具有补肝养阴、滋润肺脾的作用，专治高血压伴肝、肾、脾、肺功能不足者。

4. 拌菠菜 具有滋养肝肾、养血补血的作用，专治高血压病属阴血亏损者。

5. 玉米粥 玉米中含有丰富的不饱和脂肪酸，具有抗动脉硬化的作用，可作为伴发心脑血管病的肥胖者的长期主食。

五十二、肥胖合并高脂血症的饮食疗法

肥胖合并高脂血症患者的饮食，主食应以谷类为主，碳水化合物占总热量的55%以上；增加豆类食品，平均每日摄入30克；动物蛋白的摄入占每日蛋白摄入总量的20%；脂肪不超过总热量的20%；新鲜水果、蔬菜每日在400克以上，以深色或绿色蔬菜为主；减少精米面的摄入，以粗粮为宜；鱼类含有多种不饱和脂肪酸，可防治动脉粥样硬化。此外，燕麦及黑木耳具有较明显的降脂作用，每日可食用燕麦50克、黑木耳5～10克等。

（一）一日食物计量

主食150～200克；蔬菜、水果500～750克；油脂10克；鱼肉75～100克；牛奶250～500ml；蛋类30～50克；豆制品20～30克。

（二）禁忌食物

1. 忌吃或少吃胆固醇高的食物，如蛋黄、猪脑、猪肝、皮蛋、鳗鱼、蟹黄、猪腰子、鱼子、奶油、鱼肝油等。

2. 忌吃甜食，过食含碳水化合物高的事物如蔗糖、果糖等，可使血清胆固醇和甘油三酯增高。

3. 忌多食牛肉，过食牛肉可增加血清胆固醇的含量。

4. 忌多饮咖啡，多饮咖啡也会使血清胆固醇增高。

5. 忌偏食，提倡混合饮食，以广泛吸收维生素和微量元素。如：青菜及肉类中的维生素 C、B_6、B_{12}、泛酸、锌；豆类、谷类及坚果中铬、锰；海带中的碘；大蒜及洋葱均有很好的降血脂、预防动脉硬化的作用。

（三）食疗方举例

浓海带汤、木耳羹、盐黄豆、山楂荷叶茶（山楂 15 克、荷叶 10 克，水煎代茶饮）。

五十三、肥胖合并糖尿病的饮食疗法

（一）所需热量

糖尿病患者要求低热能、高纤维饮食，每日热能摄入量应在 1200Acal 左右，限制高热量食物及零食（肉，油炸、熏烤食品，点心、干果等）。

如：每天主食 175g（早 50g、中 75g、晚 50g）。牛奶 250g、鸡蛋 1 个、蔬菜 500g、瘦肉或鱼虾 50g、油 10 ~ 15g。若加水果则主食应减去相当的数。

（二）可吃食品

可吃西瓜、生梨、香蕉，因它们含的糖份多属果糖、果胶。果糖在正常代谢过程中不需要胰岛素；果胶有延缓葡萄糖吸收的作用。可在下午3~4点钟吃不超过100克的水果。

（三）忌吃食物

糖尿病人易引起脂质代谢紊乱，出现高脂血症，故应严格限制对血脂有影响的食物。例如牛肉、羊肉、猪肉、牛奶、黄油、动物内脏、蛋黄、松花蛋以及含大量淀粉的食物如土豆、藕粉、芋头等。

（四）食疗方

1. 凉拌苦瓜 鲜苦瓜50~100克，凉拌而食。

2. 猪胰、海参汤 猪胰1个、海参（水发）1个、鸡蛋1个煮汤，加入适量调料，有降糖止渴的作用。

3. 山药、绿豆羹 鲜山药150克、绿豆50克，同煮成羹，可健脾清热、降低血糖。

4. 枸杞炖兔肉 兔肉250克、枸杞15克，同煮加调料。

五十四、饮食减肥的注意事项

（一）在保证身体健康的前提下减肥

节食减肥并不是单纯的少吃，而是要少吃含热量高的食物，并保证有一定的营养。为此，蛋白质和维生素、无机盐的摄入就不能减少，以确保减肥无损健康。

（二）不一味节食减肥

如果摄取的能量小于消耗的能量，体重是可以减轻，但这种“一味节制饮食”的减肥方式潜伏着极大的危险性，极易出现摄食障碍（神经性厌食症和神经性贪食症）。摄食障碍会诱发许多疾病，其中有因低血糖而造成昏迷，甚至死亡；因缺乏维生素而引起口腔炎；因营养失调而产生肝功能障碍；因甲状腺功能降低和功能障碍而引起便秘及手足发凉；因激素水平下降而诱发闭经或阳痿；因肌肉萎缩而无力行走；此外还会使汗毛变粗变浓，丢失皮下脂肪、皮肤干燥粗糙、浮肿等。

（三）注意维生素的补充

饮食减肥会导致维生素缺乏，如粮食减少，可使维生素 B_1 和维生素 B_{12} 摄取量不足；肉类、蔬菜类和水果的减少，易发生蛋白质和维生素 C、维生素 A 的摄取不足。可适当补充多种维生素制剂，如复合维生素 B，金施尔康、善存片等。

（四）注意钙的补充

钙是人体无机盐中含量最多的元素，其中 99% 的钙存在于人体骨骼和牙齿中，1% 存在于其他组织和体液中，参与体内许多复杂的生理生化活动。减肥期间要保持每天摄入 800 ~ 1000mg 的高钙食物（牛奶、海带、虾皮等），如每 100 克牛奶中含钙 104mg。如果通过膳食补充钙难以满足人体的需要，可以服用钙制剂，如盖天力、钙尔奇 D、巨能钙等。

（五）尽量少吃精细食品

在粮食作物中，经过精细加工的食品如上等精细白米、白面、面包等，所含粗纤维很少，比高纤维的粗粮更容易被吸收到血液中去。再者，精细食物血糖指数高，会引起血液中出现葡萄糖峰值，也会刺激胰腺产生响应的胰岛素峰值，大量胰岛素的分泌会导致血糖剧减，使体内更渴望摄入碳水化合物。

（六）节食必须与运动相结合

在节食过程中，运动量要保持不变，最好是增加体力活动。决不能因节食后常有饥饿感就减少活动量，更不能完全休息。否则，能量消耗减少，即使摄入热量不多，体重也不会下降。

（七）持之以恒，不半途而废

调控饮食减肥一般较容易做到，且短期内可收到较好效果。若不能长期坚持，见到好吃的或喜爱的食物就嘴馋，为饱一时口福，又使体重回升，是得不偿失的。减肥是对患者意志的考验，只有长期甚至一生坚持合理的饮食习惯，才能巩固疗效，不致于前功尽弃。一旦有饥饿感时可适当饮一些茶水、无油汤或吃一点水果，吃一些体积大、纤维素多的如萝卜、海带、白菜、花菜、菠菜、芹菜、泡菜、苏打饼干、通心粉等。只要你吃得合理，就一定能“吃”去体内的脂肪，“吃”出健美的体型。

（八）高血压食疗注意事项

1. 忌吸烟 香烟中的尼古丁能刺激心脏，加快心跳，并使肾上腺增加儿茶酚胺的释放，从而引起全身血管的收缩，致使血压升高。此外，尼古丁还促使钙、盐、胆固醇等物质沉积在血管壁上，加速动脉粥样硬化。

2. 忌饮烈酒 少量饮酒（如红酒、老酒）有扩张血管、活血通络、消除疲劳的作用。若长期饮用高酒精度烈酒，则会损伤动脉壁，加速动脉硬化。此外，高酒精度烈酒也属高热量食品，长期饮用会加重肥胖。

（九）高血脂食疗注意事项

1. 忌不限制总热量 一般成年人，每日摄入 1200 ~ 1500Acal 的热量已足够，体力劳动者可适当多一些。

2. 避免晚餐时间太迟、吃得过量 晚上人的活动量少，基础代谢偏低，如果进餐太迟，又吃得过量，食物会过多地转化为脂肪，促使胆固醇在动脉壁上沉积和动脉硬化的发生。

（十）糖尿病食疗注意事项

1. 体重不宜减得太快，否则易出现酮症反应。

2. 忌吸烟，吸烟能抑制胰岛素的分泌，使血糖升高。

3. 忌饮酒，酒使磺脲类药物产生心悸、气短、面潮红的作用。用胰岛素的人空腹易产生低血糖。

五十五、饮食减肥误区

1. 不吃早餐有利于减肥 许多人为了减肥而不吃早餐，以为这样能减少热量的摄入，从而起到较好的减肥作用。殊不知，不吃早餐对人体伤害极大，无益健康，还会影响一天的工作。所以，为了减肥而不吃早餐这是极不科学的作法，它既影响身体健康，又达不到减肥目的，有时甚至会促使肥胖。因为不吃早餐，到了中午便会饥饿难忍，中餐就难免暴饮暴食，反使热量过盛，从而形成脂肪堆积。日本相扑运动员就是一天只吃中、晚餐，上午在不吃早饭的情况下训练，中、晚就加倍饱食，以此促使身体发胖的。

2. 每次进餐吃得越少越好 平衡膳食的关键是热量摄入不要超过消耗。吃得太少，蛋白质、维生素等营养物质摄入不足，会造成营养不良，也对身体不利。有的人吃得并不多，但体重仍在增长，以至于哀叹：连喝水都胖！这种情况下需要加强运动，如每天走路 40 分钟以上，或是通过游泳、爬楼梯等运动方式加大热量支出。运动不仅可以消耗热量，也是保持全身各个器官健康的重要措施。

3. 长时间不进食 有的人为了减肥，就长时间不进食。以为长时间不吃东西，胃会缩小，自然就会达到减肥的目的。须知，这是一种最可怕的减肥方法，除了会引起身体上、生理上的诸多不适外，还会严重影响健康，甚至对生命造成威胁。科学地说，不进食的时间应以不超过 4 小时为宜。如果长时间不吃东西，身体将释放更多胰岛素，会很快产生饥饿感，最终忘掉饮食禁忌，势必放开肚子暴饮暴食。

4. 不敢多饮水 有的人担心：多饮水会使身体发胖，要减肥就不能多喝水。其实，只有饮水不足才会引起人体不断积储水分作为补偿，并使体内更容易积聚脂肪，导致肥胖。饮水不足还可能会引起人体新陈代谢功能的紊乱，致使能量吸收多、释放少。所以，对减肥者来说，饮水不足不仅达不到减肥目的，而且还会对健康造成更为严重的损害。

5. 喝咖啡减肥 许多减肥者虽然不敢多饮水，但却因为咖啡有一定的减肥作用而热衷于喝咖啡。咖啡中的咖啡因成分的确能够加速分解脂肪，让脂肪酸从脂肪组织中分离出来进入血液。如果能配合运动，即可将血液中的脂肪酸燃烧掉，就能减少脂肪；加上吸收养分的能力大大降低，体重自然下降了。如果不配合运动，脂肪酸还会返回脂肪组织，重新变成脂肪储存起来。可见，咖啡减肥的最终还是归根到运动上。

最重要的是，即使配合运动，要达到分离出脂肪酸的效果，每天至少要喝 8 杯咖啡。这么大的量一定会让你长期失眠；而且咖啡有利尿作用，大量的喝咖啡会导致身体缺水，影响肤质，更有害健康。

6. 多吃植物油不会发胖 一般人都认为植物油比动物油的

热量低，适合作为减肥期间的烹饪用油。其实，这样的观点并不全面。从营养的角度来看，等量的动物油与植物油所含热量是相同的，100 克油含有 900 多卡的热量，区别在于植物油的胆固醇含量较低，对健康有益。但是用植物油煎炸食品，同样会做出高热量的食物。所以，关键还不在于吃什么油，而在于如何食用。

7. 减肥不能吃有营养的食品 有人认为：肥胖是营养的堆积，所以要想瘦，就不能吃有营养的食品。其实，有些人身体之所以肥胖，并不是单一的营养积累，在很大程度上是因为饮食中缺乏能使脂肪转变为能量的营养素。只有当人们的身体中能量得以释放时脂肪才能随之减少。而体内脂肪在转化成各种能量的过程中，则需要多种营养素参与。这些营养素包括维生素 B_2、维生素 B_6及烟酸。富含这些营养素的食物，往往是减肥者不愿问津的奶类、各种豆制品、花生、蛋类以及动物肝脏和肉类。如果缺乏这类营养食品，体内的脂肪就不易转化为能量，从而使体内脂肪积蓄以致肥胖。

8. 一味低热量食谱 减肥期间降低热量的摄入固然不错，但低于 800 卡的食谱最终可能会导致营养不良，降低新陈代谢率，代谢缓慢会有助于脂肪的储存，以后再多吃一点就会迅速发胖。提倡高蛋白质、中脂肪、低糖的饮食结构，均衡营养才是减肥食谱的关键。

9. 告别薯类食品 薯类食品如红薯（山芋)、马铃薯等常常被人们误以为是增肥的元凶、减肥的大敌。产生这种认识，只是缘于市面上大多数薯类食品都是被减肥人士深恶痛绝的、经过高温油炸的薯片、薯条。其实，薯类的热量很低，大约与米相等。

而营养价值却超过米和麦，钙含量是糙米的5倍，铁含量是白米的3倍，蛋白质、维生素C的含量也很丰富。薯类食品不仅口感好，还是容易产生饱足感的低卡食物。所以，放弃容易致肥的烹调方法，将薯类煮熟撒上调料，完全就是美味与营养兼得的减肥食品。

10. 以蔬菜和水果代替米面和肉食 很多人相信只吃蔬菜和水果，热量低又有营养，是减肥期间最好的食谱。蔬菜水果的热量固然不高，但是不容易产生“饱”的感觉，不知不觉就吃多了，把胃口撑大了。一旦停止以蔬菜、水果为主食，变大的胃口一定会成为你的体重杀手！

更重要的是，只吃蔬菜、水果会导致营养失衡。肥胖的原因不同，并不一定都是单一的营养积累，常常是缺乏将脂肪转变为能量的营养素。体内的脂肪转化成能量时需要多种营养素的参与，如维生素B_2、维生素B_6及叶酸，缺乏这些物质，脂肪不易产生能量，自然就堆积在身体里。而富含这些营养素的食物，如奶类、花生、蛋及动物肝脏和肉等脂肪类食品，长期被蔬菜水果代替，自然就缺少了能量转化的动力。吃多了水果，就会摄入过多的糖份，长期多吃也会发胖。建议瘦身的人一天只吃2~3个水果。

11. 绝对不吃含有脂肪的食物 “脂肪看上去就是体形的最大敌人，是肥胖的孪生兄弟，还是各种疾病的隐患。只有与脂肪彻底绝缘，才能获得苗条的体型。”这是许多人对脂肪的错误认识。其实，保持一定的脂肪量不仅能恒定你的体温，还能减小震荡对内脏器官的影响。有些至关重要的脂肪是人体无法合成的，而且只能从某些食品中摄入。缺少这些脂肪会影响身体状况（比如皮肤干燥），并且阻碍身体对一些重要维生素的吸收。

越来越多的研究表明：脂肪对新陈代谢的促进功能及脂肪类食物在减肥过程中的作用，并不总是反面的。而食用的脂肪不仅不会很快在体内转化为脂肪储存起来，而且脂肪的分解还能在一定程度上抑制脂肪在体内合成。耐消化、抗饥饿的脂肪类食品，能减少你对淀粉类食物以及零食的渴望。反之，人们在选择低脂肪的同时，必然会增加对碳水化合物的摄入而增肥。可见，脂肪并非一无是处，胖友们大可不必“谈脂色变”。

五十六、行为疗法减肥

行为疗法属于心理疗法的范畴，是一种根据条件反射原理纠正不正常饮食行为和习惯的自我控制疗法。从某种意义上说是一种治本之法，足以控制轻、中度肥胖者的体重增长，在减肥治疗中具有重要作用。应在医生的指导、家属的帮助下，由患者本人自觉执行。

首先，是对患者进行肥胖症知识的科普教育，提高对肥胖症以及减肥意义的认识。不仅要认识到肥胖症本身使人体态臃肿、行动不便，更重要的是会带来各种并发症，严重影响人们的身体健康和生活质量。使患者明白“肥胖非福，乃祸之所伏”的道理，从而树立良好的减肥动机，下决心减肥。

其次，是充分认识不正常饮食行为和习惯的危害性。一般而言，肥胖者多食并非都出于生理需要，往往是禁不住食物色、香、味的诱惑，心理上产生了强烈食欲。有的人甚至是只要想一想自己喜欢吃的食物的形象、味道等，就会激起强烈的食欲。例如有的人刚开始偶尔一、二次边看电视边吃零食，久而久之，就会一到看电视的时候，无论是否饥饿就想吃零食。因此，对肥胖者的多食习惯，应从肥胖的原因、危害及预防上加以分析、解释，晓之以理，明之以弊。

第三，进行厌恶训练和环境转移法。制造一些附加条件，使病人对肥胖产生厌恶感，避免多食。比如在规定的进餐场所写上避免多吃、预防肥胖的某些标语和警句；在冰箱和饮食柜旁贴上因体态肥胖而受人嘲笑的漫画；将自己大腹便便的照片置于餐桌上，边吃饭边看照片，让自己面临美味佳肴想狼吞虎咽时，马上受到反面刺激，而抑制食欲。这样可以随时随地起到告诫的作用，不致于暴饮暴食。

不要在居室存放随手可取的食品，他人也不宜在肥胖者面前随意吃东西。万一患者在规定进餐时间之外想吃东西，就应该结合患者的喜好，找一个与进食无关的活动请他参与，如看书、读报、下棋、散步、打球、跳舞、练书法、看电影电视等等，以分散其对食物的注意力。

另外，饭后及时刷牙的行为，对克服随便进食的习惯也有一定的帮助。

第四，人际环境是影响病人减肥心理的重要因素。同事、朋友、亲属尤其是配偶的言语、态度都直接影响到肥胖病人的心理，所以行为减肥必须得到亲友的理解和支持。鼓励病人坚定信心，乐观向上，帮助病人克服困难，排除干扰。

肥胖者应尽量避免自己单独进食，而应同家人或朋友一起吃。在亲朋好友中，还可以“聘请”几个对自己有影响的“监督员”，这样，他们可以控制你的饮食，既不会让你敞开肚皮拼命吃，也不会让你空着肚子挨饿。

亲友们除了应与患者共同拟订治疗计划外，还应同她们制定合作守则和协定，以利于整个治疗计划的实施。并随时检查各种减肥措施的执行情况。患者做得好时，亲友应加以鼓励、表扬，也可以赠送纪念品以资鼓励，让患者能够看到成绩和希望，增强和坚定自己的减肥信心。病人自己也可以自设奖励的方法，比如每减肥一天，就向储钱罐丢一枚硬币，以奖励自己今后买喜欢的物品（但千万别买自己喜欢吃的食物）。当然，对治疗计划执行不好的患者，亲友也应及时指出，提出批评。

第五，做好饮食、运动、体重 3 种日记。饮食日记主要记录每餐的起止时间、进餐内容、食量以及一日之中吃过什么点心、水果、茶水，服过什么药物等等，每周总体评价 1 次。

运动日记重点记录每日的运动方式、起止时间、运动量、脉搏情况、自我感觉等等，并根据情况不断改进运动方式或调整运动量。

体重日记则记载每日早上起床时、早餐后、晚餐后、就寝前 4 次体重情况。就寝前的一次体重，主要起行为监测作用，通过与晚餐后的体重比较，监察睡前有无进食行为。每天对照，每周比较，看是否达到了预定的减重目标，并分析成败原因。一般情况下，体重呈现下降趋势，如其间偶有波浪式起伏，也应视为正常。实施减肥计划，最好一个星期评判一次体重，而且尽量在相同的那一天。要知道由于摄入水分和消化程度的不同，人的体重在一天内可以有1公斤左右的变动。

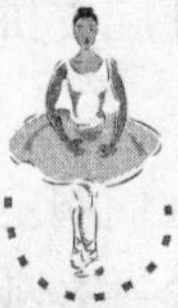

五十七、针灸减肥

针灸减肥是根据中医理论，对经络、穴位施行不同形式的针灸术，从而起到防治肥胖的一种物理疗法。

单纯性肥胖症是以肺、脾、肾三脏气虚为本，以痰湿闭阻、气血瘀滞为标。针灸疗法具有补益气血、化痰除湿、行气活血等作用，故对肥胖症有一定的治疗效果。

（一）针刺法

在中医辨证分型的基础上选用相关穴位，根据不同病人的实际情况，一般每次治疗可适当选用20个左右的穴位。由于肥胖者皮肉脂肪较厚，有些穴位要深刺2～3寸以上，以泻法为主，每次留针20～30分钟，15～30次为1个疗程。每日或隔日1次。

（二）电针法

在针刺得气的基础上接电针治疗仪（或直接用电极板贴压腧

穴及肥胖部位），用连续波（或疏密波）刺激30~40分钟。每日或隔日1次。

（三）耳针法

按耳针疗法诊疗常规施行针刺、埋针或药丸按压，针刺宜强刺激（可加电针）；药丸按压可用王不留行籽、白芥子、草决明、小绿豆、多种菜籽等贴压在耳穴上，胶布固定。每周更换1~2次，两耳交替。

（四）指压或器械按摩

一般直接在肥胖部位（如腹部、腰部、臀部、项背、上臂、下臂、大腿、小腿）选穴施术。腹部要求按顺时针方向按摩，以增强胃肠道的蠕动，通调腑气。每日1次。

（五）埋线法

按常规或辨证论治取穴，在严格消毒之后，用套管针将消毒的1~2cm长的“0”号羊肠线垂直全部埋入穴内，外用胶布或创可贴保护针孔。埋线时间一般在半个月以上，每月1~2次。

（六）埋针法

按常规或辨证论治取穴，在经脉线上（一般逆经脉方向进针）将毫针沿皮下刺入1寸左右，用胶布固定针柄。埋针时间长短根据季节而定。

（七）皮肤针叩刺法

按皮肤针操作常规，先行叩刺腰背部夹脊穴以及足太阳经背俞穴，然后再根据针刺法选穴或按肥胖部位局部取穴。中强度刺激，以叩刺部位皮肤微微渗血为佳。每日或2日1次。

（八）艾灸法

取大椎（第7颈椎下的凹陷中）、命门（第2腰椎下的凹陷中）、脾俞（第11胸椎下旁开1.5寸）、肾俞（第2腰椎下旁开1.5寸）、三焦俞（第1腰椎下旁开1.5寸）、阳池（手背腕横纹正中）、三阴交等穴。用于脾气不足和脾肾阳虚者，多行隔姜灸或隔附子灸。每日1次。

（九）三棱针法

三棱针点刺出血，适用于肥胖病伴发高血压、高脂血症者。伴发糖尿病者不宜使用。

（十）穴位注射法

按常规或辨证论治取穴，选用麝香、防己、川芎、红花等具有芳香走窜、除湿利水、行气活血、化瘀消肿等治疗作用的中药制剂，注入穴内，每穴1～2ml。每日或隔日1次。

五十八、针灸减肥常用腧穴

（一）腹部8穴

1. 任脉　中极、关元、气海、水分、中脘。

（1）中极（Zhongji RN3、CV3）：脐下4寸。膀胱的“募”穴、任脉与足三阴经的“交会”穴。调理膀胱、利尿行水。既是腹部减肥主穴，也是全身减肥要穴。

（2）关元（Guanyuan RN4、CV4）：脐下3寸。小肠的“募”穴、任脉与足三阴经的“交会”穴。调理肠道、补益肝肾。既是腹部减肥主穴，也是全身减肥要穴。

（3）气海（Qihai RN6、CV6)）：脐下1.5寸。补益气血、调理肠道。既是腹部减肥主穴，也是全身减肥要穴。

（4）水分（Shuifen RN9、CV9)）：脐上1寸。通调水道、利尿消肿。既是腹部减肥主穴，也是全身减肥要穴。

（5）中脘（Zhongwan RN12、CV12）：脐上4寸。胃的“募”穴、八会穴之一（腑会）、任脉与手三阳经的“交会”穴。调理胃肠、通调腑气。既是腹部减肥主穴，也是全身减肥要穴。

2. 足阳明胃经　天枢、水道。

（1）天枢（Tianshu ST25）：脐旁2寸。大肠的“募”穴。行气活血、化瘀消肿、理肠导滞、通调腑气。既是腹部减肥主穴，也是全身减肥要穴。对女性月经失调者尤为适用。

（2）水道（Shuidao ST28）：脐下3寸（关元穴）旁开2寸。通调水道、利尿消肿。既是腹部减肥主穴，也是全身减肥要穴。

3. 足太阴脾经　大横。

大横（Daheng SP15）：脐旁4寸。足太阴经与阴维脉的“交会”穴。健运脾胃、调理肠道。既是腹部减肥主穴，也是全身减肥要穴。尤其适用于脾气虚弱、腹部胀气者。

4. 辅助穴位有上脘、下脘、带脉、梁门等。

（1）上脘（Shangwan RN13、CV13）：脐上 5 寸。任脉与手阳明经和手太阳经的“交会”穴。调理胃肠、通调腑气。

（2）下脘（Xiawan RN10、CV 10）：脐上 2 寸。任脉与足太阴经的“交会”穴。理脾和胃、通调腑气。

（3）带脉（Daimai GB26）：第 11 肋端直下，与肚脐相平。足少阳经与带脉的“交会”穴。疏调经络气血。

（4）梁门（Liangmen ST21）：脐上 4 寸（中脘穴）旁开 2 寸。理脾和胃、通调腑气。

（二）四肢 10 穴

1. 手阳明大肠经　合谷、曲池。

（1）合谷（Hegu LI4）：第 1、2 掌骨之间，略靠第 2 掌骨中点。手阳明大肠经“原”穴。调理肠道、通调腑气。

（2）曲池（Quchi LI 11）：屈肘，肘横纹桡侧端凹陷中。手阳明大肠经五输穴之“合”穴，五行属土（母穴）。调理肠道、通调腑气。全身减肥和美容要穴，也为治疗各种皮肤病要穴。

2. 手少阳三焦经　支沟。

支沟（Zhigou SJ 6）：阳池穴直上 3 寸。手少阳三焦经五输穴之“经”穴，五行属火（本穴）。疏调三焦、通调腑气。全身减肥要穴，宜针刺透内关。

3. 足阳明胃经　足三里、上巨虚、下巨虚、丰隆、内庭。

（1）足三里（Zusanli ST 36）：外膝眼直下 3 寸，胫骨前嵴外开 1 横指（中指）。足阳明胃经“（下）合”穴，五行属土，“土中之土”穴（本穴）。调理胃肠、通行腑气。

(2) 上巨虚（Shangjuxu ST 37）：外膝眼直下6寸，胫骨前嵴外开1横指（中指）。大肠的“下合”穴。理肠导滞、通调腑气。

(3) 下巨虚（Xiajuxu ST 39）：外膝眼直下9寸，胫骨前嵴外开1横指（中指）。小肠的“下合”穴。理肠导滞、通调腑气。

(4) 丰隆（Fenglong ST 40）：外膝眼直下8寸，胫骨前嵴外开2横指（中指），外膝眼与外踝连线中点。足阳明胃经之“络”穴。理脾除湿、化痰通络。全身减肥要穴，尤其适用于痰湿偏盛者。

(5) 内庭（Neiting ST 44）：第2、3趾缝纹头端，足阳明胃经之“荥”穴。清泻胃热、通调腑气。全身减肥要穴，尤其适用于消谷善饥、食欲亢进者。

4. 足太阴脾经　三阴交、阴陵泉。

(1) 三阴交（Sanyinjiao SP 6）：内踝高点直上3寸，胫骨后缘。脾、肝、肾足三阴经的“交会”穴。健脾化湿、利尿消肿。全身减肥要穴。

(2) 阴陵泉（Yinlingquan SP 9）：膝关节内下方，胫骨内侧髁下方凹陷中。足太阴脾经五输穴之“合”穴。清热化湿、利水消肿。全身减肥要穴。

5. 辅助穴位有二间、偏历、内关、太冲、太溪、照海、复溜、环跳、风市等。

(1) 二间（Erjian LI 2）：第2指掌关节前下方凹陷中，赤白肉际处。手阳明大肠经五输穴之“荥”穴，五行属水（子穴）。清泻大肠、通调腑气。

（2）偏历（Pianli LI 6）：腕背横纹桡侧上 3 寸。手阳明大肠经之“络”穴。行水利尿、调理肠道。

（3）内关（Neiguan PC 6）：掌面腕横纹中点直上 2 寸，掌长肌腱与桡侧屈腕肌腱之间。手厥阴心包经之“络”穴、八脉交会穴之一（与阴维脉相通）。宣上导下、和内调外、调理胃肠、镇静宁神、通调血脉。全身减肥要穴，尤其适用于伴发各种心血管病症者。宜针刺透支沟。

（4）太冲（Taichong LR 3）：足背1、2 跖骨结合部前方凹陷中。足厥阴肝经“原”穴，五输穴之“输”穴，五行属“土”。疏肝理气。宜针刺透涌泉。

（5）太溪（Taixi KI 3）：内踝与跟腱连线之中点凹陷中。足少阴肾经“原”穴、五输穴之“输”穴、五行属“土”。调补肾气、利尿行水、润肠通便。

（6）照海（Zhaohai KI 6）：内踝下凹陷中。八脉交会穴之一（与阴跷脉相通）。调理肾气、利尿行水、润肠通便。

（7）复溜（Fuliu KI 7）：太溪穴直上 2 寸。足少阴肾经五输穴之“经”穴，五行属金（母穴）。补益肾气、利尿行水。

（8）环跳（Huantiao GB 30）：股骨大转子与骶管裂孔连线的外 1/3 与内 2/3 交点。足少阳经与足太阳经的“交会”穴。疏通经络气血。

（9）风市（Fengshi GB 31）：大腿外侧正中，膝上 7 寸。疏通经络、行气活血。

五十九、耳穴减肥

耳穴减肥是用毫针或其他方法刺激耳郭上的穴位达到减肥目的的一种方法。

耳郭与人体各部分存在着一定的生理和病理联系。生理上与诸多脏腑和经络相联系，在脏腑方面尤其与肾的关系最为密切（肾开窍于耳），在经络方面尤其与小肠经、三焦经、胆经的关系最为密切（经脉皆入耳中、出耳前）。病理上能反映相应脏腑、组织的病变。

（一）耳郭的表面解剖

耳郭是外耳的组成部分，主要由弹性纤维软骨、软骨膜、韧带、退化了的耳肌及覆盖在最外层的皮下组织和皮肤所构成。耳郭的皮下肌肉甚少，却有着极为丰富的神经、血管、淋巴分布。耳郭分前面和背面，凹面为耳郭前面，凸面为耳郭背面，是结构科学的听觉器官（图1）。

1. 耳垂 耳郭下部无软骨的部分。

2. 耳轮 耳郭外缘向前卷曲的部分。

3. 耳轮结节 耳轮后上方的一个不甚明显的小结节。

4. 耳轮尾 在耳轮末端，与耳垂交界处。

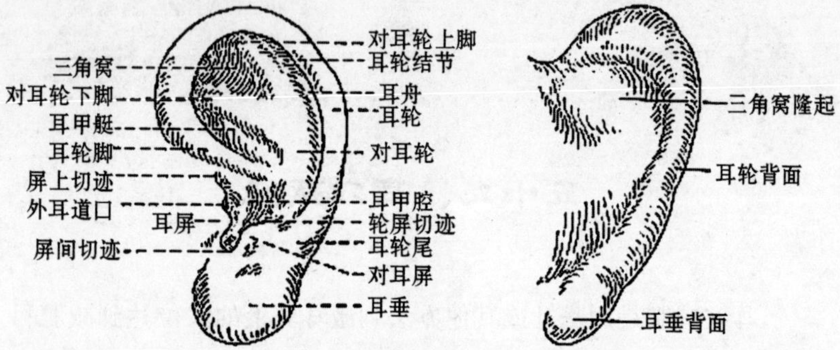

图1 耳郭前（正）面、后面解剖

5. 耳轮脚 指耳轮深入到耳甲内的横行突起。

6. 对耳轮 与耳轮相对呈“Y”字型的隆起部，由对耳轮体、对耳轮上脚和对耳轮下脚三部分组成；

7. 对耳轮上脚 对耳轮向上分支的部分。

8. 对耳轮下脚 对耳轮向前分支的部分。

9. 轮屏切迹 对耳轮与对耳屏之间的凹陷处。

10. 耳舟 耳轮与对耳轮之间的凹沟。

11. 三角窝 对耳轮上、下脚与相应耳轮之间的三角形凹窝。

12. 耳甲腔 耳轮脚以下的耳甲部。

13. 耳甲艇 耳轮脚以上的耳甲部。

14. 耳屏 耳郭前方呈瓣状的隆起。

15. 屏上切迹 耳屏与耳轮之间的凹陷处。

16. 对耳屏 耳垂上方，与耳屏相对的瓣状隆起。

17. 屏间切迹 耳屏与对耳屏之间的凹陷处。

18. 耳轮背面 耳轮背部的平坦部分。

19. 耳垂背面 耳垂背部的平坦部分。

20. 三角窝隆起 三角窝在耳背呈现的隆起。

（二）耳穴分布规律

机体在病理情况下会在耳郭的相应部位出现各种不同的反应点，诸如压痛、变色、变形、水泡、皮疹、脱皮、结节等。这些反应点就称为“耳穴”或“耳区”。它们在生理、病理、诊断、治疗上的意义与经穴是一致的，针灸临床常常作为诊治疾病的刺激点。

耳穴在耳郭上的分布有一定的规律，与身体各部相应的穴位在耳郭的分布大致象一个倒置的胎儿，头部朝下，臀部及下肢朝上，胸腹部和主躯干在中间。具体地说，与头面、五官相应的穴位在耳垂和耳屏（四周）；与上肢相应的穴位在耳舟；与躯干和下肢相应的穴位在对耳轮体部和对耳轮上、下脚；与内脏相应的穴位多集中在耳甲艇和耳甲腔；与消化道相应的穴位则在耳轮脚周围环形排列（图2）。

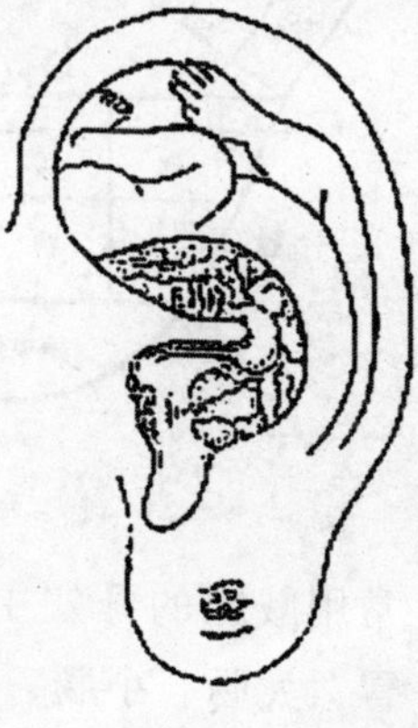

图2 耳穴分布的规律

（三）减肥常用耳穴

耳穴是在几千年医疗实践中发展起来的。目前耳穴已达200多个。耳穴的命名不但有西医生理、解剖名称所赋予的固有功能，而且也有中医理论的丰富内容。例如按组织部位（即有关脏腑、肢体）命名的心、肺、肩、膝；按耳郭本身解剖名称命名的耳尖、耳中、屏尖、耳轮；按神经系统命名的交感、皮质下、坐骨神经；按功能作用命名的神门、平喘、降压沟等等（图3）。

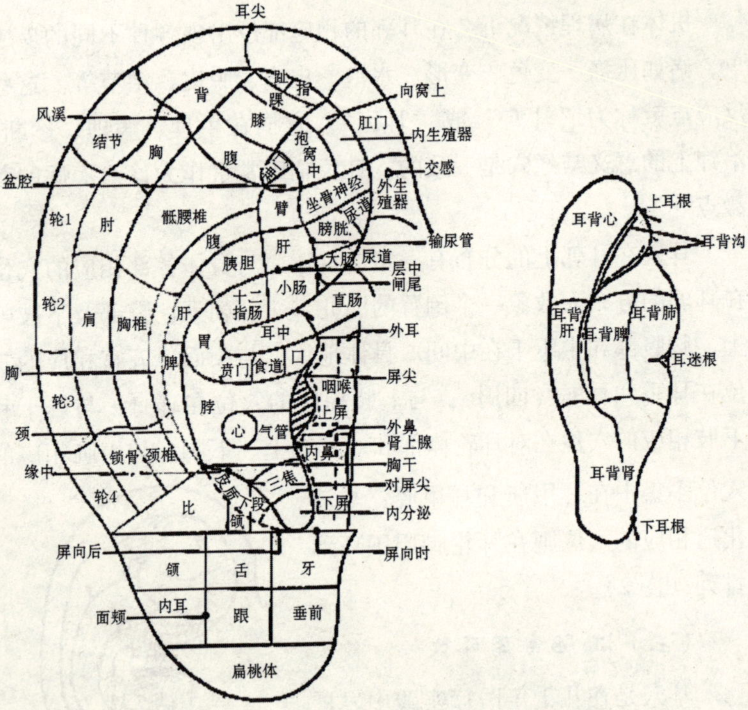

图3　耳穴

常用减肥的耳穴主要有16个：即心、肺、肝、胰（胆）、脾、胃、大肠、小肠、肾、三焦、交感、神门、内分泌、皮质下、饥点（耳屏中点外鼻穴内下方）、便秘点（三角窝外下方）。

1. 肺（CO14） 耳甲腔心、气管区周围处，即耳甲 14 区。宣肺解表、发汗润肤。

2. 肝（CO12） 耳甲艇的后下部，即耳甲 12 区。疏肝理气、调节新陈代谢。

3. 胰（胆）（CO11） 耳甲艇的后上部，即耳甲 11 区（左胰右胆）。疏利肝胆。

4. 脾（CO13） 耳甲腔的后上部，即耳甲 13 区。调理脾胃、运化水湿。

5. 胃（CO4） 耳轮脚消失处，即耳甲 4 区。理脾和胃、调节食欲。

6. 大肠（CO7） 耳轮脚上方内 1 / 3 处，即耳甲 7 区。调理肠道、通调腑气。

7. 小肠（CO6） 耳轮脚上方中 1 / 3 处，即耳甲 6 区。调理肠道、通调腑气。

8. 肾（CO10） 对耳轮脚下脚下方后部，即耳甲 10 区。调节肾气、利水消肿。

9. 膀胱（CO9） 对耳轮脚下脚下方中部，即耳甲 9 区。调理膀胱、利尿行水。

10. 三焦（CO17） 外耳门后下，肺与内分泌之间，即耳甲 17 区。疏利三焦、化湿行水。

11. 交感（下脚端、AH6a） 对耳轮下脚末端与耳轮内缘相交处，即对耳轮 6 区前端。调理脏腑、改善功能。

12. 神门（TF4） 三角窝后 1 / 3 的上部，即三角窝 4 区。镇静、安神、除烦。

13. 内分泌（屏间、CO18） 屏间切迹内，耳甲腔的前下部，即耳甲18区。平衡阴阳、调节内分泌功能。

14. 皮质下（脑、AT4） 对耳屏内侧面，即对耳屏4区。镇静宁神、调和脏腑，调节大脑皮质功能。

15. 饥点 外鼻内下方约3～5分处。抑制食欲、减轻或消除饥饿感。

16. 便秘点 三角窝外下方（相当于三角窝5区盆腔区）。调理肠道、通调腑气。

（四）耳穴探测

耳穴在耳郭上的分布只是一个大致情况，具体运用时，还必须通过探查，把穴位找准确。耳穴是一个小小的区域，探查耳穴的意义就在于把阳性反应点找得更准确。探查的方法可归纳为一看、二压、三测定，即为最准确的耳穴。三测定则是利用耳穴测定仪测定耳穴的导电量（或电阻值），凡导电量高（即电阻值低）的部位即是最佳治疗耳穴。

1. 一看 通过肉眼或借助放大镜在自然光线充足的环境下察看耳郭表面皮肤有无脱屑、变色、充血、丘疹、变形等阳性反应。结合临床所见，肥胖患者一般脱屑现象较为常见。

2. 二压 即通过按压查找压痛点的方法。可用弹簧探棒或火柴头、毛衣针头、大头针针帽等在与疾病相应的部位由周围向中心以均匀的压力仔细探查，查找痛觉反应最敏感的部位。当患者出现皱眉、眨眼、呼痛、躲闪等反应，且与周围有明显差异者，即可视为阳性反应点，治疗时即可作为耳穴刺激点，其压痛程度与病变轻重成正比。但此法不适宜于小儿和神志不清者。

3. 三测定 用耳穴电子探测仪器，测定皮肤电阻、电位和电容等变化。如电阻值降低，导电量增加，形成良导点者，作为耳穴刺激点。小儿和神志不清者均可应用。

耳穴减肥，一般每次可选用5～8穴，食欲亢进型多选用口（CO1耳轮脚下方前1/3处）、食道（CO2耳轮脚下方中1/3处）、胃、脾、饥点、神门、皮质下；脏腑机能失调型多选用肺、脾、肾、三焦、胃、大肠、小肠、交感；内分泌失调型多选用心（CO15耳甲腔正中凹陷处）、肝、肾、三焦、饥点、内分泌、肾上腺（TG_2p 耳屏游离缘下部尖端，又名“下屏尖”）、皮质下；女性另加子宫（三角窝耳轮内侧缘的中点）、卵巢（对耳屏内侧前下方，皮质下的一部分）。

（五）操作方法

操作方法具体分耳穴针刺法、耳穴埋针法和耳穴异物贴压法三种。

1. 耳穴针刺法 首先以2%的碘酒消毒，再以75%的酒精脱碘。进针时，术者用左手拇、食指夹住耳廓，中指紧托针刺的部位的耳背，这样既便于掌握针刺的深度，又可减轻针刺的疼痛；右手持32号0.5寸毫针对准穴位刺入软骨2～3分，此时针刺局部出现疼痛、发热之感受，若局部无针感，则应调整针刺方向。留针时间一般为20～30分钟，留针期间应间歇捻针2～3次，以加强刺激。取针时左手托住耳背，右手将针取出，并以消毒干棉球压迫针眼，以防出血，再用碘酒涂擦1次。隔日1次，两耳交替使用，15次为1疗程，间歇5~7天，继续下一个疗程。

2. 耳穴埋针法 找准穴位，严格消毒。左手固定耳廓，绷紧耳穴处皮肤，右手持镊子夹住特制的图钉型皮内揿针，轻轻刺入穴内，略加按压，使埋针处有胀痛和热感，外加胶布固定。要求患者每日自行按压5~6次，每次3~5分钟，尤其是饭前和非进餐时间出现饥饿感时应自行按揉所埋耳穴2~3分钟。埋针天数根据不同季节而定，春秋季2~3天，冬季3~5天，夏季天热多汗，只宜1~2天。两耳交替使用，30天为1个疗程。

3. 耳穴异物贴压法 耳穴异物贴压法是针灸临床常用的一种减肥方法，它不仅能收到针刺、埋针疗法同样的效果，而且操作简单、方便、容易学习和掌握，疼痛轻，且不容易感染，不会引起耳软骨膜炎症，尤其适用于老年人、妇女、儿童和怕疼的患者。按压耳穴所用物品可选油菜籽、罗卜籽、小米、小绿豆、白芥子、王不留行籽以及六神丸、消炎解毒丸等，以油菜籽、罗卜籽、王不留行籽为最好，菜籽必须先用沸水烫洗后晒干备用（不能炒用）。

操作时先找准穴位作常规消毒，将菜籽或药丸粘附在0.5cm^2大小的胶布中央，用镊子夹贴于耳穴上，略加按压使其有灼热及酸胀、疼痛感。患者每次进餐前和有饥饿感时也要自行按揉2~3分钟，保留天数也根据季节而定。

（六）注意事项

1. 严格消毒，防止感染。由于耳廓基本是由弹性软骨组织构成，肌肉少，耳软骨对绿脓杆菌又具有较强的亲和力，一旦感染便不容易控制。所以，耳穴针刺和耳穴埋针法必须做到严格消毒。最好实施2步消毒法：先以2%的碘酒消毒，再以75%的酒精脱碘。

2. 耳穴针刺和耳穴埋针后，如果针孔处出现红、肿、疼、痒等现象，则提示有轻度感染，可用2%碘酒涂擦，并加服磺胺类消炎药。

3. 耳穴埋针或异物贴压后，洗脸时不要将胶布打湿，防止耳穴受到污染，引发炎症或导致胶布脱落。

4. 少数患者如果对胶布过敏，耳穴局部会出现痒感或起红疹，可自行揭去胶布（耳针和贴压物则随之脱落）。也可在耳穴中加用肾上腺穴防治，或改用耳穴针刺法治疗。

5. 耳廓有炎症和冻伤的情况下不宜施行耳穴疗法，以防感染扩散。耳廓有畸形或疤痕时，会影响耳穴的准确性，针刺或埋、贴压时也不容易“得气”（即产生热痛感），故不宜使用耳穴治疗。

6. 耳穴针刺和埋针法感应较为强烈，孕妇尤其是有习惯性流产史的的孕妇禁止使用，可以使用异物贴压法。

7. 埋针和异物贴压期间，每餐饭前和有饥饿感时自行按压耳穴是取得疗效的重要环节，必须坚持不忘。非进餐时间出现饥饿感时，重点按压耳屏正中的饥点穴。

8. 耳穴治疗期间，运动与节食也应同步进行，还可配合进行饭后顺时针摩腹、仰卧起坐和仰卧位时双腿抬高等，以增加和巩固疗效。

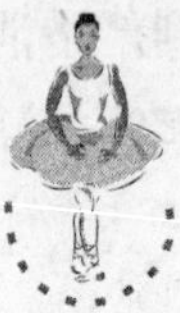

六十、针灸减肥的基本环节和用穴规则

针灸减肥的基本环节归纳起来有发汗、祛湿、化痰、利尿、通便5个方面。

（一）发汗

这是针对肺失宣降、表实无汗者制定的法则，通过发汗解表的渠道让体内淤积的水湿得以宣泄而起到减肥的作用。主要选穴：尺泽（肘关节肱二头肌肌腱拇指侧凹陷中）、合谷、偏历（前臂外侧面拇指侧，腕横纹上3寸）、阴郄（掌面腕横纹小指侧上0.5寸）、大椎、后溪（第5指掌关节后缘，掌横纹头赤白肉际处）、复溜（小腿内侧后缘，内踝与跟腱之间的太溪穴直上2寸）、肺俞（第3胸椎下旁开1.5寸）。

尺泽乃肺经五输穴之“子穴”，对表实无汗之类的肺实证具有发汗解表作用；合谷为手阳明经“原”穴，偏历为手阳明经之“络”穴，二穴均与肺经相通，主气，能通过皮部的功能鼓邪外出；阴郄乃心经“郄”穴，“汗为心之液”，是治疗汗证的经验效穴；大椎属督脉，督脉总督诸阳，为“阳脉之海”，大椎乃“诸阳之会穴”，发汗解表，驱邪外出；后溪属手太阳小肠经，也与督脉相通；复溜归属足少阴，与合谷相配也是治疗汗证的经验效穴；肺俞乃肺的背俞穴，调补肺气，鼓邪外出。其中，合谷用补法，尺泽、复溜用泻法，大椎用灸法，其余腧穴常规针刺，平补平泻。

耳穴取肺、交感、内分泌、皮质下。

（二）祛湿

这是针对脾阳不足、水湿不运者制定的法则，通过健运脾阳、促进气化的渠道让体内淤积的水湿得以化除而起到减肥的作用。主要选穴：水分、水道、脾俞、三焦俞、阳池、委阳（腘窝正中外开约1寸处）、商丘（足内踝前下方凹陷中）、三阴交、阴陵泉。

水分属任脉，主治水湿运行不利；水道归胃经，以通调水道见长；脾俞、三焦俞温运脾阳和三焦，以化水湿；阳池乃三焦经“原”穴，委阳乃三焦之“下合”穴，共促三焦之气化，利湿行水；商丘、三阴交、阴陵泉均属于脾经，健脾化湿。其中，脾俞、三阴交用平补平泻法，其余腧穴用泻法；寒湿者针灸并用，湿热者只针不灸或多针少灸。

耳穴取肺、脾、肾、三焦。

（三）化痰

这是针对脾虚不能运化水湿、聚而生痰者制定的法则，通过健脾除湿、化痰通络的渠道让体内的痰湿浊脂得以消除而起到减肥的作用。主要选穴：天突（颈部喉结直下，胸骨上窝中）、中脘、肺俞、脾俞、内关（掌面腕横纹中点上2寸）、丰隆（外膝眼与外踝高点连线中点）、足三里。

天突位于咽喉，利咽除痰；中脘、丰隆、足三里健运脾胃、化痰除湿；肺俞、脾俞调节肺脾、使脾不生痰，肺不贮痰；内关为心包经之“络”穴，沟通、联络三焦，增强气化、清除痰湿。其中，脾俞、足三里用平补平泻法，其余腧穴用泻法。寒痰者针灸并用，热痰者只针不灸或多针少灸。

耳穴取肺、脾、胃、三焦、交感。

（四）利尿

这是针对肺肾气虚或脾肾阳虚不能正常排出小便、身肿肥胖者制定的法则，通过温补脾肾之阳、补益肺肾之气的渠道让尿液能顺利排出而起到减肥的作用。主要选穴：中极、关元、气海、水分、利尿（脐下 2.5 寸）、水道、肾俞、膀胱俞（第 2 骶椎下旁开 1.5 寸）、列缺（腕横纹拇指侧上 1.5 寸桡骨茎突凹陷处）、三阴交、阴陵泉、委阳、照海（足内踝高点直下凹陷中）、太溪（足内踝与足跟跟腱之间凹陷中）、复溜（太溪穴直上 2 寸）、阴谷（膝关节内侧，两筋之间）。

中极、关元、气海、水分、利尿等穴属于任脉，擅长利尿行水；水道位于关元穴旁开 2 寸，利水消肿；肾俞、膀胱俞调理肾和膀胱，以增气化功能；列缺属肺经，通任脉，宣发肺气、通利小便；三阴交、阴陵泉健脾化湿利尿；委阳归属膀胱经，又为三焦之“下合”穴，促进三焦气化，利尿消肿；照海、太溪、复溜、阴谷均为肾经腧穴，调补肾气、通利膀胱。肾阳虚和下焦虚寒者针灸并用，补法或平补平泻；湿热下注、气滞血瘀者只针不灸或多针少灸，泻法。

耳穴取肺、肾、膀胱、三焦、交感。

（五）通便

这是针对胃肠实热或气阴两虚不能正常排出大便、身重肥胖者制定的法则，通过清泻胃肠实热、滋养肾阴、润肠通便的渠道让大便能正常排出而起到轻身减肥的作用。主要选穴：关元、中脘、梁门、天枢、大横、大肠俞（第4腰椎下旁开1.5寸）、小肠俞（第1骶椎下旁开1.5寸）、合谷、曲池、支沟、尺泽、孔最（前臂内侧，尺泽穴直下5寸）、鱼际（手掌大鱼际与手背交界边缘中点）、足三里、上巨虚、下巨虚、丰隆、内庭。

关元、中脘属任脉穴，又均位于腹部，关元是小肠“募”穴，中脘是胃的“募”穴，还是腑之“会”穴，清泻胃肠、通调腑气；梁门、天枢属于胃经，位于腹部，天枢又是大肠的“募”穴，也起通调胃肠腑气的作用；大横属脾经，对脾虚腹胀、排便乏力者有益气通便之功；大肠俞、小肠俞既可清肠道实热、通调腑气，又可益气养阴、润肠通便；合谷、曲池乃大肠经穴，清热泻火、荡涤大肠；支沟属三焦经，清泻三焦之火，治疗实秘乃其专长；尺泽、孔最、鱼际为肺经腧穴，利用与大肠相表里的关系，通过清肺热、宣肺气、促肃降的作用达到通便的目的；足三里、上巨虚、下巨虚、丰隆、内庭均是胃经上的特定穴，足三里——胃经“（下）合”穴，上巨虚——大肠的“下合”穴，下巨虚——小肠的“下合”穴，丰隆——胃经的“络”穴，沟通脾、胃两经之气，内庭——胃经“五输穴”之“荥”穴，清泻胃热力强。胃肠实热者针刺泻法，气阴两虚者另加足少阴肾经之太溪、复溜、照海等穴，补法或平补平泻。

耳穴取肺、脾、胃、肾、大肠、小肠、三焦、交感、饥点、便秘点。

六十一、针灸减肥的辨证论治

（一）无并发症者

1. 基本处方

（1）腹部8穴：中极、关元、气海、水分、中脘、天枢、水道、大横。

（2）四肢10穴：合谷、曲池、支沟、足三里、上巨虚、下巨虚、丰隆、内庭、三阴交、阴陵泉。

（3）耳部12穴：肺、脾、胃、大肠、小肠、三焦、交感、神门、内分泌、皮质下、饥点、便秘点。

2. 胃肠实热型 体质肥胖，上下匀称，按之结实，消谷善饥，食欲亢进，口干欲饮，怕热多汗，急躁易怒，腹胀便秘，小便短黄，舌质红、苔黄腻，脉滑有力。治宜清泻胃肠、通调腑气，只针不灸，泻法。一般腧穴取天枢、大肠俞、曲池、支沟、内庭、足三里、上巨虚、下巨虚，中强刺激，留针30分钟，2日1次。

耳穴取胃、大肠、小肠、三焦、饥点、便秘点，毫针强刺激或药丸按压，每日自行按压所贴耳穴 3～5 次，每次每穴按压 50 下左右，感觉疼痛为佳，尤其是每日三餐前的按压要保证（以下同）。

3. 脾虚湿阻型 肥胖以面、颈部为甚，按之松弛，食欲不振，神疲乏力，心悸气短，嗜睡懒言，面唇少华，胸腹满闷，大便溏薄，小便如常或尿少，身肿，舌淡、边有齿印、苔白腻，脉滑或细缓无力。治宜健运脾胃、化湿消肿，针灸并用，平补平泻。一般腧穴取中脘、脾俞、足三里、丰隆、三阴交、阴陵泉为主，配气海、水分、大横、水道、太白（足部内侧缘足背与足底交界线上，第 1 趾跖关节后下方凹陷处），中等刺激；耳穴取脾、胃、三焦、内分泌，轻中刺激或药丸按压。

4. 肝郁气滞型 胸胁胀满，连及乳房和脘腹，时有微痛，走窜不定，每因情志变化而增减，喜叹息，得嗳气或矢气则舒，纳呆食少，苔薄白，脉弦。治宜疏肝解郁、理脾和胃，只针不灸，泻法。一般腧穴取期门、膻中、支沟、太冲、三阴交为主，配行间、公孙、阳陵泉，中强刺激；耳穴取肝、胆、神门、内分泌、皮质下，毫针强刺激或药丸按压。

（二）并发高血压

1. 针灸治疗原则 中医治疗本病既强调整脏腑阴阳以治本，又重视降低血压以治标。

针灸治疗本病，不在于单纯降低血压，重点在于调整机体阴阳的平衡，从而明显改善症状，促进心、脑、肾、血管病理改变的恢复等多方面的综合作用。因此，针灸在治疗高血压这类原因尚不明了、或者多种原因导致的病变范围很广的疾病具有潜在的优势。

2. 针刺降压特点

（1）作用较快：留针过程中，血压就逐步下降，一般在起针时可比针刺前下降 10～20/5～10mmHg，甚至更多，半小时后仍保持下降后的低水平，甚至进一步下降少许。针刺有效，病人至次日再针刺时，虽然针刺治疗前血压可能比前一次治疗后有所上升，但已低于前一次针刺前水平。血压越高，降压作用越明显。

（2）呈梯式下降。

（3）收缩压和舒张压同时下降。

（4）针刺 7～10 次可降到最低水平。

（5）作用缓和，无副作用。

3. 基本处方

（1）腧穴：百会、曲池、合谷、太冲、足三里、三阴交。

（2）耳穴：心、肝、脾、肾、神门、交感、内分泌、皮质下、肾上腺、降压点（三角窝内上角）、耳背沟（降压沟）。体质强壮者可在耳尖、降压沟放血数滴。

（3）皮肤针法：选两胸锁乳突肌、足太阳膀胱经后脑部、项部至腰部第一侧线有关常规腧穴。在上述部位从上而下反复叩刺 5～10 遍，中等刺激，以皮肤红晕或隐隐出血为度。

（4）三棱针法：取太阳、大椎、耳尖或耳背沟，每次选用 1～2 穴，用三棱针放血数滴。隔日 1 次，连续治疗 10 次。适用于肝阳上亢者。

(5) 穴位注射：取曲池、三阴交、太冲、足三里，每次选用2穴，抽取利血平0.2ml（1mg/ml），用0.5%普鲁卡因加至2ml，每穴0.5～1ml。2～3日1次，10次为1疗程。

4. 肝火亢盛 眩晕头痛，惊悸，烦躁不安，面红目赤，口苦，尿赤便秘，舌红、苔干黄，脉弦。治宜疏肝理气、平降肝火，只针不灸，泻法。一般腧穴取百会、印堂、太阳、风池、曲池、合谷、太冲透涌泉、三阴交、行间，中强刺激；耳穴取心、肝、胆、神门、交感、内分泌、肾上腺、皮质下、降压沟，每取5穴左右，毫针强刺激或药丸按压。

5. 阴虚阳亢 眩晕头痛，头重脚轻，耳鸣，五心烦热，心悸，失眠，健忘，舌质红、苔薄白，脉弦细而数。治宜滋肾阴、平肝阳，只针不灸，泻法。一般腧穴取百会、肝俞、曲池、合谷、内关、太冲透涌泉、太溪、三阴交，中度刺激；耳穴取心、肝、肾、神门、交感、内分泌、肾上腺、皮质下、降压沟，每取5穴左右，毫针中度刺激或药丸按压。

6. 痰湿壅盛 症同无并发症者之3。治宜健脾化痰、清利头目，针灸并用，平补平泻。一般腧穴取百会、脾俞、曲池、合谷、太冲、三阴交、丰隆、足三里，中强刺激；耳穴取脾、肺、三焦、交感、内分泌、皮质下，毫针中强刺激或药丸按压。

7. 气虚血瘀 眩晕头痛，面色萎黄，心悸怔忡，气短乏力，纳差，唇甲青紫，舌质紫暗或见有瘀点，脉细涩。治宜益气养血、化瘀通络，针灸并用，补泻兼施。一般腧穴取百会、心俞、脾俞、膈俞、曲池、合谷、太冲、血海、三阴交，中度刺激；耳穴取心、肝、脾、神门、交感、内分泌、肾上腺、皮质下、降压沟，毫针中度刺激或药丸按压。

8. 阴阳两虚 眩晕头痛，面色晦暗，耳鸣，心悸，动则气急，甚则咳喘，腰腿酸软，失眠或多梦，夜间多尿，时有浮肿，舌淡或红、苔白，脉细。治宜滋阴补阳、调和脏腑，针灸并用，补法。一般腧穴取百会、气海、关元、心俞、脾俞、肾俞、曲池、合谷、内关、太冲、三阴交，中弱刺激；耳穴取心、脾、肾、神门、交感、内分泌、肾上腺、皮质下，毫针轻刺激或药丸按压。

（三）并发高脂血症

高脂血症的治疗必须围绕其病机和证候特点，抓住脾失健运、痰湿内阻这一病机关键，方可执简驭繁，收效良好。痰成于脾，也化于脾，高血脂既然为血中之痰浊，那么中医药治疗高脂血症，应重在理脾化痰。针灸降脂化痰的法则有很多，以活血化瘀、疏肝利胆、温补肾阳、通腑顺气等为主要法则。但诸法中一定要抓住健脾、补肾两大关键所在，立足于调补先天之本和后天之气。

1. 基本处方

（1）腧穴：神阙、气海、关元、膈俞、肝俞、脾俞、胃俞、肾俞、足三里、丰隆、血海、三阴交、阴陵泉。对脾肾亏虚不严重者，单用任脉下腹穴即可。如果脾肾亏虚日久，症状多样，再加用脏腑背俞穴。

（2）耳穴：肝、脾、肾、三焦、神门、内分泌、皮质下。

（3）灸法：艾灸法调脂有肯定的效果，这与艾灸的温阳益气、化湿祛瘀的功能有密切关系，显示了艾灸治疗高脂血症特异性作用。可用艾条灸肺俞、脾俞、肾俞、膏肓、足三里，每次每穴灸5分钟，连灸45天。

（4）刺络法：取大椎、委中，视患者体态肥瘦情况用三棱针点刺3~5下，深浅以0.1~0.3cm为宜，使出少量血液；再用4cm口径的火罐，以闪火法扣在穴上，留罐15分钟，拔出约3~5ml的瘀血。隔日1次，10次为1疗程。

2. 痰湿困脾 症同无并发症者之3。一般腧穴取中脘、肺俞、膈俞、脾俞、太白、太渊、丰隆为主，配胃俞、列缺、足三里、阴陵泉。丰隆针刺泻法，肺俞、脾俞针刺补法加灸，余穴平补平泻；耳穴取脾、肺、三焦、内分泌、皮质下，毫针中度刺激或药丸按压。

3. 肝郁气滞 症同无并发症者之4。一般腧穴取中脘、期门、膈俞、支沟、太冲、阳陵泉为主，配百会、风池、内关、行间、三阴交，强刺激；耳穴取肝、胆、三焦、神门、交感、内分泌，毫针强刺激或药丸按压。

4. 心脾两虚 面色苍白，倦怠乏力，头晕目眩，心悸，失眠，健忘，舌胖而淡、苔薄，脉濡细。治宜补益心脾、益气养血，针灸并用，补法。一般腧穴取关元、心俞、膈俞、脾俞、厥阴俞、内关、太白、足三里为主，配百会、中脘、膈俞、神门、血海、三阴交，中弱刺激；耳穴取心、脾、三焦、神门、内分泌、皮质下，毫针轻刺激或药丸按压。

5. 肾气不足 面色淡白，精神不振，反应迟钝，白天小便多，甚或形寒肢冷，腰腿乏力，舌淡，脉沉细无力。治宜补肾培元、温暖下焦，针灸并用，补法。一般腧穴取关元、命门、肾俞、太溪、复溜为主，配气海、脾俞、足三里，中弱刺激；耳穴取肾、膀胱、三焦、内分泌、内生殖器，毫针轻刺激或药丸按压。

6. 肝肾阴虚 耳鸣，心烦口干，少寐健忘，神倦乏力，腰膝酸软，舌红、苔薄，脉弦细。治宜补益肝肾、滋水涵木，多针少灸，平补平泻。一般腧穴取关元、百会、肝俞、肾俞、太冲、太溪、照海、三阴交为主，配心俞、内关、曲泉、足三里，中等刺激；耳穴取肝、肾、三焦、内分泌、内生殖器，毫针中弱刺激或药丸按压。

（四）并发糖尿病

1. 基本处方

（1）腧穴：肺俞、膈俞、胃脘下俞、脾俞、胃俞、肾俞、足三里、内庭、支沟、三阴交、阴陵泉。

（2）耳穴：肺、脾、胃、胰（胆）、肾、渴点（肾上腺与外鼻之间）、三焦、内分泌。埋针或埋药丸后嘱患者每天在食前、饥饿或口渴时自行按压诸穴，每穴每次按压2~3分钟，两耳交替。揿针埋穴3天（夏季1~2天）更换1次，药丸按压每次最长不超过5天（夏季2~3天）。

（3）穴位注射：每次选2~4穴，用当归注射液、黄芪注射液或小剂量胰岛素（每次选择1种），每穴注入0.5~2ml，隔日1次。

2. 肺胃燥热 口干舌燥，烦渴多饮，胃中嘈杂，多食善饥，烦热，汗多，形体消瘦，大便干结，小便量多、浑黄，舌红、苔黄而燥，脉洪数。治宜清热润燥、生津止渴，只针不灸，泻法。一般腧穴取承浆、中脘、肺俞、膈俞、胰俞、鱼际、列缺、尺泽、曲池、内庭为主，配承浆、廉泉、金津玉液、阳池、公孙、足三里，中强刺激，肺俞、膈俞、胰俞中等刺激，平补平泻；耳穴取肺、胃、胰（胆）、饥点、内分泌、皮质下，毫针强刺激或药丸按压。

3. 肠燥津伤 面红身热，口干舌燥，口臭，烦渴多饮，腹胀腹痛，大便干结，小便短赤，舌红、苔黄燥，脉滑数。治宜生津止渴、润肠通便，只针不灸，泻法。一般腧穴取天枢、脾俞、胃俞、大肠俞、内庭、上巨虚、下巨虚为主，配曲池、支沟、阳池、丰隆、照海，背俞穴平补平泻，也可以用皮肤针叩刺，其余腧穴中强刺激；耳穴取肺、胰（胆）、大肠、直肠、内分泌，毫针中强刺激或药丸按压。

4. 湿热中阻 口粘纳呆，渴而多饮，胃中时有嘈杂不安之感，头身沉重，大便粘滞，舌红、苔黄腻，脉滑数或濡数。治宜清化湿热、生津止渴，只针不灸，泻法。一般腧穴取中脘、天枢、内庭、太白、公孙、阴陵泉为主，配脾俞、大肠俞、合谷、曲池、丰隆、足三里，中强刺激；耳穴取脾、胃、胰（胆）、内分泌、皮质下，毫针中强刺激或药丸按压。

5. 肝郁气滞 症同无并发症者之4。一般腧穴取中脘、胰俞、支沟、太冲、足三里、三阴交为主，配肝俞、期门、行间、公孙、阳陵泉，强刺激；耳穴取肝、脾、胰（胆）、三焦、神门、交感、内分泌，毫针强刺激或药丸按压。

6. 中气不足 面色无华，心悸眩晕，食少乏力，脘腹胀满隐痛，大便时有溏泄，舌淡、苔薄，脉细弱。治宜补中宜气、健运脾胃，针灸并用，补法。一般腧穴取中脘、气海、脾俞、胃俞、足三里为主，配百会、上脘、公孙、阴陵泉，中弱刺激，阴陵泉平补平泻；耳穴取脾、胃、胰（胆）、三焦、内分泌，毫针轻刺激或药丸按压。

7. 肝肾阴虚 症同并发高脂血症者之6。一般腧穴取百会、肝俞、肾俞、太冲、太溪、悬钟、三阴交为主，配关元、承浆、足三里、阳陵泉，中等刺激；耳穴取肝、肾、胰（胆）、三焦、神门、内分泌，毫针中弱刺激或药丸按压。

8. 脾肾阳虚 尿频，小便多，肢体倦怠，腰腿酸软，面足浮肿，纳差腹胀，大便溏薄，舌淡、苔白，脉沉细无力。治宜健脾利湿、温阳化气，针灸并用，补法。一般腧穴取关元、命门、肾俞、脾俞、胃俞、胰俞、太溪、足三里为主，配气海、水分、神阙（灸）、三阴交，中弱刺激；耳穴取脾、胃、肾、胰（胆）、膀胱、内分泌、内生殖器，毫针轻刺激或药丸按压。

9. 注意事项

（1）针灸治疗糖尿病，对早、中期患者及轻型患者效果较好，若病程长而病重者应积极配合药物治疗。

（2）糖尿病患者的皮肤极易并发感染，在针刺过程中应注意严格消毒。

（3）严格控制饮食，限定碳水化合物的摄入，增加蔬菜、优质蛋白质类食物。

（4）患者出现恶心、呕吐、腹痛、呼吸困难、嗜睡，甚则昏迷、呼吸深大而快、呼气中有酮味（如烂苹果味）者，甚至出现血压下降、循环衰竭，这是糖尿病引起的酸中毒，病情凶险，应采取综合措施及时抢救。

（5）糖尿病是一个复杂的终身慢性疾病，它的处理和理想控制不能通过看几次门诊或住几次院就能得到解决。糖尿病目前尚不能根治，但能够控制。故在对患者进行有效治疗的同时，还应该积极对患者及其家属等进行糖尿病基本知识教育，以求最佳的社会效果。

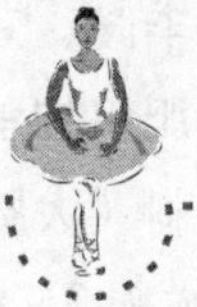

六十二、局部减肥

1. 腹部减肥 主穴：中极、关元、气海、水分、中脘、天枢、大横，加阿是穴、梁丘。配穴：脐以上肥胖明显配下脘、滑肉门；脐以下肥胖明显配外陵、腹结、三阴交；全腹肥胖配建里。在针刺得气的基础上接电针治疗仪（也可以直接用电极板贴压穴位及肥胖部位），用连续波（或疏密波）刺激 30～40 分钟。每日或隔日 1 次。

2. 腰部减肥 主穴：带脉、肾俞、腰眼、秩边、次髎、风市。在针刺得气的基础上接电针治疗仪（也可以直接用电极板贴压穴位及肥胖部位），用连续波（或疏密波）刺激 30～40 分钟。

每日或隔日1次。

3. 臀部减肥 主穴：环跳、秩边、次髎、白环俞。配穴：臀部下垂配会阳、承扶；臀部宽大配阿是穴、居髎；上臀部肥胖突出配髂嵴下。

4. 上肢减肥 主穴：曲池、合谷、支沟、阿是穴。上臂肥粗加臂臑，下臂肥粗加手三里；也可以在局部按经脉循行作直线排刺（2~3行）或环形排刺（2~3圈）。并在针刺得气的基础上接电针治疗仪（也可以直接用电极板贴压穴位及肥胖部位），用连续波（或疏密波）刺激30~40分钟。每日或隔日1次。

5. 下肢减肥 主穴：足三里、上巨虚、下巨虚、丰隆、三阴交、阴陵泉。大腿肥粗者加风市、伏兔、梁丘；小腿肥粗加承山、飞扬、阳陵泉。也可以在局部按经脉循行作直线排刺（大腿3~4行，小腿2~3行，每行4~6针）或环形排刺（大腿3~4圈，小腿2~3圈，每圈6~8针）。并在针刺得气的基础上接电针治疗仪（也可以直接用电极板贴压穴位及肥胖部位），用连续波（或疏密波）刺激30~40分钟。每日或隔日1次。

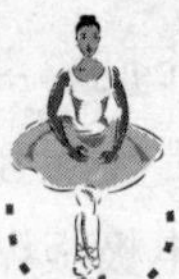

六十三、不同体型肥胖的针灸治疗

成人肥胖按照体型的不同可以分为苹果型（向心性）、梨型（外周性）肥胖两种类型。其分类标准是腰围与臀围的比值（腰臀比）大于1为苹果型，小于1为梨型。

（一）治疗方法

以针刺为主，辅以艾灸。

1. 苹果型 取中脘、天枢、脾俞、胃俞、曲池、合谷、足三里、三阴交、阴陵泉、内庭等穴，轻、中度刺激为主，可灸。每次30分钟，每周3次，1个月为1疗程。

2. 梨型 中脘、曲池、合谷、足三里、三阴交、内庭、丰隆、血海、上巨虚等穴，中、重度刺激为主，基本不灸。每次30分钟，每周3次，1个月为1疗程。

（二）体会

1. 不同阶段，不同治则 苹果型肥胖在第1疗程应以化湿为主，中期应以健脾为主，后期则以健脾益肾为主，治疗方法上可加重灸法的应用。而梨型肥胖者前期应以抑胃为主，中期应以通络为主，后期则可适当健脾。

2. 病机不同，取穴有异 苹果型肥胖症患者患心血管病、高血压、糖尿病和某些癌症的危险性较高，但其减肥效果较好。而梨型肥胖症患者患以上疾病的危险性较小，但减肥治疗的效果较差。因此，针灸临床必须针对不同的病机采用不同的治疗方案。

苹果型肥胖的主要病机以脾虚、湿阻中焦为主；梨型肥胖以胃强、痰阻脂络为主。因此，苹果型肥胖的治疗应以健脾化湿为主，取穴以脾经、大肠经、背俞穴为主，可以适当选用腹部穴位，刺激量偏轻；梨型肥胖的治疗以抑胃通络为主，取穴以胃经、脾经、大肠经为主，腹部穴位可以少用，刺激量偏重一点。

六十四、针灸减肥机理

针灸减肥的疗效，已为国内外大量临床实践和科学实验所证实。那么，针灸减肥的机理何在呢？首先，针灸治疗起到了调节下丘脑摄食中枢、阻断其饥饿信号、抑制饥饿感的作用，从而减少进食。

其次是调整植物神经功能的紊乱，纠正肥胖症患者交感神经功能低下和副交感神经功能亢进的失衡状态，使植物神经的功能接近或达到相对平衡的状态。

第三，提高了下丘脑－垂体－肾上腺皮质和交感神经－肾上腺髓质两大系统的功能。

第四，耳朵与全身许多脏腑、经络有千丝万缕的密切联系，通过刺激耳穴，即刺激耳部由神经、血管、淋巴管组合在一起的神经通路，从而调节人体脏腑、经络的生理功能和代谢紊乱，抑制脾胃的消化、吸收机能。

综上所述，针灸减肥的机理在于：通过针刺对患者神经及内分泌功能的调整，一方面能够抑制患者亢进的食欲，减少进食量；同时抑制患者的胃肠消化吸收功能，减少营养物质吸收及能量摄入。另一方面，针灸可以促进能量代谢，增加消耗，促进脂肪分解。

针灸对单纯性肥胖疗效确切，而单纯性肥胖中又以获得性肥胖疗效最佳。针灸不但具有短期疗效，也具有较稳定的远期疗效。有效病例经治疗后，主观感觉可出现食欲下降、饥饿感消失、大便通畅、浮肿消退、精神好转等改变；客观指标出现体重减轻、腰围缩小等。部分患者会出现外观及自我感觉瘦了，原来不能穿的衣服又能穿了，但体重却不见减轻的现象。这是因为针灸治疗将原先排列无序、杂乱无章的脂肪细胞整体化一，使之排列有序了；随着疗效的产生和疗程的延续，原先松软的肌肉变得结实了。

采用针灸、药物、饮食、运动等相结合的综合疗法，制定出持久、分阶段的减肥措施，将成为防治本病的发展方向。

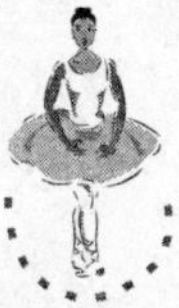

六十五、推拿减肥

推拿按摩能够调节体内各系统的功能，疏经通络、行气活血、祛湿利尿、化瘀消肿，从而取得降脂减肥的治疗效果。

推拿减肥主要在腹部、腰骶部、臀部、颈部和四肢等部位，以推、拿、按、捏、摩、擦、揉、搓、拍打等手法施治。每日或两日1次。

（一）腹部

操作方法：患者排空大小便，仰卧位解开衣扣和裤带，暴露腹部，在施行按摩部位涂少许按摩膏或放一块细软的薄布（以下各部均同），全身放松。既可他人施术，也可自我按摩。一手掌紧贴腹部，另一手复压其上，双手同时用力按顺时针方向按揉腹部30~50圈。按上腹、中腹、下腹之序分别进行，上腹以中脘穴为中心，中腹以肚脐为中心，下腹以关元穴为中心。也可以从上腹部开始按顺时针方向作圆周摩揉，边摩边慢慢向下移动，直至下腹部耻骨联合处，然后又从耻骨向两侧分摩，经脐旁向上至上腹部。上腹部胃区用力宜轻，中、下腹肠区用力可稍重。3次摩腹完毕，再重点按压旋揉上腹中脘、梁门、建里穴，中腹部天枢、大横穴，下腹部关元穴各2~3分钟。中脘、关元、天枢三穴也可单独用电动按摩器按摩，每次每穴20~30分钟，每日1次。然后将双手分放上腹部两侧，从上向下用力推擦30~50次。最后用双手轻轻拍打整个腹部30~50次，结束治疗。

（二）腰骶部

腰骶部减肥主要施行推、拿、按、捏、擦等手法。患者先排空大小便，坐位或俯卧位，解开腰带，暴露腰骶部，全身放松。双手叉腰（拇指向前，其余四指向后），两手同时用力将腰部皮肉捏起，停留数秒钟，再松开从腰部向骶部反复提捏30~50次。提捏完毕，再重点按肾俞、腰阳关（第4腰椎下凹陷中）、腰眼穴（腰阳关穴旁开3~4寸处），每穴按揉3~5分钟。然后四指并拢，指尖朝下，从腰至骶，反复推擦10~20次。最后以手掌反复轻摩腰骶 20 ~ 30 次，以缓减局部提捏后的不适感觉。

（三）臀部

臀部减肥主要施行提捏、按揉、叩击之法，手法宜重。患者先排空大小便，俯卧位，解开裤带，暴露臀部，全身放松。先以双手同时提捏左右臀部皮肉 30 ~ 50 次，再重力按揉环跳、环中穴（臀部，环跳穴与骶椎骶管裂孔连线的中点）各 2 ~ 3 分钟。然后双手同时在左右臀部做环形按摩 30 ~ 50 次。最后双手半握拳，叩击臀部 30 ~ 50 次，结束治疗。

（四）颈项部

颈项部减肥以搓、拿、捏、抹手法为主。先以双手掌搓擦颈部各 30 ~ 50 次，再拿捏项部斜方肌和肩井穴（第七颈椎下的大椎穴与肩峰连线中点），右手拿左侧，左手拿右侧，最后两手掌交替从后头枕部自上而下抹项部 30 ~ 50 次。

（五）四肢部

四肢部减肥主要以推、拿、搓、擦、拍等手法为主，自上而下、由前向后施术，脂肪丰厚处适当施以较重手法，促进四肢脂肪的消耗，达到减肥效果。

1. 上肢推按法 坐位或站立式，摘去手表、首饰、戒指等物，全身放松。首先用双手左右交替捏拿对侧上肢从肩部至手腕的皮肉各 30 ~ 50 次，重点提捏曲池、手三里（曲池穴下 2 寸）、外关穴（腕背横纹中点上 2 寸）、合谷穴。再用手掌摩擦整个上肢 30 ~ 50 次，然后从上至下轻揉 10 遍左右，最后五指并拢，拍打 30 ~ 50 次，结束上手法。

2. 下肢推按法 坐位，双手环抱一侧下肢大腿根部，从上至下经膝关节到小腿足踝捏揉10遍左右，重点捏按伏兔（大腿部，髌骨外上缘上6寸）、足三里、丰隆、太冲穴，再以双手掌根从上至下同时按揉双下肢上面和外侧10遍左右，然后以双手手掌从上至下同时摩擦双下肢上面和外铡10遍左右，最后五指并拢，从上至下同时拍打双下肢上面和外侧10遍左右，结束治疗。

六十六、新兴的按摩减肥法

1. 电动按摩法 以电动按摩器按照操作要求在身体脂肪堆积较丰厚处施行按摩。可重点按摩腹部的中脘、天枢、关元，腰部的腰眼，臀部的环跳，上肢的曲池，下肢的丰隆等穴。每次45分钟，每日1~2次。

2. 按摩椅减肥 按摩椅的外形近似于单人沙发，靠背上装有一对能够上下自由移动的按摩锤，它可模拟人的手法，对项、背、腰骶和臀部进行按摩、捶击，起到疏通经络、行气活血、消除疲劳、减少脂肪的作用。

3. 足掌按摩法 用指端按、压、掐、揉足底部肺、脾、胃、肝、大肠、小肠、肾上腺、生殖腺、淋巴腺等反射区，以局部有酸胀或疼痛感为度。每穴区按摩3~5分钟，每日1次。

4. 传导式按摩法 清洁腹部，以开穴油开肝经急脉穴（下腹部前正中线耻骨联合旁开 2.5 寸，腹股沟股动脉搏动处）；先在腹部擦消脂精油并行顺时针按摩 5 分钟；然后男用推脂膏，女用溶脂膏按摩 30 分钟；用离子热喷器喷洒纯净水，促使药膏吸收；再以强力收腹纹膏继续按摩 10 分钟，以消除腹纹，收紧腹部；最后在腹部搽擦燃烧脂肪胶囊液，外用保鲜膜紧裹腹部 3～4 圈，固定 1 小时。

5. 捏脊法 捏脊系在背部进行，必须由他人施术。病人脱去上衣，松开裤带，暴露背部和腰骶部，全身放松（小儿可以伏在大人腿上，固定其下肢，以免乱动，影响操作）。捏脊时，术者双手中指、无名指、小指呈半握拳状，食指半屈，拇指伸直，指腹罗纹对准食指第二指关节桡侧，虎口向前。从尾骶部脊椎两侧开始，用拇、食二指将皮肤捏起，双手食指指甲紧靠，沿脊柱向上推进提捏 3～5 遍，然后双手拇指分别在脾俞、胃俞、肾俞穴按揉 2～3 分钟。每日 1 次，早上或空腹时进行为好。若是饭后，则应休息 1 小时后再操作。提捏力量和推进速度应适中，勿过强、过弱或过快、过慢。

6. 辣椒精化素按摩法 清洗局部，首先用消脂油按摩 15 分钟，次用消脂盐按摩 15 分钟，再用辣椒精化素按摩 30 分钟。最后将辣粉加消脂奶涂敷局部，外用保鲜包裹固定，用电毯式减肥仪加温 1 小时后结束治疗。本按摩法能使人体充分吸收上述各种消脂油膏，疏通经络、行气活血，促进新陈代谢，加速淋巴系统循环和脂肪分解，化脂为水，消脂减肥。

7. 搓盐疗法 先以鲨鱼肝油涂擦肥胖部位，然后按摩片刻，使肌肉放松，汗毛孔扩张；再用消脂盐搓揉。消脂盐对皮肤的浸透度极高，且不会损伤皮肤，在搓揉之中盐分逐渐溶解，搓揉过的皮肤油光透亮，这是表皮脂肪分解渗透出来的现象。在这种情况下，皮肤表面的汗毛也更加扩大，从汗毛孔浸入体内的矿物质开始分解皮下脂肪，使之不断渗出而瘦身。此法用于局部减肥，每次 20 分钟即可；用于全身约需 1 小时左右。每周 2 次，连续 10 次能产生明显效果。过敏体质和肾病患者忌用。

8. 拍打疗法 由患者本人用特制的拍子拍打身体的肥胖部位，用腕力有节奏地进行弹打，先从背部正中线开始，然后依次拍打脊柱两侧、腰骶部、臀部、上肢、下肢。拍打四肢应先左侧，后右侧，从肢体近端拍向远端，从前面拍向后面，从内侧拍向外侧。每一侧面反复拍打 3 ~5 遍。

9. 瘦身按摩法 先将天然植物美体膏涂擦在肥胖部位，有节奏地按摩 15 分钟，然后再用特制电脉冲瘦身仪继续按摩 30 分钟。通过天然植物油膏与瘦身仪联合按摩，增强胃肠蠕动，促进新陈代谢，逐渐化解脂肪，产生减肥效应。10 次 1 个疗程，一般 1 ~2 个疗程即有明显效果。

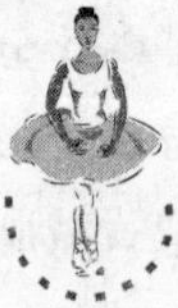

六十七、推拿减肥注意事项

1. 推拿减肥由他人代为按摩时，肥胖者只是被动地躺在床上不动，而自我按摩则是主动地自己用力，等于参加一项体力活动，减肥效果更理想。所以，在可能的情况下，肥胖者以自我推拿按摩为好。

2. 按摩前要将双手清洗干净，指甲也应修剪，以免按摩中划伤皮肤。

3. 按摩前应排空大小便，根据按摩部位，选择舒适、方便操作的体位，全身放松。

4. 最好能直接在皮肤上按摩，操作前在局部皮肤上涂少许按摩霜膏，或垫上一块薄薄的软布。如在室外进行，也可隔衣按摩，但疗效不如直接按摩好。

5. 室内按摩虽然要注意空气流通，便因需要脱衣操作，所以，防止感受风寒更为重要。

6. 在胸、背部施行推拿按摩术，力量要轻揉适中，防止损伤胸骨和肋骨。

7. 施行拿捏和捏脊疗法时，力量要适中。力量小了，肥厚的皮肉难以捏起；力量大了，局部会有疼痛感，弄不好还会引起皮下出血，出现青紫瘀斑。在这种情况下，应适当休息几天，再以正确手法继续按摩。

8. 凡有严重胃肠病、急性胃炎、肾炎、肠癌、子宫癌以及妇女经期、孕期、均不宜施行腹部和腰骶部推拿按摩术。腹部按摩时，力量也不宜过大、过强，以免伤及内脏。

9. 在过饥、过饱、过度饮酒、过度疲劳的情况下，不宜推拿按摩。一般在饭后 2 ~ 3 小时按摩为宜。

10. 皮肤有感染、炎症、冻疮、烧伤、烫伤以及患有严重心、肝、肾疾病和恶性肿瘤、结核性骨关节炎、骨折的肥胖病人，均不宜施行推拿按摩。

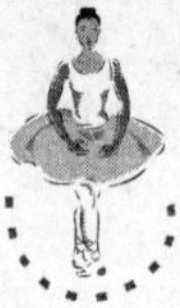

六十八、气功减肥

（一）练功的要求

练功必须选择安静的环境，不应在人多混杂的地方练功，室内室外均可，但应注意通风，避免强烈阳光照射。

练功者要心情愉快，思想集中，闭功静心，全神贯注。目不见、耳不闻、锁心猿、栓意马，内排杂念，外拒干扰，使精神内守、意念归一。在各种准备就绪后，先深呼吸 1 次，吐故纳新，调节神情，全身放松，慢慢进入练功状态。呼吸要顺其自然，以不憋气、舒适为原则，采取深吸慢呼的腹式呼吸法，以意领气，心意相合。

（二）练功的时机

一般而言，只要有安静的环境，无杂念干扰，任何时间练功都能得气获意，但以早上 3 ~ 7 点、下午 5 ~ 7 点和晚间 9 ~ 11 点练功最好，尤其在清时晨 5 ~ 6 点空腹时练功最能获益。早上 3 ~ 5 点，肺经气血最盛，肺主气，司呼吸，此时练功最容易得气；5 ~ 7 点是大肠经气血最盛时刻，本经也是多气多血之经，可助肺气；下午5~7点，肾经气血最盛，肾为先天之本，主纳原气，此时练功最易气归丹田；晚间9~11点，三焦气血最盛，三焦主管人身之气化，此时练功最易把气布散全身。据此，可每天早晚各练1次，每次20~30分钟。

（三）练功的感应

练功的感应称之为“得气”，得气一般有酸、麻、胀、热、凉、痒、跳动、疼痛等8种感觉，谓之“八触”。当然，得气感也是因人而异的，不会同时全部出现“八触”现象，只要有其中1~2种反应就属于得气了。但最好是出现丹田或手心发热，若能出现手心发红，颜面及全身发热、出汗，或者丹田之热气向下肢及足底放散，其练功效应就更为理想。

（四）气功减肥的呼吸练习

1. 腹式呼吸法

（1）仰卧，一手放在胸部两乳间，手心对准上丹田膻中穴，一手放在用腹部脐下3寸，手心对准下丹田关元穴，做均匀、平稳、缓慢的腹式呼吸3~5分钟。

（2）坐位（普通坐位）、立位或马步位均可，两肩向后，颈项伸长。先用鼻吸气，然后慢慢将气全部由口腔呼出。吸气时应尽量收腹，以便最大幅度使颈项伸长，呼气时应鼓起腹部，尽量使腹腔加大，颈项缩短。

2. 深呼吸收腹 站位，左手掌心置腹上，右手掌心置腰部。慢慢吸气，收腹，挺胸，左手同时向腹部压；深呼气，腹肌放松并向前挺起。反复50次左右。

3. 胸腹式呼吸 端坐或站立位，双脚分开与肩同宽，足趾抓地，沉肩垂肘，含胸拔背，两臀微收，两眼平视或微闭，自然呼吸，排除杂念。左手按于胸部，右手按于下腹部。吸气时挺胸收腹，呼气时含胸鼓腹使气冲丹田，小腹鼓得越高越好。一呼一吸为一次，可于饭前空腹时练50次左右。

4. 三息气功法 自由体位。每次吸气、呼气皆分3次完成，即吸—吸—吸、呼—呼—呼。三吸三呼为息，每一息以意引气至足尖。共做三息。

（五）气功减肥的运动法

1. 预备 站立位，膝微屈，两脚分开略宽于肩，目正视，口微闭，舌抵上腭，含胸拔背，两臂自然下垂，全身放松。

2. 起势 吸气，两臂同时缓缓向前平举，掌心向下；呼气，屈膝下蹲，双手轻轻下按平脐。

3. 升降开合 吸气，转掌心向上，指尖相对，缓缓上升至胸前，双膝缓缓直伸；呼气，翻掌向下缓缓压至小腹，屈膝下蹲。

4. 气贯三焦 吸气，两掌相合，掌心向内，指尖朝下，向上提气，经下腹部、上腹部到胸部；双手转腕，变指尖朝上，呼气，经胸部、面部，举过头顶；吸气，转臂向外，掌心向上，指尖相对，成托天之状。

5. 挥动双臂 呼气，双臂从身体两侧缓缓下落，双膝微屈。

6. 转臂后伸 吸气，双臂内转向身后下落，转掌心相对，后伸45°，膝关节伸直，脚跟提起，体微前倾。

7. 腰前甩气 呼气，双手转腕，五指并拢成爪形，曲肘上提至腋下划弧，夹臂向前掏出，五指分开向腰前甩气，屈膝，足跟落地。

8. 天目贯气 吸气，转掌心向上，指尖朝前，双手缓缓向前托起，膝渐伸直，抬头，仰视前上方，向天目贯气；呼气，两臂内收，扩胸，转掌心向下，指尖相对，向下导气至丹田。

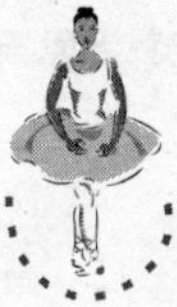

六十九、不足取的外科手术减肥

外科手术减肥大体上有以下几种方法：

1. 缩小“容器”，减少食量的胃短路术。

2. 医治局部肥胖的脂肪抽引术（抽脂）。

3. 截短肠道，减少吸收的空肠回肠吻合术（肠道短路术）。

由于手术减肥是一种具有创伤性、损害性的疗法，会给患者带来较大的痛苦，术后还容易并发低蛋白血症、维生素缺乏症、肝硬化、贫血等多种并发症。且手术不易于操作，术后感染机会多，切口不易愈合，术中也较一般人危险性大。因手术减肥而引起的医疗纠纷在报刊杂志上屡见不鲜，故手术减肥不可轻易采用。

七十、药物减肥疗法

肥胖症的药物治疗不占重要的地位，因为迄今为止医学界和美容界还未能掌握治疗肥胖病的真正有特效的药物。

临床上常用的药物有以下几类：

（一）食欲抑制剂

1. 二乙胺苯酮 是一种较好的消瘦剂，每次25mg，1日2～3次，饭前半小时至1小时口服；长效制剂每次75mg，日服1次，对于极度或顽固性肥胖患者，可增加剂量至每日100mg，半个月至2个月为1个疗程。

2. 氯苯咧哚 为非苯丙胺类高效消瘦剂，每次1mg，每日3次，饭前1小时服用；或每次2mg，每日1次，午饭前1小时服。

3. 氟苯丙胺 每次20mg，每日2次。有抑制食欲的作用，但有嗜睡的副反应。可以先服用1片，8小时后再服1片。如体重不下降，则可加至2～3倍量。体重超过130公斤者，药量可增到每天12片，达到效果后再逐渐减量。

（二）抑制消化吸收的药物

1. 膨胀充填剂 膨胀充填剂本身无减肥作用，且这类药物在胃内膨胀很慢，在肠内膨胀会引起腹泻，故每天服用 1～4g 的甲基纤维素与其说是食欲抑制剂，不如说是一种缓泻剂。

2. 小肠二糖酶抑制剂 结构与双糖极为相似，进入小肠数小时便与双糖酶结合，抑制其活性，双糖不能分解成单糖，而不被吸收排出体外。

（三）促进代谢的药物

1. 甲状腺激素 有人主张在限制热量的同时并用甲状腺激素要比单纯限制热量摄入时体重减轻明显。T_3的开始剂量是每日 25μg，5～7 天加量 1 次，至心律每分钟 95～100 次时不再加量，一般每日用 100μg 即可。甲状腺激素虽使代谢亢进，但因减少肌肉的量远多于减少脂肪量，此外还引起多汗、心悸、高血压及心绞痛等，故一般不宜用于减轻体重。

2. 生长激素（GH） 生长激素能使代谢亢进、促进脂肪组织中的脂肪酸游离，加速机体对游离脂肪酸的利用，从而减少脂肪的贮存，达到减肥的目的。

3. 二硝基酚 是最常用降低体重的代谢刺激剂，具有对组织代谢亢进的刺激作用，以增加基础代谢率来达到降低体重。每日量 3mg/kg 体重，在 200～300mg 以下，如有一定效果，且未发现有副作用或副作用较轻，一般使用 3 个月，可逐渐增加剂量。如要继续使用，则中间停药 1 个月，再从少量开始。

4. 脂解素 又称“脂溶素”，能促进脂肪库中脂肪消耗，并促进脂肪燃烧，激活脂肪组织的溶脂酶，适用于体质性肥胖症。每次 50mg，每日 2 次，肌内注射。10～20 天为 1 疗程，停药后可重复疗程。

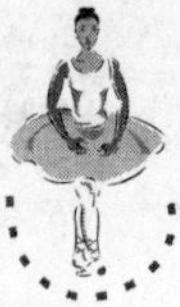

七十一、中医减肥七法

中医学认为：肥胖病多为本虚标实之症，以气虚为主。若兼阴阳失调，可有阳气虚或阴气虚，病在脾、肾、肝、胆及心、肺，临床以脾肾阳虚为主，肝郁气滞、肝胆疏泄失调亦可见；标实以膏脂、痰浊为主，常兼有水湿，亦有兼血瘀、气滞者。标本虚实之间，可有侧重、错杂，故症候复杂多样。临症时应详辨症候、舌苔、脉象，抓住重点，审证求因，辨证与辨病相结合，精心遣药，职守善变，方能取得满意疗效。

1. 健脾法 有健运脾胃的作用。症见脾虚气弱、胃纳减少、肢体倦怠、胖而无力、舌淡苔白、脉细弱无力。常用方如参苓白术散、异功散、枳术丸、五苓散等。

2. 祛湿法 用于因脾不健运、水湿停留而为肥胖者。症见腹胀、纳差、身肿、苔腻、脉沉细。代表方如泽泻汤、二术茯苓汤、防己黄芪汤等。

3. 化痰法 用于痰浊肥胖。症见胸闷、嗜睡懒动、舌胖大、苔白腻、脉滑。轻者用二陈汤、三子养亲汤；重者用控涎丹、导痰汤等。

4. 利水法 有微逐与推逐之分。症见肥胖浮肿、少尿、腹胀、苔白、脉沉细。微逐用五皮饮、导水茯苓汤、小分清饮；推逐用舟车丸、十枣汤之类。

5. 消导法 用于食欲亢进型肥胖，对营养过剩性肥胖有一定效果。症见肥胖懒动、腹满积食、苔腻、脉实。消米食积多用麦芽，消面食积用神釉，消肉食积多用山楂，总体消食用三仙饮。

6. 通腑法 以轻泄为主，多用于嗜食肥甘厚味所致肥胖。症见大便干结、行动不便、动则喘息、苔黄厚、脉洪大而数。选用大承气汤、小承气汤、调胃承气汤或单味大黄片、番泻叶泡茶。

7. 疏肝理气法 用于胖肥兼肝郁气滞或血瘀。症见肥胖兼有胁痛连及乳房、急躁易怒、眩晕、倦怠、腹胀、舌红、苔黄、脉弦。常选温胆汤、疏肝饮（柴胡、郁金、姜黄、薄荷）、消胀散（砂仁、莱服子）、逍遥散（丸）等。

七十二、具有减肥作用的中药

（一）山楂

山楂属于蔷薇科植物山楂的干燥成熟果实，切片入药，生用或炒用。功效为消食健胃、行气散瘀。用于肉食积滞、胃脘胀满、泻痢腹痛、瘀血经闭、产后瘀阻、心腹刺痛。入汤剂用量10～15克，或入丸散剂。

药理学研究：山楂含有金丝桃甙、槲皮素、牡荆素、儿茶精、黄烷聚合素、有机酸、糖、维生素、鞣质、蛋白质等。具有降低血脂、抗动脉粥样硬化作用，可活血消食，是减肥处方中的常用药物。因为山楂未经提取时含有大量的有机酸，能增加食欲，不适用于食欲亢进的肥胖病人。在临床应用中一定要考虑用法和用量，或应用山楂的提取物，或放入中药的复方中使用。

处方1：生山楂、丹参各30克，柴胡、枳实、当归、香附、郁金、泽泻各12克，荷叶10克，水蛭、大黄各6克。每日1剂，水煎分2次服。适用于气滞血瘀的肥胖病人。

处方2：山楂10克，生大黄、桃仁各6克，草决明12克。开水冲泡，代茶饮。适用于实证肥胖病人。

（二）荷叶

荷叶属于睡莲科植物莲的叶片，8～9月采收，晒干入药。功效清热利湿，用于夏季暑热头痛、眩晕、脾虚泄泻、多种出血症。可入汤剂，用量3～12克，也可入丸剂、散剂、外用水洗剂。

药理学研究：荷叶含有莲碱、荷叶碱、莲甙、槲皮素、酒石酸、柠檬酸和鞣质。具有清热利湿的作用。民间暑天服食荷叶粥以祛除暑热。常用来治疗肥胖病，尤其适用于夏季减肥，或用于肥胖病人脾虚湿阻化热证和胃热湿阻证。

处方1：荷叶、苍术、白术、黄柏、牛膝、薏仁、黄芪、桂枝、木瓜、山楂、茯苓、泽泻、车前子、虎杖、夏枯草、甘草各适量。每日1剂，水煎分2次服。

具有健脾利湿、补气通阳作用，可减肥、降压、降血脂。

处方2：荷叶、山楂、泽泻各适量，水煎代茶饮。有减肥、降脂作用。

处方3：荷叶、大黄、厚朴、枳实、黄芩、夏枯草、茶叶各10克、甘草5克。每日1剂，水煎分2次服。用于胃热湿阻证的肥胖病人。

（三）泽泻

泽泻属于泽泻科植物泽泻的干燥块茎，冬季采挖，洗净干燥，去皮切片入药。功效清湿热、利小便。用于小便不利、水肿胀满、泄泻尿少、痰饮眩晕、热淋涩痛。可入汤剂，用量5～10克。

药理学研究：泽泻含有氨基酸、脂肪酸、糖类、钾盐及泽泻醇A、B、C以及乙酸乙脂等。具有降低血脂、抗动脉粥样硬化、抗脂肪肝作用。动物实验发现，泽泻可降低肥胖大鼠子宫、睾丸周围脂肪指数，可抑制小鼠小肠脂化胆固醇的能力，可降低大鼠小肠内的胆固醇吸收率。

泽泻具有清热利尿作用，是减肥降血脂的常用中药，适用于肥胖病人的胃热湿阻证。可以单独使用或加入中药复方中使用。需要注意的是，泽泻药性甘寒，对体虚者或热象不明显者慎用，或配伍其他中药，以减其寒性。如在《金匮要略》的古方中，用泽泻配白术，名“泽泻汤”，可健脾利水，能治疗脾虚水肿的肥胖病人。在《伤寒论》的古方中，以泽泻配猪苓、茯苓、白术、桂枝，也可用于脾虚浮肿肥胖病人的减肥治疗。

处方1：泽泻、泽兰各12克，茉莉花、玫瑰花、荷叶、决明子、枳壳各10克，桑椹、补骨脂、何首乌各15克；嗜睡加乌龙茶10克；便秘加生大黄5克（后下）；气短加党参、黄芪各15克。每日1剂，水煎分2次服。

处方2：泽泻、决明子各30克，荷叶24克，生石膏40克，红参12克，黄粳米、甘草、知母、半夏各10克。制成冲剂，每次10克，每日2次。

处方3：泽泻、薏米各18克，陈皮、半夏各20克，知母15克，荷叶60克，甘草10克。制成胶囊，每次5粒，每日3次。具有清胃热、祛湿化痰作用，用于治疗13~16岁儿童单纯性肥胖病。

（四）大黄

大黄属于蓼科多年生草本植物大黄的根，别名“将军”、“锦纹”，性苦寒，大黄可生用和炙用。临床上大黄入煎剂，用量为3~10克，炙大黄用量可适当增加。

药理学研究：大黄含有蒽醌类衍生物、鞣质、多糖、有机酸、微量元素等。具有泻下攻积、活血化瘀之功效。大黄的泻下作用能减少肠道对胆固醇的吸收，从而具有降胆固醇及减肥的作用。大黄适用于治疗有实热而又体壮、大便偏干的肥胖病人，但要防止过泻。上海香山中医院用大黄醇提取片治疗452例肥胖病，减肥有效率在87~92%。

处方1：大黄、厚朴、枳实、芒硝各适量。每日1剂，水煎分2次服。具有峻下热结之功效，适用于热结便秘、实证肥胖病人。

处方2：生大黄、川芎、乳香、红花各适量。每日1剂，水煎分2次服。具有理气、活血、通下作用，适用于气滞血瘀的肥胖。

处方3：生大黄、生黄芪、汉防己、荷叶、冬瓜皮、白术各适量。每日1剂，水煎分2次服。具有益气活血、健脾利湿作用，适用于脾虚湿浊之肥胖。

（五）番泻叶

番泻叶是豆科植物狭叶番泻和尖叶番泻的小叶，9月采收，晒干生用。功效为清热行滞、通便利水。用于治疗便秘，尤适用于热结便秘、腹痛、水肿。可单味开水冲泡代茶饮，也可入汤剂（后下）和散剂。轻泻缓下用量1.5～3克，重泻攻下用量5～10克。

药理学研究：番泻叶含有番泻叶甙A、B、C、D、大黄醇、大黄酸、芦荟大黄素、多糖等，具有促进肠蠕动致泻的作用。临床可用于急性胰腺炎、菌痢、流行性出血热、胆囊炎、产后回乳等。由于番泻叶使用方便，取效迅速，近年来也是应用于肥胖症治疗的常用中药，适用于肥胖病人的实证、大便秘结者。但忌用于肥胖病人的虚证如脾胃虚弱、大便溏泄者，肥胖儿童和哺乳期妇女、孕妇。在应用番泻叶时一定要注意掌握适当的剂量，剂量过大时，会发生恶心、呕吐、腹痛等，也有发生胃肠出血和癫痫发作的报道。

处方1：番泻叶、胡黄连、生大黄各10克，生地黄15克，夏枯草、决明子各12克。制成浓缩煎剂，每次口服20～30ml，每日3次。具有清胃通腑、凉血润肠的作用，治疗脾胃实热证的肥胖病人。

处方2：番泻叶、大黄各10克，三七3克，补骨脂12克。每日1剂，水煎分2次服。

（六）决明子

决明子属于豆科植物决明的成熟种子，又名“草决明”，可生用或炒用。功效为清肝明目、润肠通便，可用于治疗头痛眩晕、目赤肿痛、热结便秘。

现代药理学研究：决明子含有蒽醌类的大黄酚、芦荟大黄素、决明素、甾醇和脂肪酸等。有降血压、降血脂、抑菌等作用，可治疗肥胖病、高脂血症、习惯性便秘、乳腺炎、霉菌性阴道炎、小儿消化不良、口腔溃疡、白内障。

决明子为药食两用之品，可炒后泡茶饮，具有清热明目的作用。决明子有轻泻作用，可干扰脂肪和碳水化合物的吸收，是减肥降脂治疗最常用的药物。可以入汤剂、散剂、片剂，生用的泻下作用比炒用强，入汤剂的常用剂量10～15克，打碎后入汤剂煎效果好。

处方1：决明子、泽泻、防己各15克，茯苓、荷叶、白术各12克，陈皮10克。每日1剂，水煎分2次服。具有健脾利湿、祛痰化湿作用，适用于肥胖病人脾湿痰阻证。

处方2：决明子、首乌、山楂各15克，枸杞子10克，丹参20克。每日1剂，水煎分2次服；或取汁1500ml，代茶饮。可减肥、降血脂。

处方3：决明子、山楂、麦芽、赤小豆、陈皮、茯苓、泽泻、炒二丑、神曲、莱菔子、夏枯草、藿香、茶叶各适量。水煎代茶饮，有减肥降脂及利水作用。

处方4：决明子、茶叶、三七、山楂、莱菔子、夏枯草、菊花各适量。水煎代茶饮。

（七）黄芪

黄芪属于豆科植物黄芪和蒙古黄芪的干燥根，春秋采挖，晒干切片入药，生用或炙用。功效补气固表、利水退肿、托毒生肌，用于气虚乏力、食少便溏、水肿尿少、气血不足、痈疽不溃或溃后不敛、气虚血瘀所致肢体麻木、关节痹痛、气虚津亏之消渴等证。入汤剂用量为10～15克，大剂量可用30～60克，补则炙用，其它生用。

药理学研究：黄芪含有皂甙、多糖、黄酮、氨基酸、微量元素等，在减肥中常配用，以达到补气健脾、利湿的作用。因为胖人多气虚，应用黄芪可改善肥胖人的体质，增强机体的抗病力，尤其适用于中老年肥胖病人或合并有冠心病、糖尿病、肾脏病的肥胖病人。应用时应注意黄芪补气升阳，易于助火，又能止汗，因此不适于体壮表实、气滞湿阻、食积内停、阴虚阳亢、痈疽初起和溃破后热毒尚盛等证。

处方1：黄芪、荷叶、防己、冬瓜皮、生大黄、香附、白芥子、白术、泽泻、黄精各适量。制成胶囊，每次2~4粒，每日3次。适用于痰湿夹瘀者。

处方2：黄芪、防己、白术、川芎、制首乌各15克，泽泻、生山楂、丹参、茵陈、水牛角各30克，生大黄9克，仙灵脾10克。加水煎取100ml，每次口服50ml，每日2次。具有益气健脾、温肾助阳、活血化瘀、利水消肿的作用，治疗单纯性肥胖病人证见脾虚湿阻兼血瘀者。

处方3：生黄芪75克，山楂、薏仁、苍术各50克，当归、茯苓、防己各40克，柴胡、薄荷、泽泻、桂枝、白芍、决明子各35克，川朴、杏仁各30克，半夏、川芎各25克，桔梗、枳壳各20克，生大黄、防风各15克，荷叶、麻黄、芒硝各10克。水煎服，每日3次，连服10剂，休息3天，40天1疗程。本方由防己黄芪汤、防风通圣散、逍遥散和二陈汤四方合化而成，具有表里双解、上下分消、分清降浊作用。可化痰祛脂、清洁脏腑、健美减肥，适用于单纯性肥胖。

（八）白术

白术属于菊科植物白术的根茎，冬季采挖，晒干切片入药。功效为健脾益气、燥湿利水、止汗、安胎，用于脾虚食少、腹胀泄泻、痰饮眩晕、水肿、肥胖病脾虚湿阻证。入汤剂用量10~15克，或入丸散剂。

药理学研究：白术含有挥发油1.4%，主要为苍术醇、芹子烯、苍术酮、白术内酯、炔类化合物及纤维素A等。为健脾利水之要药，凡肥胖病人有脾虚水肿、脾虚湿阻证者，均可应用。

处方1：白术、人参、茯苓、甘草、山药、莲子肉、白扁豆、砂仁、薏仁、桔梗、大枣各适量。每日1剂，水煎分2次服。适用于脾虚湿阻之肥胖病人。

处方2：大黄、白术、猪苓、泽泻、茯苓、桂枝、槟榔、厚朴、桔梗、苏叶、甘草、木香各适量。每日1剂，水煎分2次服。适用于肥胖病人脾虚证。

（九）茯苓

茯苓属于多孔菌科真菌茯苓的菌核，7～9月采挖，阴干入药。功效利水渗湿、健脾安神，用于小便不利、水肿、痰饮、眩晕、心悸、脾虚食少、便溏腹泻、失眠夜惊、心神不安。常入汤剂，用量10～15克，也可入丸、散剂。

药理学研究：茯苓含有茯苓多聚糖、β茯苓多聚糖、纤维素、脂肪酸、茯苓酸、树胶、蛋白质等。具有利尿、镇静、抗肿瘤、保护肝脏免受损伤等作用。也是减肥方剂中常用的药物，因为肥人多痰多湿。因此，凡肥胖病人有浮肿、尿少、脾虚及水湿停留者，均可应用。

处方1：茯苓、陈皮、半夏、甘草、竹茹、生姜、枳实、大枣各适量。每日1剂，水煎分2次服。具有温化痰饮的作用，适用于痰湿肥胖。

处方2：茯苓、藿香、苏叶、白芷、大腹皮、白术、半夏曲、陈皮、厚朴、桔梗、炙甘草、生姜、大枣各适量。每日1剂，水煎分2次服。适用于脾虚湿浊肥胖病人。

处方3：茯苓20克，首乌、当归、鸡血藤各30克。每日1

剂，水煎分2次服。具有减肥、降血脂作用。

（十）汉防己

汉防己属于防己科植物粉防己的干燥根，秋季采挖，洗净去皮，晒干切段入药。功效利水消肿、祛风止痛，用于治疗水肿、小便不利、风湿痹痛。多入汤剂，用量5~10克。

药理学研究：汉防己含生物碱1.2%、黄酮、酚类、挥发油、有机酸等，可治疗高血压病、冠心病、关节炎、肥胖症。适用于水湿浮肿的肥胖病人，尤其是老年肥胖症和妇女更年期肥胖病人伴有高血压、关节肿痛者。

处方1：汉防己、黄芪、白术、甘草、生姜、大枣各适量。每日1剂，水煎分2次服。具有健脾利水的作用，用于脾虚水肿的肥胖病人。

处方2：防己、苍术、白术、茯苓、车前子、泽泻、木通、薏米、厚朴、木香、乌药、佛手各适量。每日1剂，水煎分2次服。具有健脾、化湿、利水作用，用于脾虚湿阻证的肥胖病人。

处方3：防己、党参、白术、泽泻、车前子、补骨脂、茶叶各10克，附子、肉桂各3克，甘草5克。每日1剂，水煎分2次服。具有健脾益肾、温阳化湿的作用，适用于脾肾阳虚的肥胖病人。

（十一）防风

防风属于伞形科植物防风的干燥根，春秋采挖，晒干切片入药。功效解表祛风、祛湿止痛，用于感冒头痛、风湿痹痛、风疹瘙痒、破伤风。可入煎剂，用量3~10克，也可入酒剂、丸剂、散剂。

药理学研究：防风含有挥发油0.1%、升麻素、酚类、香豆素、多糖、β谷甾醇等。用于减肥治疗，具有疏通三焦、表里双解、泻胃肠腑实的作用。适用于肥胖病人实证，还有降血压和降血脂的作用。

处方1：防风、麻黄、荆芥、薄荷、连翘、桔梗、川芎、当归、白术、栀子、大黄、芒硝、石膏、甘草、白芍各适量。每日1剂，水煎分2次服。适用于肥胖兼有胃热、肝热和大便干燥者。

处方2：防风、川朴、黄芪、何首乌、苍术、泽泻、仙灵脾、黄精、禹余粮各15～20克。制成丸剂，每日3次，30天1疗程。

（十二）何首乌

何首乌属于蓼科植物何首乌的干燥块茎，秋冬采挖，生用或炮制入药。功效润肠通便、解毒消痈。生用治疗肠燥便秘、痈疽瘰疬；制用用于精血亏虚、头晕眼花、腰酸腿软、脱发白发、遗精、崩带。入煎剂用量10～15克，或入丸散剂。

药理学研究：何首乌含有蒽醌类化合物，如大黄酚、大黄素、大黄酸、槲皮素、首乌甙、多糖卵磷脂、淀粉、脂肪等。具有轻泻作用，能抑制脂肪与碳水化合物在肠道吸收，并促进肠道排泄，而起降脂减肥的作用。适用于单纯性肥胖病人大便偏干或便秘、身体健壮者。虚证便溏者慎用，或与其他中药配伍应用。作为减肥或降脂作用，当选生何首乌。

处方1：生何首乌15克，黄芪、泽泻各20克，荷叶30克，山楂15克，生大黄10克，白芥子、元胡各12克。水煎服，每次100ml。每日2次。适用于实证肥胖病人。

处方2：生何首乌、当归、鸡血藤各30克，茯苓20克。每日1剂，水煎分2次服。具有降低甘油三酯和总胆固醇的作用。

（十三）海藻

海藻属于马尾藻科植物海蒿子和羊栖菜的全草，夏季采收，洗净切段，晒干入药。功效软坚散结、利水消肿，治疗瘿瘤瘰疬、痰饮水肿。多入汤剂，用量6～12克，亦可入丸散剂。

药理学研究：海藻含有藻胶酸、粗蛋白、多糖、甘露醇、碘、钾等。可以降低高脂大鼠血中胆固醇含量，对高脂家兔也有降低胆固醇和减轻动脉粥样硬化作用，还可降低血压。海藻为药食两用之品，广泛用于减肥中。

处方：海藻、泽泻、茵陈、夏枯草各12克，薏仁15克，山楂15克，柴胡、白芥子各10克。每日1剂，水煎分2次服。

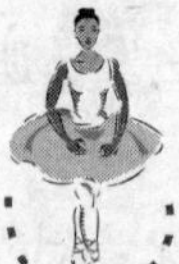

七十三、肥胖症的中医辨证论治

（一）痰浊闭阻型

1. 证候　肥胖，头晕头胀，头重如裹，昏昏欲睡，口粘或甜，胸膈满闷，脘腹痞胀，肢体困重，动则更著，大便不爽，舌淡苔白腻或黄腻，脉滑。

2. 治法 化痰祛湿。

3. 方药 半夏、陈皮、茯苓、竹茹、枳壳、茯苓、泽泻、甘草。每日1剂，水煎分2次服。

4. 加减 头晕胀重如裹、昏昏欲睡可加藿香、佩兰、菖蒲；食欲亢进加黄芩；伴畏寒者加桂枝；伴乏力明显时加生黄芪。

（二）脾虚湿阻型

1. 证候 肥胖，浮肿，疲乏，无力，肢体困重，尿少，纳差，腹满，动则气短，舌质淡红，苔薄腻，脉沉细或细滑。

2. 治则 健脾补气、化湿利水。

3. 方药

（1）人参、白术、茯苓、甘草、山药、莲子肉、桔梗、扁豆、薏苡仁、缩砂仁。每日1剂，水煎分2次服。

（2）白术、木香、黄连、甘草、茯苓、人参、神曲、陈皮、山楂、砂仁、山药、肉豆蔻。每日1剂，水煎分2次服。

（3）加减：水湿重者加车前草15～20克，木通10克，汉防己12～15克；腹胀明显者加厚朴6～10克；疲乏重者加黄芪10～15克，山药10～15克。

（三）胃肠实热型

1. 证候 肥胖，头胀，消谷善饥，肢重困楚，口渴喜饮，大便秘结，舌质红，苔腻微黄，脉滑或数。

2. 治则 清胃泻火、通调腑气。

3. 方药

（1）大黄、厚朴、枳实。每日 1 剂，水煎分 2 次服。

（2）保和丸：山楂、神曲、半夏、茯苓、陈皮、连翘、莱菔子。

（3）大黄、枳实、神曲、茯苓、黄芩、黄连、白术、泽泻。每日 1 剂，水煎分 2 次服。

（4）加减：热甚者加黄连 6 ~ 10 克，生石膏 15 ~ 20 克；湿重者加车前草 10 ~ 15 克，汉防己 12 ~ 15 克，苍术、白术各 15 克；头胀重者加菊花 10 ~ 15 克，夏枯草 10 ~ 15 克；大便干将炙大黄改为生大黄，并加胡黄连 6 ~ 10 克，或番泻叶 3 ~ 6 克代茶饮。

（四）肝瘀气滞型

1. 证候 肥胖，胸胁胀满，胃脘痞胀，月经不调，失眠多梦，精神抑郁或烦急易怒；亦可伴有大便不畅，舌淡红或偏红，苔白或薄腻，脉弦细。

2. 治则 疏肝理气、活血化瘀。

3. 方药

（1）柴胡、当归、白芍、茯苓、炙甘草、生姜、薄荷。每日 1 剂，水煎分 2 次服。

（2）香附、苍术、川芎、神曲、栀子。每日 1 剂，水煎分 2 次服。

（3）加减：大便干者加生大黄 3 ~ 12 克；血瘀重者加生蒲黄 10 ~ 12 克，三棱 10 ~ 15 克，莪术 10 ~ 12 克；气滞重者加枳实

10～12 克；热盛者加黄芩 10～15 克，黄连 6～10 克；烦躁者加生石决明 15～30 克，草决明 10～15 克；胁痛加川楝子 10～12 克。

（五）气滞血瘀型

1. 证候 肥胖，胸胁作痛，痛有定处，脘腹胀满，月经不调或闭经，经血色暗有块，舌质紫暗或有瘀斑瘀点，苔薄，脉弦或弦涩。

2. 治法 理气活血。

3. 方药 桃红四物汤（桃仁、红花、当归、熟地、川芎、白芍）加味。本方重在和血化瘀，方中桃仁、红花活血化瘀；白芍、当归养血活血：川芎理气活血；熟地滋阴补血。

4. 加减 气滞为主者如胸胁胀痛、脘腹胀满选加香附、枳壳、柴胡、川楝；月经后错或闭经者改白芍为赤芍，选加乳香、没药、益母草；痛经者可加元胡理气活血止痛，加甘草配白芍以缓急。

（六）脾肾两虚型

1. 证候 肥胖，畏寒肢冷，疲乏无力，腰膝酸软，面目浮肿，腹胀便溏，舌淡苔薄或薄腻，脉沉细无力。

2. 治则 健脾补肾、温阳化湿。

3. 方药

（1）炮附片、白术、茯苓、白芍、生姜。每日 1 剂，水煎分 2 次服。

（2）炮附片、党参、白术、干姜、甘草。每日 1 剂，水煎分

2 次服。

(3) 加减：浮肿重者加汉防己 15 ~ 20 克，大腹皮 10 ~ 12 克；自汗无力者加党参 10 ~ 12 克，黄芩 10 ~ 15 克；腹胀者加陈皮 6 ~ 10 克，法半夏 10 ~ 12 克。

(七) 阴虚内热型

1. 证候 肥胖，头昏眼花，头胀头痛，腰膝酸软，五心烦热，低热，舌红苔少或无苔，脉细数微弦。

2. 治则 滋阴补肾、平肝泻火。

3. 方药

(1) 黄柏、知母、熟地黄、龟板。每日 1 剂，水煎分 2 次服。

(2) 杞菊地黄丸：熟地黄、山萸肉、山药、泽泻、茯苓、丹皮、枸杞、菊花。每日 1 剂，水煎分 2 次服。

(3) 加减：头晕重者加生石决明 15 ~ 20 克，草决明 10 ~ 12 克；头痛加天麻 10 ~ 12 克，钩藤 10 ~ 15 克；腰酸重者加牛膝 10 ~ 15克；烦热者加黄柏 10 ~ 12 克，知母 10 克。

七十四、常用减肥古方

（一）五苓散（《伤寒论》）

猪苓、茯苓、白术、泽泻、桂枝。用于脾虚湿浊肥胖者。

（二）防已黄芪汤（《金匮要略》）

汉防己、黄芪、白术、甘草、生姜、大枣。功能健脾利水，用于肥胖病脾虚水肿者。

（三）泽泻汤（《金贵要略》）

泽泻、白术。功能健脾利水，用于脾虚水肿肥胖者。

（四）二陈汤（《和剂局方》）

陈皮、半夏、茯苓、甘草。功能健脾化痰，用于脾虚痰湿肥胖者，可与泽泻汤合用。

（五）温胆汤（《千金方》）

陈皮、半夏、茯苓、甘草、竹茹、枳实、生姜、大枣。功能温化痰浊，用于脾虚痰湿肥胖者。

（六）五皮饮（《和剂局方》）

五加皮、茯苓皮、大腹皮、生姜皮、地骨皮。功能健脾利水，用于脾虚水湿肥胖者。

（七）藿香正气散（《和剂局方》）

藿香、苏叶、白芷、大腹皮、茯苓、白术、半夏曲、陈皮、厚朴、桔梗、炙甘草、生姜、大枣。用于脾虚湿浊肥胖者。

（八）导痰汤（《济生方》）

陈皮、半夏、茯苓、甘草、枳实、胆南星。功能清热涤痰，用于痰热肥胖者。

七十五、各地中医药辨证减肥经验

（一）中国中医科学院

轻健胶囊 由苍术、防己、生蒲黄、黄芪等组成，有化痰消瘀作用。每次 2 ~4 粒（每粒含生药 2.5 克），于饭前半小时服，每日 3 次，3 个月为 1 疗程。治疗单纯性肥胖痰湿型 38 例，显效 10 例（26.3%），好转 18 例（47.4%），无效 10 例（26.3%）。

（二）中国中医科学院附属西苑医院

1. 脾湿痰浊型 治宜健脾利湿、祛痰化浊，方用“清消饮”：荷叶、白术各 12 克，泽泻、茯苓、草决明、薏米、防己各 15 克，陈皮 10 克。每日 1 剂，水煎分 2 次服。

2. 脾胃实热型 治宜清胃通腑、凉血润肠，方用“清通饮”：胡黄连、番泻叶、生大黄各10克，生地15克，夏枯草、草决明各12克。每日1剂，水煎分2次服。

3. 气滞血瘀型 治宜理气活血，方用“清降饮”：生大黄、乳香、生蒲黄各10克，川芎、红花各12克。每日1剂，水煎分2次服。

4. ZB88减肥乐 由燕麦、大豆、薏米等多种植物食品组成，具有健脾和胃作用。每次10克，每日3次，7~14天为1疗程。治疗期间不进主食，可食蔬菜、水果，无饥饿感。观察治疗79例，平均体重减少2.79公斤，腹围平均减少3.93cm。

（三）北京中医药大学附属东直门医院

1. 胃热滞脾型 多食善饥，形体健壮肥胖，便秘口干，舌红、苔薄黄或薄白，脉弦滑。治宜清热泻火、佐以通腑，方用小承气汤加减：大黄、枳实、生地黄、泽泻、山楂、鸡内金各适量。每日1剂，水煎分2次服。

2. 脾虚湿阻型 形体臃肿，易疲劳，浮肿腹胀，舌淡、苔薄或腻，脉沉细。治宜健脾、益气、化湿，方用参苓白术散加减：党参、茯苓、白术、泽泻、荷叶、半夏、车前子各适量。每日1剂，水煎分2次服。

3. 痰浊中阻型 形盛体肥，喜食肥甘，饮酒，苔黄腻，脉弦滑。治宜温脾化痰散结，方用二陈汤加减：陈皮、半夏、茯苓、皂角、昆布、莱菔子个适量。每日1剂，水煎分2次服。

4. 脾肾阳虚型 体肥肿胀，阳虚浮肿，畏寒自汗，舌胖、苔白，脉沉细。治宜温阳化湿，方用附子汤加减：附子、白术、茯苓、人参、仙灵脾、益母草各适量。每日1剂，水煎分2次服。

5. 肝郁气滞型　体肥食多，胁胀便干，舌暗有瘀斑、苔黄厚，脉弦滑。治宜疏肝理气、清热泻火。方用疏肝饮加减：柴胡、郁金、砂仁、大黄、益母草、红花、枳实、丹皮各适量。每日1剂，水煎分2次服。

6. 轻身饮Ⅱ号　番泻叶、泽泻、山楂、草决明各适量，水煎取汁或开水泡后当茶饮。每次口服50ml，每日2次，4周为1疗程。具有清胃、利湿、健脾作用。观察治疗46例，减重有效率71.2%。

（四）北京中日友好医院

1. 脾虚湿阻型　健脾化湿利水方：苍术、白术、防己、茯苓、车前子、泽泻、木通、薏米、厚朴、木香、乌药、山药、佛手各适量。每日1剂，水煎分2次服。

2. 胃热湿阻型　清热化湿利水方：黄芩、黄柏、山栀、青蒿、夏枯草、泽泻、木通、防己、苍术、草决明、白术、茯苓、石膏、车前子各适量。每日1剂，水煎分2次服。

3. 气滞血瘀型　疏肝理气、活血调经方：柴胡、黄芩、丹参、当归、赤芍、红花、柏子仁、香附、丹皮、三棱、莪术、五灵脂、益母草、泽兰、苏木各适量。每日1剂，水煎分2次服。

4. 脾肾两虚型　益气温肾、化湿利水方：黄芪、党参、白术、茯苓、附子、肉桂、熟地、补骨脂、仙灵脾、仙茅、泽泻、冬瓜皮各适量。每日1剂，水煎分2次服。

5. 痰湿壅阻型 化痰通腑方：全瓜蒌、半夏、枳实、陈皮、苍术、藿香、大黄、大腹皮各适量。每日1剂，水煎分2次服。

（五）北京市中医研究所

1. 脾肾阳虚型 治宜补脾固肾、温阳化湿，方用六君子汤（人参、茯苓、白术、陈皮、半夏、甘草）加仙茅、仙灵脾、枸杞子、覆盆子、菟丝子等各适量。每日1剂，水煎分2次服。

2. 气滞湿阻型 治宜温阳化湿，方用苓桂术甘汤（茯苓、白术、桂枝、甘草）加苍术、陈皮、海桐皮、泽泻等各适量。每日1剂，水煎分2次服。

3. 肝热痰湿型 治宜疏肝清热、化痰利湿，方用柴胡疏肝散（柴胡、川芎、香附、麸炒枳壳、醋炒陈皮、芍药、炙甘草）加生大黄、草决明、姜黄、杏仁各适量。每日1剂，水煎分2次服。

4. 对于脾虚湿阻、痰湿瘀积者，肝肾阴虚、湿阻血瘀者和水湿停聚、血行不畅者，均可用桃红四物汤（桃仁、红花、当归、熟地黄、川芎、白芍）和五苓散（茯苓、泽泻、猪苓、白术、桂枝）加减。

（六）北京军区总医院

轻身降脂乐 由首乌、夏枯草、陈皮、冬瓜皮等组成，用于胃热型单纯性肥胖。每次2.5克，每日2次，早餐前、睡前空腹时温开水送服。30天1疗程，4周约减体重3公斤。

（七）解放军153医院

减肥轻身乐 由漏芦、决明子、泽泻、荷叶、防己、生地黄、红参、黑豆等组成，具有益气养阴、清热利湿作用。每次50mg，每日2次，1周为1疗程。观察治疗48例，体重平均降1.7公斤。

（八）第四军医大学西京医院

减肥方 由黄芪、苍术、茯苓、柴胡、荷叶、防己、番泻叶制成胶囊。每次3粒，每日3次，连服3个月为1疗程。观察治疗30例，有效率为83.3%。对脾虚湿阻、胃热湿阻型疗效较好。

其它从调理脾胃的角度用于减肥的方剂有三花减肥茶（玫瑰花、茉莉花、玳玳花、川芎、荷叶）；荷术汤（荷叶、苍术、白术、黄柏、牛膝、薏仁、黄芪、桂枝、木瓜、茯苓、泽泻、山楂、车前草、虎杖、夏枯草、甘草）；白金丸（白矾、郁金）；消肥饮（荷叶、山楂、泽泻）；人参降脂合剂（生晒参、绿豆、绿茶、生大黄）等。

（九）北京市鼓楼中医院

减肥I号 由黄芪、茯苓、草决明等制成水丸，具有健脾利水作用。每次10克，每日2~3次，饭前30分钟服，3个月为1疗程，疗程间停药2周，再行第2疗程。观察治疗105例，95例体重下降，平均下降5.75公斤。

（十）北京积水潭医院

强身降脂冲剂 由生黄芪、茯苓、猪苓、陈皮、莱菔子、槟榔、大黄、乌梅、桃仁、草决明等组成。具有健脾燥湿、活血祛瘀、通便作用。每次1袋，每日2次，30天为1疗程。观察治疗31例，体重平均减少2.57公斤。

（十一）天津医学院附属医院

疏肝理气方 由柴胡、白芍、乌梅、茯苓、荷叶、泽泻组成。烦躁易怒加丹皮、山栀子；闭经加益母草、当归、香附；白带多加苍术、黄柏。水煎服，每日1剂，1~2个月为1个疗程，见效后配成丸药继续服用。观察治疗40例，有效率95%。

（十二）上海第一人民医院

宁脂 由白术、陈皮、半夏、丹参等组成，有健脾、化痰、祛瘀作用。每次8片，每日3次，2~4个月为1个疗程。观察治疗90例，65例体重有不同程度下降（0.5~6千克），平均下降1.7公斤。

（十三）浙江医科大学一附院

轻身减肥片 由黄芪、防己、白术、山楂、仙灵脾、泽泻、丹参、川芎、生大黄、茵陈、水牛角组成。有健脾补肾、理气活血作用。每次5片（每片含生药3克），每日3次，3个月为1疗程。治疗单纯性肥胖187例，有效129例（72.5%），平均减重3.83公斤。

（十四）长春中医药大学

减肥丸 由番泻叶、松罗茶、泽泻、淡竹叶、槐花、夏枯草等组成。具有除湿化痰、利尿通便的作用。每次1丸，浓茶水送服，每日2次。观察治疗183例，平均减重2.52公斤，总有效率74.3%。

（十五）湖南中医药大学附属第一医院

康灵减肥合剂 由黄芪、泽泻、荷叶、山楂、何首乌、生大黄、白芥子、元胡等组成。每次100毫升，每日2次，早、晚餐前半小时服，1个月为1疗程。观察治疗110例，3个疗程内，总有效率为89.1%，体重平均下降2.2公斤/月。

（十六）广西中医学院一附院

1. 胃热滞脾型 清热泻火、佐以通腑：大黄、厚朴、枳实、黄芩、夏枯草、荷叶、茶叶各10克，甘草5克。每日1剂，水煎分2次服。

2. 脾虚湿阻型 健脾益气、利水化湿：党参、白术、茯苓、淮山药、扁豆、莲子肉、薏仁、赤小豆、夏枯草、茶叶各10克，陈皮、桔梗、砂仁、甘草各5克。每日1剂，水煎分2次服。

3. 脾肾阳虚型 健脾益肾、温阳化湿：党参、白术、泽泻、车前子、防已、补骨脂、茶叶各10克，附子、肉桂各3克，甘草5克。每日1剂，水煎分2次服。

4. 肝气郁结型 疏肝理气、佐以化瘀：柴胡、当归、白芍、白术、丹皮、泽泻、茶叶各10克，石决明20克，夏枯草15克，茯苓12克，川芎6克，薄荷、生姜、甘草各5克。每日1剂，水煎分2次服。

七十六、减肥常用中成药

1. 防风通圣丸 每次服1袋，一日2次。

2. 新清宁片 每次服3~5片，一日3次。

3. 连翘败毒丸 每次服1袋，一日2次。

4. 大黄蟅虫丸 每次服9g，一日2次。

5. 降脂灵 每次服5片，1日3次。用于肝肾阴虚、头晕目眩、高血脂症。

6. 减肥降脂灵 每次服4粒，1日3次，饭前40分钟用温开水服用，服药后再服温开水或茶水1~2杯。1个月为1疗程，连服2~3个疗程。

7. 月见草油胶丸 每次服5~6粒，1日2次。用于治疗肥胖伴动脉硬化、高血脂者。

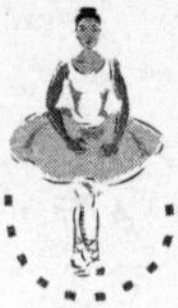

七十七、选择适宜你的科学减肥法

当今世界，减肥已成为新的保健热点，市面上各种减肥保健品名目繁多，且疗效一个比一个“神奇”，令减肥者目不暇接、无所适从。铺天盖地的减肥产品的宣传误导害人不浅！减肥心切者必须保持清醒的头脑，千万不要妄信和轻易使用那些五花八门的减肥膏、苗条霜、健美带以及不含任何减肥有效成分的所谓减肥食品、减肥茶。因为上述商品有的根本用之无效，有的甚至对人体还有一定的副作用。不少减肥食品属于饥饿性减肥，即改变正常的饮食习惯，只用一些纤维素等维持一天的营养需要，从单纯减轻体重的角度来看，可能会奏一时之效。但这样的减肥方法，却是不科学的，违背了人体代偿功能这一生理特点，也违背了世界卫生组织关于“在保证健康的前提下减肥”的宗旨。

有些减肥者称体重后发现体重下降了，便认为达到了减肥效果，这是不确切的。表面上的体重减轻并不完全等于减肥的成功，因为体重是水分、糖类、脂肪、蛋白质等多种物质重量的总和。真正的减肥在于减少其中过剩的脂肪，使之转化为能量消耗掉。有些“速成减肥”产品，基本成份是利尿剂、泻下剂，其效用就是促使体内水分在短期内大量排出，结果减少的大部分是水分，一部分是糖类和蛋白质，体重是减轻了，脂肪量却没有减少。如此一来，不但未能解除过多脂肪带来的诱病隐患，还破坏了体内的水液代谢平衡，使身体处于一种脱水状态，对健康造成不良影响。首先，人体在大量缺乏碳水化合物供给能量时，便会造成肌肉组织的破坏；其次，能量危机又将迫使机体产生一种能源补偿反应，即进一步增加脂肪的储备，减肥不成却增肥，适得其反。所以说，肥胖症的治疗，必须走科学减肥之路。

在铺天盖地的减肥品的宣传下，减肥者必须保持清醒的头脑，要结合自己的实际情况，选择适合自己的科学减肥方法。

生命在于运动，运动利于减肥。对于肥胖者说，运动无疑是第一重要的。肥胖者可根据自己的体质、爱好、居住环境和工作情况选择适当的运动项目，每次坚持或每周运动 5 次以上。

没有时间运动或怕苦怕累者，可从调控饮食入手。调控饮食包括调节饮食结构、改变饮食习惯、控制食量几个方面。肥胖者必须把一日三餐纳入科学轨道，适当多吃新鲜蔬菜、水果、瘦肉、奶制品、豆类，蛋类等高蛋白、低脂肪食品、少吃肥甘厚味，在餐桌上多做“减法”，与零食和夜宵“断交”。以高度的克制力，自觉抵御美味佳肴的诱惑。难以改变饮食习惯、没有毅力节食者，可上医院进行针灸减肥。如果感觉服中药麻烦、又怕苦口者，可选择推拿按摩减肥。推拿按摩可以在医生的指导下自我进行，但最好请专业瘦身按摩师代为实施。

七十八、减肥也有禁忌

在庞大的减肥大军中，既有体态偏胖的女性，也有大腹便便的男士；既有年过花甲的老人，还有学龄前后的小胖墩……似乎只要是胖子都应该减肥。所有的胖子都能减肥，这实际上是一种错误的认识。

肥胖一般可分两大类型，一种是在遗传因素的影响下多吃、贪睡、少运动造成的“单纯性肥胖”，又称“原发性肥胖”，在肥胖者中占 80% 以上，这是应该减肥、也能收到减肥效果的。而另一类“病理性肥胖”就不能用减肥方法，只能通过其他治疗方法遏制肥胖，如果减肥反而有害。

生命在于运动，运动利于减肥。但是患有肝炎、肾炎、高血压、严重心脏病的肥胖者，就不宜进行运动减肥，而应先治疾病，然后再进行减肥治疗。体重超过标准 50% 左右的重度肥胖者，不宜参加跑步、登山、爬楼梯之类有较强冲击力的运动。

调节饮食结构，控制食量，是减肥的重要环节，但少年还处于生长发育时期，不适合采取节制饮食的减肥方法，只能从调节饮食结构入手适当多吃蔬菜、水果、瘦肉等高蛋白食物，少吃多脂、多糖的糕点和油炸食品。

孕妇，是一个特殊的生理阶段。一因腹中孕育着新的生命，体内十分需要丰富的营养，以满足胎儿发育的需要，不能节食和限制养分的摄入；二因有孕在身，也不适合在身上（尤其是腹部）针刺和推拿按摩，就连能引起腹泻的中药也是禁止服用的；三是孕期负担重，孕妇要适当多休息，不宜过多地活动和运动。所以此期不宜减肥。

科学减肥在于减肥肪，有些通过出汗、利尿、腹泻等减水分降体重的减肥方法，并非实际意义的减肥，基本上是不可取的。利用蒸汽浴、桑拿浴减肥，不宜在空腹或饱食情况下进行，洗浴时间也不宜过长。尤其是高血压、心脏病、心肺功能欠佳和有出血性疾病的肥胖者应特别注意，以免发生脱水、晕厥等意外事故。

七十九、危险的减肥方法

如前所述，调控饮食结构和运动是最有效的减肥方法，但是，这对于那些又懒、又馋的人来说，却是很难做到的事。于是，她们往往就会去尝试一些错误的减肥方法。

1. 呕吐法 先按正常的饮食吃到九至十成饱，然后又设法将刚吃下去的食物原封不动地吐出来。这样，食物没有消化吸收，身体无法摄取营养，自然就会瘦下来。此种方法很容易导致病人产生贪食症或厌食症，还会因为胃酸伤及咽喉而产生种种不适。

2. 断水法 平时绝对不饮水，实在渴得受不了的时候，就喝少量的葡萄汁或柠檬汁解渴。须知，水对于人体是十分重要的，一个人如果平时不饮水，而只靠进食摄取水分，不但会降低新陈代谢能力，也容易引起便秘、皮肤干燥。严重者会导致脱水、电解质紊乱，后果将十分严重。

3. 大量进食辛辣之品 大量进食辛辣之品，很容易使人出汗，利用发汗来减肥。但长此以往，会影响和破坏胃肠道的功能，引起便秘、胃痛和肠炎，甚至会导致胃出血。长期便秘，是皮肤粗糙和多发暗疮的主要原因。

4. 吸烟抑制食欲 有人认为：烟草有减低舌头的味觉、抑制胃肠因为饥饿而收缩的作用，香烟中的焦油和尼古丁会使胃肠的消化功能减退，这样，人体不能有效地吸收食物中的养分，自然不会肥胖。于是，常常在饭前或空腹进食中深深吸一口烟，让胃部不适而没有胃口吃饭。其实，吸烟危害心、肺，影响皮肤，这已是众所周知的医学常识。空腹吸烟还会使胃部抽搐，从而引发胃痛或胃炎。

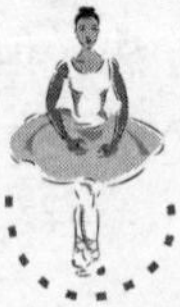

八十、夏季减肥注意事项

夏季虽是减肥的大好季节，但针对夏季减肥热潮我们还是要提出了一些合理的忠告。

其一，不要被数字迷惑。在经过一段较剧烈的运动后，人的体重可能会减轻 1 ~ 4 磅，此时如果沾沾自喜，那就错了。正确测定减肥效果的方法是每周测 1 次，每月将测定数平均 1 次。

其二，运动中要防止中暑。科学研究表明：并不是温度越高越容易中暑。当温度为 21°而湿度达 100% 时，中暑的人数会大量增加。因为在这种条件下，皮肤上的汗液不容易蒸发带走热量。所以，夏天减肥一定要选择平缓的运动形式，过于剧烈的运动在大热天是不适宜的。

其三，对饮水的正确认识。在夏季，为了维持机体正常运转，人应每日饮水 8 ~ 10 杯，比其它季节要多三分之一。但切忌用甜饮料代替水，忌喉咙干燥时才饮水。

其四，抵制各种诱惑。炎炎盛夏，冰淇淋和啤酒对许多人的诱惑力都是很大的。要减肥，就要抵制对这些食品的诱惑，因为它们的热量的确是太高了。当然，如果由夏季减肥而引发营养不良、肌肉萎缩、抵抗力下降，进而患某些疾病，那对减肥者来说也是得不偿失的。因此，在运动和节食的同时，还要注意人体必需的营养物质的摄入。适当多食一些蔬菜瓜果、鱼类和海产品，这些食物热量不高，但却富含各种维生素、矿物质和蛋白质。

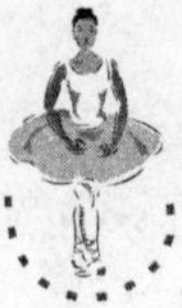

八十一、女性的“四期”减肥问题

由于女性有着与男性完全不同的解剖结构，所以，她们的生理、病理现象同男性也有着很大的区别。女性的一生，主要有经、带、胎、产、乳即月经、带下、妊娠、分娩、哺乳5个有别于男性的特殊生理现象。而在减肥大军中，可以说绝大多数人又都是女性，所以，女性四期（青春期、月经期、孕期、哺乳期）的减肥问题就显得非常重要。

青春期的少女正处在花季年华，可以说这是女性一生中最爱美的时期。同时，这个时期的女性正处于身体发育的鼎盛时期，她们还特别爱吃零食和那些洋快餐，致使体内脂肪细胞活跃增殖，各种激素水平提高，食欲旺盛，很容易发胖。因此，此期理应减肥。

月经是女性的一种在大脑皮质主导下进行的复杂而又协调的生理现象，与神经系统、内分泌系统的关系最为密切。中医学认为：女性在月经期间由于大量经血的排出，有关脏腑、经脉的气血相对不足，对外界环境的适应力下降，对外来任何刺激的抵抗力都会减弱。经期畅达情志、保持心平气和、注重饮食起居诸方面的调摄，对于维持正常的月经生理是十分重要的。反之，经期精神紧张、情绪波动、饮食起居失于调摄、来自体外的各种刺激，均能引起胞宫的气血失调，导致月经紊乱。此期只适宜在饮食方面有所调控和从事低活动量的运动，而不宜节食和从事大活动量的运动。减肥西药和具有泻下、活血作用的中药绝对不可服用，而减肥保健药茶可适当服用。至于针灸，如果平素月经周期和经色、经量、经质都比较正常的人，月经期间不要进行针灸治疗。如果月经周期、经色、经量、经质本来就不正常，或患有闭经、痛经、崩漏等妇科病症，为了调理月经，缓解疼痛，经期也还是可以作针灸治疗的。因为针灸关元、气海、三阴交、血海、膈俞、足三里等穴，在减肥的同时还能够起到调理月经的作用。

孕期是一个更为特殊的生理阶段，一因腹中孕育着新的生命，体内十分需要丰富的营养，以满足胎儿发育的需要，不能节食和限制养分的摄入；二因有孕在身，也不适合在身上（尤其是腹部）针刺和推拿按摩，就连能引起腹泻的中药也是禁止服用的；三是孕期负担重，孕妇要适当多休息，不宜过多地活动和运动。所以，此期绝对不能减肥。

哺乳期是最应该减肥的一个阶段，因为产妇在整整 10 个月的胎孕中和分娩之后的一段时间内，营养一直是过剩的，身体都会有不同程度的“发福”。如果再不减肥，今后就会永久地胖下去了。不过，考虑到要给婴儿喂奶的因素，产妇不适合用药物减肥的方法，以免药物的成分随血液进入乳腺，影响到奶水的质量和味道，进而影响到婴儿的健康。

八十二、儿童减肥面面观

上海市的一项调查显示：年龄在4～6岁的36例肥胖儿童中，有18例患有高血压，占50%；对照组正常儿童有5例患有高血压，占13.88%。相关调查还表明：大多数肥胖儿童家庭的父母们认为：孩子的体重属于正常或稍胖，46.8%的家长对孩子的饮食要求不加限制，尽量满足。少年儿童吃多了热量极高的巧克力和洋快餐，一餐所摄取的热量差不多是一个普通人一天所需的热量。久而久之，自然就成了“小胖墩”。

由此可见，儿童肥胖的产生和日趋严重的现实，与家庭和社会的影响密切相关。现在的少年儿童，每天会从电视上看到大量的食品和饮料商业广告，孩子们从小对各种事物品牌耳熟能详，动不动就向家长指名索要，弄得家长无所适从。鉴于此，有的国家已经通过立法，对食品广告进行干预，禁止诱导小孩的食品广告，并从中小学校的自动售货机上取消饮料和炸鸡腿、薯条等快餐食品。

婴儿在出生二、三个月后，有的家长生怕孩子吃不饱，就过早地给孩子增加米粉或奶糕等，导致孩子发胖，但是身体并不结实。有研究表明：婴儿在出生3个月以内，如果体重增加3公斤以上，那么，5～15岁是将会显著肥胖。因此，预防儿童肥胖必须从婴幼儿期抓起，婴儿期提倡母乳喂养，不宜过早添加固体食物。幼儿期要做到平衡膳食，注意荤素搭配。当自己的小儿体重明显超过同龄小儿体重的时候，就应该及时调整饮食，严格控制脂肪、糖类等热量的摄入，并鼓励幼儿参加户外活动。千万不要有“小孩子越胖越好”的错误认识。

饮食结构的调控（食物的选择、数量的控制）和适当多地参加户外活动和体育运动，对促进儿童消脂减胖都很重要。只有家庭的行为模式发生变化，孩子的减肥才能持久，减少儿童肥胖率的发生，保障他们的身心健康。

根据一般规律，婴幼儿每长高 1cm 体重会自然增加 1 公斤左右，所以，少年儿童减肥并不强调一定要减体重，主要是要让他们长得结实。多参加户外活动和体育运动是最为有效的手段，比如快步走、慢跑、游泳、长距离骑自行车等。一周至少要活动 3～4次，每次持续半个小时以上。

油腻的高热量食物诸如肥肉、油炸食品、奶油食品以及经过多次加工的甜食（如巧克力）等，应尽量少吃或不吃；蛋、瘦肉、奶制品的摄入应适量；粮食、蔬菜、水果等天然食品可以不限。

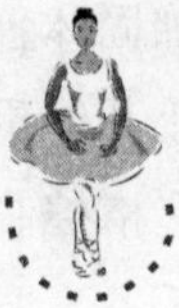

八十三、为什么有人喝水都胖

现实生活中，有的人发现自己胖了，就厉行节食，以求减肥。然而，尽管她们能够自觉节食，却还是大腹便便、肥胖依旧。为此，她们时常哀叹：“喝口水都长肉”！

那么，是什么原因造成这种现状呢？主要取决于个体差异。具体地说，每个人的遗传基因、分泌特点、脂肪细胞的数目和大小都不尽相同，这些因素在不同程度上影响着各人的新陈代谢，从而节食的减肥效应也就不完全一样。具体说来，与以下三个因素有关：

1. 人体内存在着一种与 3 号染色体有关的、功能独特的“肥胖基因”，这种基因又能够诱发和促使人体产生一种“APO－D基因”，这种基因可以加速血液对脂肪的转输，让体内的脂肪聚集增加而增肥。“肥胖基因”如果发生突变，就可以导致明显肥胖和Ⅱ型糖尿病。体内含有这种“肥胖基因”的人，即使节食也是无济于事的。

2. 人体内有一种名叫“脱脂肪转化酶”（LPA）的物质，它的多少决定人的胖瘦。LPA 多的人，即使大吃大喝也不会肥胖，而 LPA 少的人，就特别容易发胖。LPA 还能把脂肪转化为胶原营养基，令皮肤润泽光滑。

3. 人体的脂肪组织按形态和功能的不同，可分为白色脂肪组织和褐色脂肪组织两大类。白色脂肪组织是一种相对静止的贮能组织，可以分解释放能量，供生命活动的需要；褐色脂肪组织受神经－体液的调节而分解释放能量，以维持人体体温的恒定。由于褐色脂肪组织的代谢很活跃，因此，促进其代谢分解应该是最有效的减肥途径。相反，当肥胖者体内的褐色脂肪组织的产热功能发生障碍时，人体就无法正常产热，不能消耗多余的脂肪。这种人就好象处于一种“亚冬眠”的低能耗状态，能量消耗少，就算是节食人也瘦不下来，就很难达到减肥的目的。

此外，节食方法不恰当和缺乏持之以恒的毅力，也是虽有节食行为但却达不到减肥目的的不可忽视的因素之一。

八十四、揭去“速效减肥”的面纱

在一些报刊杂志、电视广告中，充斥着“速效减肥”的字眼，并且有的还承诺“包你1次（或1天）减去××斤。”

常言道：“冰冻三尺，非一日之寒。”肥胖的成因排除遗传和内分泌失调的因素之外，“获得性肥胖”主要是多吃、贪睡、少运动的结果。它不是短时间内形成的，而是一个慢性的过程，从而导致体内脂肪的堆积（细胞数目的增多或直径的加大）。彻底清除体内多余的脂肪细胞或减小脂肪细胞的体积绝非易事，这是国内外医学减肥专家的一致看法，从而得出“真正的减肥是一个综合工程和艰苦的缓慢过程”的结论。

有些年轻女性，为了赶潮流，穿时髦新装或牛仔裤，而企图在一个星期内就达到减肥效果。急于求成，这是根本不可能的。俗话说得好：“慢工出细活，欲速则不达。”既然肥胖的形成是一个慢性的过程，那么，减肥的过程怎能有“速效”可言呢?医学道理告诉我们：减肥就好象用药物降血压、降血糖一样，适宜于慢慢地、阶梯式地下降，才是安全、有效之法。就象一个人要从高山上下山一样，他只能沿着山间崎岖的小道花上几个小时慢慢走下来，而不能直接从山顶快速地跳下来。实践证明：慢慢减肥（比如一个星期减肥 1 公斤）比所谓的“速效”减肥更科学、更有效、更持久、也更健康。

体重不能看外表，而要视身体脂肪含量的百分比而定。有些人追求体重至上，迷信仅用体重来衡量自己的胖瘦，相信那些标榜 1 次能减 × × 斤的减肥方法。体重来自于脂肪、肌肉、骨骼和水分，没有长期的体重、腰围、臀围变化的纪录，无法真正说明减肥结果。“速效减肥”其实就是通过“饥饿疗法”或“脱水疗法”来“速效减重”，只是暂时减去了身体的水分，不可能很快减去脂肪，多喝几杯水，份量就补回来了，这是个医学常识问题。日常生活中，洗一次桑拿或炎夏在烈日下暴晒，出一身大汗，体重当即就会减轻不少；腹泻或痢疾患者不是一天体重也能减少十几斤吗？而当病好之后，饮食一正常，体重又马上恢复原状了，有的体重甚至还超过患病之前。2005 年 3 月份，四川不是有一位“老中医”，为了自身炒作，也为了得到活动主办方许诺的百万赏金，玩命的“绝食”40多天，饿成那个样子，致使体重减少了好几十斤，事后再猛吃猛喝，恢复体重和体力。

然而就是这个医学常识问题，却仍然有众多减肥者盲目信从所谓的“速效”。花钱“买饿”，花钱买罪受。吃亏上当不说，还损伤了自己的身体。

世界卫生组织（WHO）对于减肥标准有“减脂肪而不是减水份”、“不能有损于身体健康”等条文。在各种减肥瘦身方法中，我们必须树立科学减肥的理念，循序渐进，持之以恒，扎扎实实打好“瘦身健美”仗。

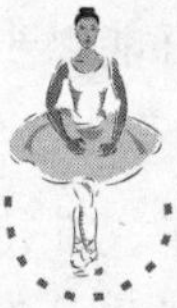

八十五、减肥后如何防止反弹

有些人在减肥取得实效之后，没能保持减肥成果，不多久体型臃肿再现，体重也开始复升，这就是人们常说的“反弹”现象。那么，如何看待和怎样预防反弹呢?

一般来说，经过治疗，减肥取得实质性疗效之后，只要能继续注意饮食调控，保持一定的活动锻炼，停止治疗后一般不会出现反弹。但是，如果在饮食和运动两个方面做得不好，体重回升也就在所难免了。所以，必须奉劝那些减肥成功者，在减肥取得阶段性成果后，还必须坚持以下几点：

1. 管住自己的嘴巴 “我已经减了3公斤了，可以吃个巧克力了。”这是许多贪吃零食的减肥者惯用的借口。如果你减肥已经小有成效，那么，你的第一件事就是去买一件尺码更小的衣服。

当朋友或同事邀你一起去“聚聚”时，千万不要以为难得的一次聚会，不会长肉的；或者想：先饱餐一顿再说，吃过之后再考虑减肥问题……特别不要在晚上 8 点以后大吃特吃。因为“反弹”可能就是出现在有限的几次大餐之后。

2. 适当增加运动量 每天可以适当起早一点，在居家周围或者公园里进行适合自己的活动或体育锻炼。一日三餐饭前空腹的时候也应该适当地做一些力所能及的运动。上班族最好能以步带车，上楼梯最好自己爬上去，尽量不坐或少坐电梯。

3. 饮食与运动的调配 为避免饭前运动带来的头晕，维持血液浓度，不妨先少吃几口；运动后可以喝些饮品（如牛奶、果汁、豆浆等）补充水分，或可再加一点含纤维的饼干、鸡蛋等。吃午餐时，要补充足够的水分（喝水、喝汤等）。主食不妨吃些碳水化合物，可帮助脂肪的燃烧，这时身体正忙着消除肌肉中的已经用完的肝醣，不妨吃些含糖类食物，像谷类、新鲜水果、淀粉类蔬菜等。

总之，如果想让你的体型、体重始终在你的控制之中，就应该学会正确的“吃”、适当的“动”。

八十六、减肥没有终点站

随着地球生态环境的改变，东西南北的气候、气温也发生了一些相应的变化。许多地方一进入 3 月份，气温往往会一下子窜到 30℃以上，初春简直就成了初夏！人们纷纷换上夏装，一些身材姣好的女士们个个一身短打，羡慕死了那些身材臃肿的肥胖者。于是乎，减肥市场也异常活跃起来，诱人的广告铺天盖地：什么“减肥的终点站”啦、“保证××天减××斤”啦、“一次搞定”啦、“绝不反弹”啦、“无效退款”啦……要有尽有，充斥报端。这无疑是减肥市场对消费者的一种误导！消费者如果轻信这些宣传，则是对减肥认识上的误区。

单纯性肥胖的成因与人的性别、年龄、体质、饮食习惯、工作性质、劳逸程度、遗传因素、精神状态、内分泌状态乃至地区差别等诸多因素密切相关。如此复杂的成因，也就决定了减肥的长期性、复杂性。减肥是一个复杂的综合工程，绝不可能是轻而易举的。

俗话说：“慢工出细活，欲速则不达！”减肥不是减水分，而是减脂肪，或是把松软的脂肪变成结实的肌肉。而那些声称“一次搞定”、“保证××天减××斤”的“速效”减肥法，其实都是采取的饥饿疗法或腹泻疗法，最终减去的还是水分，这从根本上违背了健康减肥的宗旨。就是用科学的减肥方法在取得疗效之后，也要求能坚持保养，适当运动，调控饮食结构，戒除暴饮暴食和不良的饮食习惯。否则，减肥成果就会前功尽弃，付之东流，反弹也就毫无疑问了！

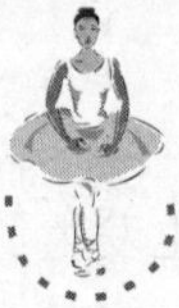

八十七、减肥的其他误区

1. 随意乱吃减肥药　有的肥胖者喜欢对照减肥书，照葫芦画瓢，自己给自己“开药方”，随意乱吃减肥药，这是不足取的。肥胖是个医学问题，每个人的身体机能也各不相同，要在一段时间内瘦身并保持效果，最好请教有关专家。先做全身检查，还要检测身体脂肪、卡路里甚至激素状况，然后根据各自的身材、年龄、性别、疾病和运动状况制定个人减肥方案，减肥药应在医生指导下使用。减肥食谱也应根据个人消耗的不同卡路里制定。

自己随意乱吃减肥药吃出问题的新闻屡见不鲜，市面上有很多不正规的减肥药都含有对身体有害的成分！这样的减肥药会加重心脏负荷、破坏肠胃的吸收功能、造成肾脏病变，对身体的损害非常大，甚至会影响到女孩子的生理健康。而且，减肥药的副作用一般都要经过一段时间的潜伏期才会显现，不容易被服药者及时发现，一旦感觉到了之后，往往已经积重难返了。

2. 戒烟会使人发胖 有的吸烟者认为：香烟中的焦油和尼古丁有助于燃烧脂肪，所以，为了避免发胖而不愿戒烟。追根溯源，这是一种暗示心理在作怪。很多人在刚刚戒烟的时候的确会稍稍发胖，这是因为吸烟会降低你的味觉敏感度，减低对食物的兴趣。而一旦戒烟之后，味觉和嗅觉恢复正常了，食欲也跟着恢复，胃口自然变好了。所以，戒烟后只要稍加控制食欲，就不会出现增肥现象。奉劝有抽烟嗜好的胖友，千万不可以此作为不想戒烟的借口啊！

3. 减肥会降低人的智商 有人担心：减肥要求改变饮食结构，适当节食，减少热量的摄入，营养吸收得少了，智商会伴随着减肥越来越低。然而，事实果真如此吗？下面让我们分别来看一看医理和实际的情况吧！

首先，中医学认为：肥人多痰湿。而痰湿除了流于全身使身体臃肿外，还会上蒙清窍（即大脑），使人头昏、头晕、头重、思维能力下降；而现实生活中的一般情况也是肥胖者的思维远不如瘦人敏捷，学习成绩也赶不上不胖的人，许多胖子甚至不爱动脑筋，这才会“心宽体胖”。所以，“减肥会降低人智商”的说法是没有任何依据的，恰恰相反，减肥能起到化痰通络的作用，让大脑的思维活动更敏捷。

八十八、肥胖的预防

肥胖大多数都是因为不良的生活方式和习惯（多吃、贪睡、少动）所致，因而，许多国家和地区都致力于推广健康的生活方式及普及性预防计划，以达到最终减少肥胖的发生率。选择性预防目的在于对肥胖高危人群进行教育，减少肥胖症相关危险因素的发生。对已经超重或肥胖个体，目的在于预防体重继续增加，降低肥胖的高危因素和相关疾病的发生率，提高人们的健康水平。

肥胖对我国人民健康的影响，也应引起我国医务工作者的高度重视。应加强有关肥胖危害的宣传教育和对肥胖的及时治疗与科学研究。

吃减肥药或减肥食品是可以减肥，但有些人不懂怎样预防肥胖，一胖了就吃减肥药或减肥食品。殊不知减肥需要采取综合措施，包括平衡膳食、合理运动和药物治疗，就是用减肥药也应同时注意平衡膳食、合理运动，否则难以奏效。

相对而言，预防肥胖比起治疗肥胖来常常更容易奏效，因而就显得更加重要。必须强调适当控制进食量，特别是自觉避免高糖、高脂肪及高热量饮食，并且经常进行体力劳动和锻炼。

预防肥胖必须从以下几个方面入手：

1. 积极开展卫生宣传教育，根据不同性别、年龄和工作条件制定饮食结构标准、食量标准及活动量。

2. 提倡从新生儿开始就施行科学饮食，合理喂养与营养，并加以行为矫正、心理修复、运动锻炼，保持良好习惯，限制饮食，增加运动，限制长时间看电视以及边看电视边吃零食。

3. 对单纯性肥胖无合并症者，积极进行饮食控制，加强运动，配合中、西药物及针灸、耳针、按摩、气功等措施，使体重逐渐降低，以每月减少1公斤为合适。

4. 对肥胖已出现合并症者，在治疗肥胖症的基础上还应积极运用中西医结合用药治疗合并症，以免合并症的发展、恶化。

5. 凡儿童青春发育期、妇女产后及绝经期、男性中年以后或病后恢复期，特别有肥胖症家史者尤应注意，应自觉地长期坚持节食与运动的防治原则，避免依赖药物和滥用药物。

科学进食多饮水，经常运动防增肥，减肥消胖贵有恒，祝愿人人都健美！

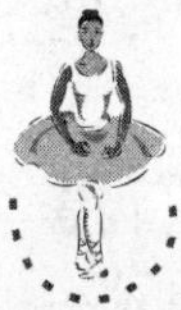

八十九、中医美容与养生

随着时代的发展，人民生活水平的提高，美容越来越为人们所关注。作为一个美容工作者，我进入这个行业已经10多年了。10多年来，在与客户的密切接触中和给学员讲课时，深深地感觉到：人们的美容观念在逐步地发生着变化。现代人在对仪容、仪表关心、注重的同时，更渴望有一种集中国传统医学几千年养生理论和美容方法于一体的、具有东方神韵的形神兼备的美容术。人们越来越认识到人体的肌肤保健不再仅限于局部的护理，以机体整体健美、机体内外环境的统一性为特点的中国传统医学观念被越来越多的人追求和接受，“健康美才是真的美”的科学理念越来越深入人心。常常有人问我：你已是50多岁的人了，可看不出你的实际年龄。皮肤的气色、光泽度好，而且还那么紧？头发为什么这么浓密、乌黑，而且还这么长？整个人看起来是那么充满朝气、富有活力？……等等。那么，我告诉大家：我们的国宝——传统中医学的“内养外保”的养生观是我美容、养生秘诀和基础。

（一）皮肤的基本知识

1. 皮肤的组织结构

（1）表皮：系皮肤的最外层，很薄（约0.5～4mm），含上皮细胞和色素细胞。

（2）真皮：位于表皮下，是表皮厚度的15～20倍，内含毛囊、汗腺、皮脂腺、皮脂膜、毛细血管、神经及纤维结缔组织（胶原纤维、弹性纤维和网状纤维）构成。真皮可分乳头层和网状层。乳头层位于真皮的上层，直接同表皮连接，能调节皮肤的弹性。网状层由胶原纤维和弹性纤维组成，它与皮肤老化和皱纹的出现有密切关系。

毛囊、汗腺、皮脂腺、皮脂膜也可以说是皮肤的附属器。毛囊分长毛（头发、胡须、腋毛等）、短毛（眉毛、睫毛等）和毳毛三种。皮脂腺绝大部分开口于毛囊，部分（如口腔粘膜等）直接开口于粘膜表面，其发育受雄激素影响，皮脂溢出部位主要在头皮、前额、颊部、鼻翼、颏部、胸背上部和外阴，其分泌活动受种族、年龄、性别、营养、气候等影响，老年人皮脂腺萎缩，皮脂分泌减少，皮肤容易干燥而发生皮肤瘙痒；皮脂是细胞碎片和油脂的混合物，分泌由激素控制，青春期可达到高峰。

从皮脂腺分泌的皮脂和从汗腺里分泌的汗组合而成的一个膜称为“皮脂膜”，皮脂膜维持 pH 值在 4.5～6.5 之间，可以保持皮肤滋润光滑，防止微生物等外部污染物质的侵入，防止角质层的水分蒸发，在润泽皮肤、维持酸碱度、保湿、抗感染等方面具有重要作用。

（3）皮下组织：在真皮下，由大量的脂肪组织构成。能缓冲压力，减少体温发散，供给能量。

2. 皮肤的性状　皮肤的性质主要以皮表的油份、水分状况来区分，且多以面部状态为代表。根据皮脂分泌量的多少大约可分为干性、油性、中性、混合性、敏感性几种。

皮肤的性质与遗传明显相关，后天因素如环境、季节、营养、年龄、健康状况、养护情况等也有很大影响。

（1）干性皮肤：干性皮肤的皮脂分泌率降低的内部原因有饮食或不健康等因素，外部原因有化妆品粗糙及不正确的皮肤护理方法等。表现为：从外观上看，皮肤紧凑，犹如纸张出现条纹，一些弯曲部位与重复活动地方尤其明显。在放大镜下，良好的组织毛孔幼细，有些部位较敏感，毛细血管明显，如果缺少滋润会出现皮肤脱屑现象。在接触时可感到粗糙的表面组织，眼部、颈部、眼角和嘴角容易起皱纹，出现松弛。角质层水份 <10%，油脂和汗液少，皮脂膜不稳定。

（2）油性皮肤：油性皮肤与遗传因素有关，青春期的激素分泌、气温上升也可导致油脂分泌旺盛。表现为：从外观上看，可见皮脂分泌过多，在额、眉、鼻及颏部最容易出现。皮脂腺管与毛囊增厚变成粉刺（黑头），毛孔粗大，有斑点，并有细纹与皱纹，皱纹细小不易看出。接触皮肤比较粗糙，厚而呈现不平衡组织，缺少补充性，有油质感。毛孔堵塞，出现粉刺，在活特氏灯下表现为白色荧光。

（3）中性皮肤：中性皮肤的油脂和汗液分泌正常（油/水分供给平衡），血液循环正常，表皮细胞的新陈代谢旺盛。表现为：皮肤柔软，组织光滑而细腻，没有粗大的毛孔或太油腻的部位，脸色红润，不会现出脉管或瑕疵。外观感觉皮肤润泽、光滑，富有弹性，鲜活、清洁，有健康色彩。放大镜下光滑细嫩、柔软，不厚不薄，没有油腻感。

（4）混合性皮肤：混合性皮肤是干性与油性的混合。表现为：眼部周围与颈部呈现干性，而油性皮肤占据了一个 T 字型部位，包括前额、鼻部、颏部、颊部和脸部两边，油性皮肤处容易发生粉刺、毛囊炎。

（5）敏感性皮肤：具有干性皮肤的特征，有扩张的毛细血管；对外界环境变化过于敏感。

3. 皮肤的颜色 人的肤色千差万别，其形成原因十分复杂，已知的有种族、年龄、职业、生活环境、营养及健康状况、内分泌变化、表皮色素的颜色及含量、血液供应的状态、角质层的厚薄、后天护理等。

正常肤色来自四种色素：氧和血红蛋白、还原血红蛋白、胡萝卜素、黑色素，表皮黑色素含量的多少是决定人的肤色的关键！皮肤的颜色取决于每个黑色素细胞内黑色素的多少。

祖国医学认为：人的面色是脏腑气血外在的表象，脏腑之精气通过经脉而上荣于面。色泽相合是五脏精气旺盛、气血充盈、荣华于外的象征。

五色与五脏的关系：

青为肝之色，主寒证、痛症、瘀血、惊风及肝病。

赤为心之色，主热证。

黄为脾之色，主血虚、湿证。

白为肺之色，主气虚、寒证、脱血、虫证。

黑为肾之色，主肾虚、寒证、痛症、水饮和瘀血。

4. 皮肤的老化 皮肤是机体与外环境直接接触的器官，其衰老是内源性因素和外源性因素共同作用的结果。其老化有明显的个体差异，影响因素有遗传、环境、年龄、营养、内分泌、身心健康、嗜好、锻炼、护理、卫生等。

女子35岁，人生进入中年，随着机体脏腑功能的日渐衰退，身体的各项机能也由旺转衰，趋于老化。继之而来的是皮肤衰老、皱纹增多、各种色斑出现、乳房下垂、体态臃肿，昔日的青春靓丽慢慢飘逝。面对这种情况，外在的护肤品只能起暂时的作用，内部脏腑的调理显得更加重要。

皮肤老化的表现为：皮肤皱纹多，毛孔粗大，毛细血管扩张，樱桃状血管瘤，颈部菱形皮肤，出现静脉湖。

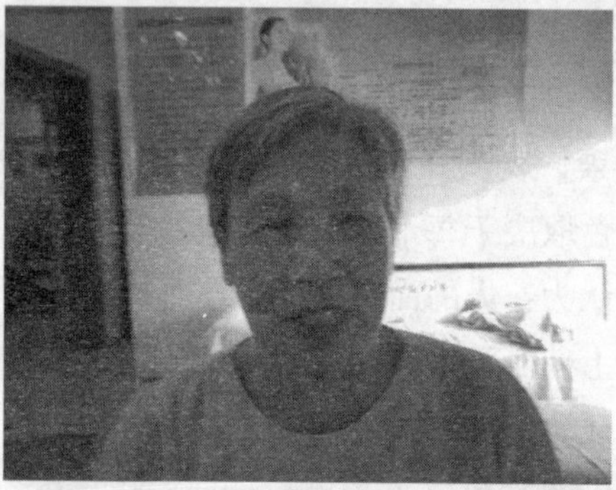

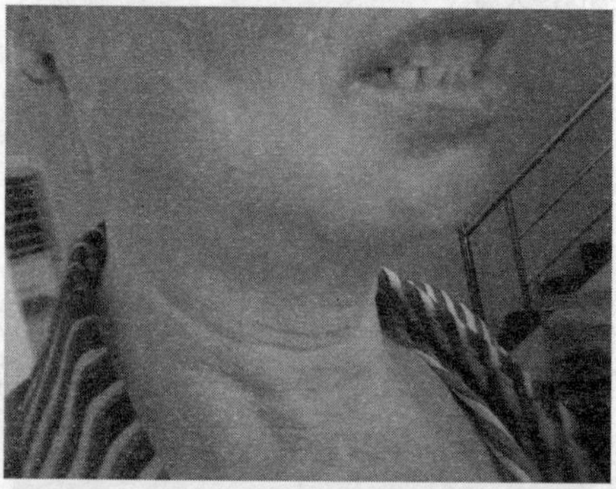

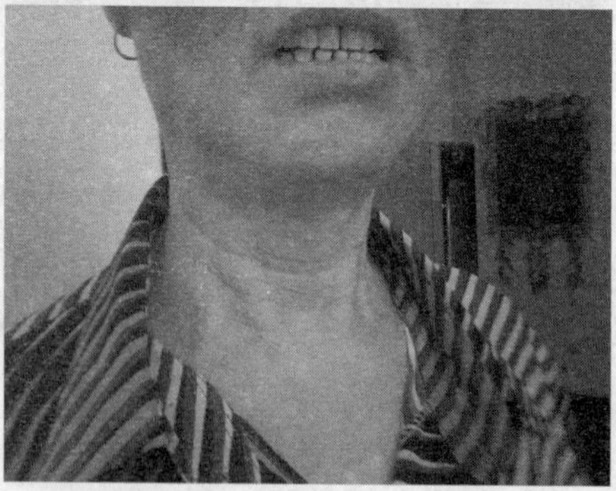

（二）健美皮肤的条件

1. 湿润 皮脂膜及保湿因子具有重要作用，随着年龄的增长，此种作用逐渐衰减，故应适当使用化妆品。

2. 光洁、细腻 姣好的肤色和光泽，皮纹细腻，皮沟浅而细，皮丘小而平整，毛孔、汗腺孔细小，表皮光洁润泽，触之有柔嫩光滑感。

3. 有弹性 健美的皮肤要有弹性，要有相当程度的皮下脂肪，因此要注意皮肤的锻炼和营养，避免紫外线刺激，适当使用面霜或防晒霜保养，不能过于减肥。

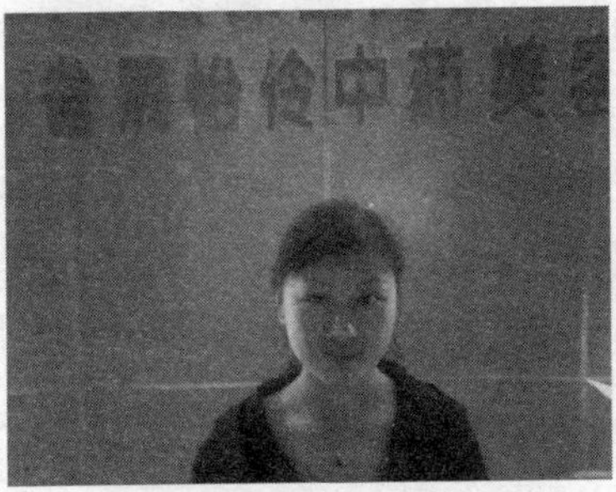

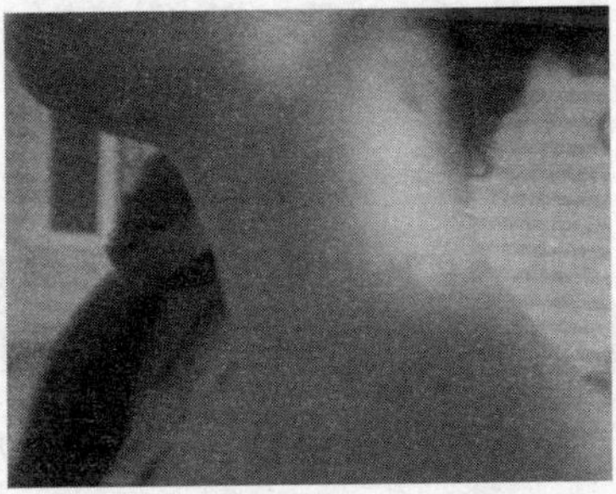

4. 关于美白 俗话说："一白遮三丑"，很多人认为皮肤白就是美丽漂亮的象征。因此，为了"白"不惜用铅、汞、酸碱类和激素类药物，甚至以磨削、换肤来美白。可是这样解决不了根本问题，反而会引起皮肤铅汞斑、反弹斑，给自己造成另一种痛苦。

一个人的年轻美丽光从皮肤的白与黑是不能说明问题的，它包括皮肤色泽、神韵、气质和富有青春活力的行为。比如说一个16岁的少女，皮肤结构紧密，红润而有光泽，如果她黑了你能说明她不年轻、不美丽吗？一个40岁的中年女性，皮肤已经松弛，但她却比较白，你能说她还年轻、美丽吗？所以说，皮肤松弛就是衰老的征象，不能光从皮肤的白与黑来判断一个人年轻、美丽与否。在这一点上，中国女性同外国女性的认识反差很大，中国女性几乎一致认为皮肤白就是美；而外国女性却喜欢皮肤黑，认为黑色皮肤健康，所以她们常常有意识地在海边沐浴时暴晒，让皮肤变黑。

要想皮肤白，先要体内健。如果不用内调，斑不但去不掉，时间长了还可造成睡眠、精神及健康方面的障碍。查其外、知其内，外在的美是以全身内在的和谐与健康为前提的，外表皮肤的一切病变都有不同程度的脏腑经络气血失调。因此，在治疗上扶正固本、补益气血或活血化瘀，注重整体调养，补中有泻，泻中有补，这才是中医美容的理想之途。那种头疼仅医头、脚疼仅医脚的做法，治标不治本，往往事倍功半。

（三）女性美的六大特质

古今中外，文学家笔下和诗人口中传颂的女性美，无论是以西施、貂婵、昭君、贵妃四大美女来比喻，还是用“闭月羞花”、“沉鱼落雁”、“出水芙蓉”、“国色天香”来形容，总会令人心动魂摇，无法忘情。

现今由于医学的进步，要成为更加美丽的女性，也可借助于手术刀的塑造，增添几许妩媚。但以从事美容专业工作者来看，我们眼中的“美”，究竟须具备什么样的条件？

从美容专业的眼光，深刻剖析“女性美”，应该具备以下六大

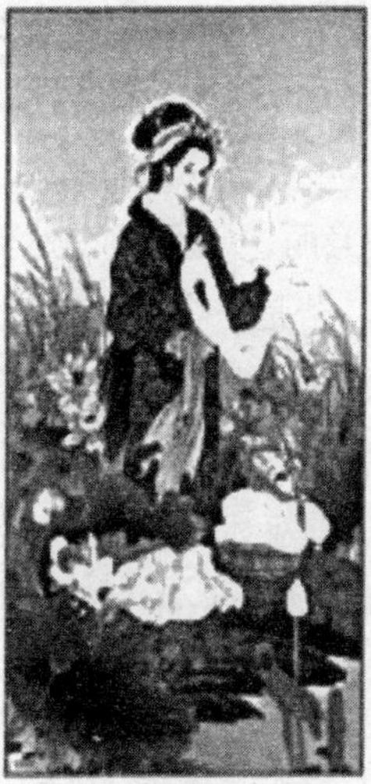

西施

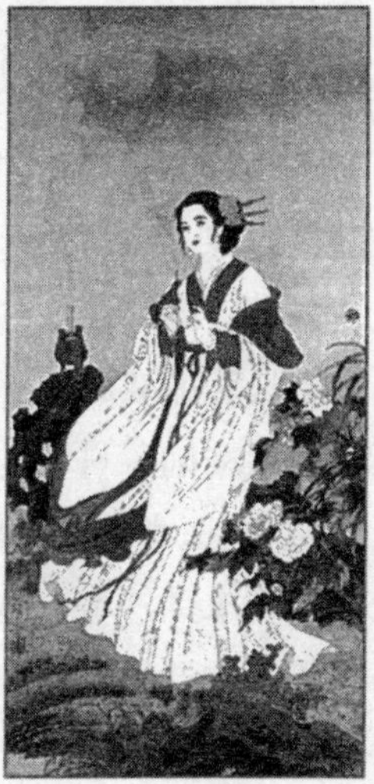

貂婵

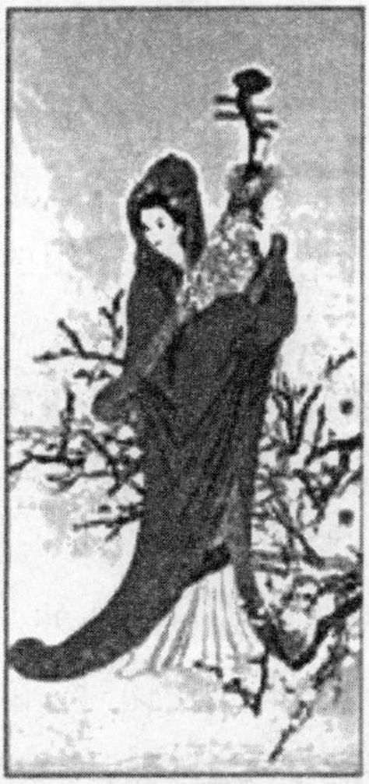

昭君

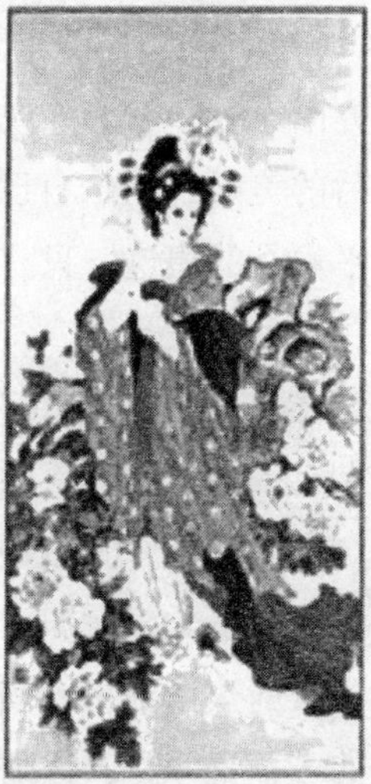

贵妃

特质：即遗传、青春与活力、魅力（包括对魅力的要求）、社会地位、智慧、外在方式（卫生学、美容、美发、衣着、饰品等）。

1. 遗传 遗传在女性美的成因中，居于首位。如果一个女人天生面容姣好，身材匀称，那么她的美丽，则几近浑然天成，她也不须花太多的脑筋在先天的外貌上。若是一个人生来就有肥胖的体型、臃肿的双眼、塌陷的鼻梁、橘子皮的肌肤……等，那她还可以利用精确、科学的美容术来改善自己，绝不会“就这样过一生”！这些医学技术，绝不同于昔日的巫术，而是尖端科技的结合。但在求助这些渠道时，合格的医师与妥善的事后照料，皆具有同等的重要性，任何一个环节稍有疏忽，都会造成事倍功半的后果。

尽管遗传的因素是女性美的一大关键，但“内在美”与“外在美”也具有同样的重要性，甚至有凌驾之上的趋势。

西方国家有一个谚语说道：“三十岁前的美丽，由父母负责；三十岁后的美丽，则由自己负责。”美容术再如何进步，也无法完全抹平岁月的痕迹，只有自我的内心修炼，才能有永恒的“内蕴外发”的女性美。

2. 青春与活力 青春有活力，年轻就是美！拥有年轻的外表，就拥有一分自然纯真的美，这也是任何人都会经历的一段光华岁月。由此可见，上帝还是很公平的！

青春美除了柔嫩的肌肤、纯净的心灵、健康的身心外，还有它散发出来的热情活力。当一个人病恹恹地与你交谈时，除非她有西施的“病态美”，否则你一定会被她了无生气的外表感染，觉得她突然黯淡无光。所以，除了有青春的外表外，随身散发的活力也会使你倍增光采！

十九世纪以前，一个40岁的女性，便被视为老女人了。而今，生活的富裕，医学的进步，已明显地延缓了女性老化的脚步。许多女人的年龄，也无法像从前一样可从她的外貌中推测出来了。

3. 魅力及对魅力的要求 过了年轻阶段，女性的美貌不再，能继之取代其地位的，便是魅力。魅力是个难下定义的名词，虽然无人知觉它的散发之处，但却可以令人感到一股强烈、难以抗拒的气质。魅力是美的灵魂，也是一种独特、天生的物质，它是无法人为加工的。

女人对魅力的要求或者说在让自己能被他人喜爱的要求上，总是有些三心二意。有时希望自己散发出“自然”的魅力，有时则希望自己看起来“雍容华贵”。若是面对不同的社交场合，而选择散发不同的魅力，这种情况是可以理解的。但若是刻意经营表现的魅力，则会显得过于矫揉造作了。

4. 社会地位 一个来自朴实社会环境中的女孩，其开发个人美潜质机会，远较那些环境安逸、经济富裕的女孩少得多。因此，社会地位往往也透露出步向美丽之道的代名词。这种美，其实是可以买到的，只要有足够的财力、有利的环境、明亮耀眼的服饰与珠宝，自然能将你融入美女之中。

5. 智慧 在国画和雕塑中，有关女性的创作，是以其规律的动感线条，将美予以定格的手法，来留住这种无可取代的美感。因为这种美感具有某种人之气质，因而显得具有独特风味。

我国古代有一个“东施效颦”的故事，那可不是赞美，而是取笑。因为女性美的表现，是难以效颦的。女性若懂得适时、适地的服装搭配，更能烘托出价值美感。而这份敏锐的知觉，不仅使人拥有闪闪发光的外表，也是智慧散发的另一表现，智慧往往能加重一个人自然散发的整体感。

6. 外在方式 不论是使用保养品对脸的保护，还是外在的修饰（如发型、服装、饰品等），都是整体美搭配中缺一不可的要素。这些使人变得美丽的方式，其选用过程中的唯一原则就是：了解什么样的妆扮，才是真正适合自己的。

以一个美容师的观察，每位女性至少具备了遗传、活力、魅力以及对魅力的要求、社会地位、智慧和外在方式中的任何三项，就可以让自己变得美丽动人了。俗话说得好：“没有所谓的丑女人，只有真正的懒女人。”每位女性，只要了解自我的要求，努力去塑造适合自己的形象，那便是她所能勾勒出的美的形象。

（四）中医学对女性衰老的认识

中医学认为：人体某一局部的病理变化往往与全身脏腑、气血、阴阳的虚实盛衰有关。人体外部变化是内脏生理功能、病理变化反映于外的现象（即《黄帝内经》所云：“有诸内而形于外”）。可见，外在是现象，内在是本质。

《黄帝内经·素问·上古天真论篇第一》有这样一段话：“女子……五七阳明脉衰，面始焦，发始堕；六七三阳脉衰于上，面皆焦，发始白；七七任脉虚，太冲脉衰少，天癸竭，地道不通，故形坏而无子也。”

《上古天真论篇第一》是《素问》的开篇，主要论述远古时代的人们通过养生，保养真元之气，以及真元之气的生理功能和真元之气在防病保健、美容养颜、益寿延年等方面的重要意义。真元之气源于先天，在机体的形成、生长发育、容颜形体和生老病死的全过程中，起着巨大的作用。机体的形成、生长、发育、容颜形体的美与丑以及生老病死，也就是机体生命活动的全过程，在这个全过程中，女子有七七之变更，男子则有八八之演化。

女子五七（三十五岁），人生进入中年，阅历越来越多，思想日渐成熟，但身体状况开始走下坡路。女子开始出现足阳明胃经之脉衰弱。由于女性为阴血之体，阳常不足，故其衰始于阳明经脉。阳明经行于颜面，循发际而过，本为多气多血之经，既衰则气血不能充养颜面、毛发，故面色开始憔悴，头发开始脱落。

女子六七（四十二岁）是谓壮年期，三阳脉皆衰于头面。三阳脉即手足阳明、少阳、太阳之脉，头为诸阳之会，头面为三阳脉聚汇之所，故三阳脉衰于上则见面部憔悴无华，头发进一步脱落，并开始发白。在这个年龄阶段，除了面容、头发的衰老极易觉察之外，耳目功能的衰退也同时并见，出现头晕、目眩、耳鸣，视物昏花，听力下降，记忆力大大减退。部分女性会提前进入生理上的更年期，情绪之不稳定，月经之异常改变已初露端倪。

女子七七（四十九岁）开始步入更年期了，代表生殖系统的冲、任之脉的气血日渐空虚、衰少，肾精已近枯竭，月经现象也随之终止。形衰精竭，此期即使仍有两性生活，一般也不会受孕生子了。

可见，女性过35岁以后，随着机体脏腑功能的衰退，身体的各项机能也由旺转衰，迅速老化。继之而来的是皮肤衰老、皱纹增多、各种色斑出现、乳房下垂、体态臃肿，昔日的青春靓丽慢慢飘逝。而外在的护肤品只能起暂时的作用，内部脏腑的调理显得更加重要。

（五）脏腑与美容的关系

美容以面部及五官为要，而面部和五官与脏腑、经脉的关系十分密切。《黄帝内经·灵枢·邪气脏腑病形第四（法时）》篇说：“十二经脉，三百六十五络，其血气皆上于面而走空窍”。说明头面、五官七窍又是经脉聚结、经气汇集的重要部位。五官七窍皆在头面部，通过经络的沟通，与脏腑之间建立了密切而又复杂的内在联系。所谓“五脏开窍五官”，也就是这种内在联系的具体体现。

1. 肺与美容的关系　肺主气，司呼吸，开窍于鼻，系于咽喉。肺吸进的大自然之气和脾胃的水谷精微物质相结合，化生为人体的宗气和卫外之气，维持人的生命和皮肤的营养以及卫外的功能。

肺合皮肤，其华在毛，与大肠相表里，肺与美容的关系主要体现在皮肤上。

(1) 肺气足则皮肤好：年轻、健康的女性皮肤细腻、白嫩、光滑、润泽、富有弹性，也与肺气的温养有关。肺主皮肤，其华在毛。肺气旺盛，皮肤层气血也充足，营养物质丰富，则皮肤毛孔偏细，皮肤白皙、柔嫩、富有弹性。人体凡是与空气直接接触的部位（如皮肤、口、鼻以及内呼吸道）在肺气虚时防护能力均较弱，就容易出现过敏，面部毛孔显粗，易生红斑、粉刺和疮疖、疥癣，皮肤容易过敏，易生红疹、湿疹、牛皮癣，鼻腔、口腔易发炎症、花粉过敏等。

（2）肺气足则大便畅通：中医学认为：皮肤的好坏与大便是否通畅直接相关。肺与大肠相表里，大便通畅与否，与肺的肃降功能密切相关。肺气足则肠腑之气得通，皮肤则细腻、光滑、润泽；若大便不通，常提示肠道火盛，常年日久，则皮肤粗糙，且容易生疮疖。“排毒养颜胶囊”就是通过排大便毒素而起到养颜美容作用的。

（3）肺气足者不虚胖：《黄帝内经》中说：“肺主肃降，通调水道，下输膀胱。”肺能通过皮肤发汗和通调小便而调节人体的水分，不使人体形成水肿性虚胖。若肺气不足，则会小便不利，或者该出汗时不出汗，引起体内水液代谢障碍，形成水肿、虚胖。

（4）肺气足鼻子精巧、嗅觉灵敏：肺开窍于鼻，肺气充足，布于皮肤，可形成卫外之气，可调控汗毛的开闭，随时调节体温，预防病邪从口鼻或皮肤而入，使人不患感冒或很少感冒，免受鼻炎之患，使嗅觉灵敏，且鼻子精巧、光亮。若肺气不足，卫外之气虚弱，对风寒之邪抵抗力低下，容易过敏、患伤风感冒和鼻炎，甚者不辨香臭。若伴有湿热浸淫，鼻子毛孔渐粗，鼻翼变红，轻则形成粉刺（黑头），重则导致“酒渣鼻”。

（5）肺气足则声高音亮：肺气集于胸中谓之“宗气”，宗气与发音有关。宗气足的人声音高亢。凡注意保养肺气的演员，到七八十岁仍然音色圆润、浑厚，不减当年。

(6) 肺气足则精力旺：肺气足，血液中的含氧量高，人的精力必然旺盛，做事有魄力（中医有“肺藏魄”之说）；反之，肺气弱身体缺氧，则必然导致精疲力竭。

(7) 肺气足的人不忧愁：在“五情”之中，肺主忧愁、悲伤。肺气足，人常欢喜，乐观向上；肺气虚，人多忧虑，悲观失望。

2. 心与美容的关系 中医学的心包括心脏（血肉之心）和大脑（神明之心）。比如说：心里想，不是指心脏在想，而是讲大脑在思考；用心学习、记在心里，也均指大脑的功能作用。心主神明，是精神、意识、思维等高级中枢神经活动的主宰，对其他脏腑的功能活动起着统率作用。

心和肺同居于上焦，相互依存，互相化生。心主血，肺主气。气和血能相互化生，气能生血（中医学许多补血的方剂都有补气的药物，如“当归养血膏”中重用黄芪），血能生气（各脏腑只有接受血的滋养才有健全的功能，身体才有力气）；气为血帅，气行则血行（气能推动血液运行），气滞则血凝（气滞血瘀）。

心主血脉，其华在面，心与美容的关系主要体现在面容上。

(1) 心气足面色有华：心的经脉上达面部，心气足者，脸色白里透红，容光焕发，皮肤光滑柔软、细嫩；心气虚者面白无光，毛孔见粗。

(2) 心气足则双目有神：由于心的经脉注目，能将心血上输于目，故文学中才有“眼睛是心灵的窗户”之说。心气足两眼炯炯有神（故有“心明眼亮”之说），信心十足，给人以美感；心气虚则双目呆滞无光。

（3）心气足则心静神安：心主神明，气足血旺的人精神饱满、神采奕奕、睡眠安稳；反之，心气不足、气血虚弱之人则精神萎靡不振，甚至心神不宁、失眠多梦。

（4）心气足的人性情开朗：在“五情”之中，心主喜。这就决定了心气足的人有着开朗的性格，心境愉悦，笑口常开。但需防“过喜伤心”，乐极生悲。

3. 脾与美容的关系 脾主运化水谷，为后天之本。水谷精微输布全身，供应人体各方面的需求，维持内脏功能正常地运行，皆由脾气散精而实现。所以，一个人后天的身体状况健康与否，与脾的功能活动有重要关系。脾和胃相表里，同为气血生化之源。胃主受纳，脾主运化，胃相当于仓库，脾相当于运输车，二者相互配合，缺一不可。但是他们习性却不相同：脾气上升，胃气下降；脾喜燥恶湿，胃喜湿恶燥。如此升降协调，喜恶相济，人体才能正常完成饮食的消化和吸收。

脾主四肢肌肉，其华在唇，脾与美容的关系主要体现在肌肉和嘴唇上。

（1）脾气足嘴唇红润：许多现代女性只知道靠涂抹口红修饰暗淡苍白、粗糙无华的嘴唇，却不懂只要调好了脾，就可以使嘴唇自燃红润。脾开窍于口，其华在唇。脾气足则嘴唇丰盈红润，呼出的气无异味。脾气通于口，脾气足能知五谷味，吃五谷杂粮方可品出其中的香甜。脾弱则唇白而粗糙，寒凝脾则唇青紫或暗黑，饮食无味，呼出的口气还会有异味。

（2）脾气足则脸不臃肿：女性面部白里透红的胖，是正常的胖，可谓“富贵之美”。如唐代以杨贵妃为代表的丰腴美人，就是当时男性对女性美标准的认同。而除此以外的胖，比如面如桔色或灰暗色，则为臃肿之肥胖了。

（3）脾气足肌肉丰满、柔嫩：脾主四肢、肌肉，脾气足则胃口好、吸收好，肌肉便丰满、柔嫩，面部表情生动而富有活力。有的人长相并不漂亮，但仍然笑容可掬，让人喜欢，这就是人们常说的：“脸上长着讨喜肉”。因为脾气足，人体肌肉中的气血畅通，故肌肉丰润而富有弹性。而脾气虚者，面部肌肉呆扳，全身酸懒乏力，甚至会肌肉萎缩。

脾主运化水湿，输布体内水分，若脾虚失于运化，则会导致肢体水肿。引起水肿的原因有两个方面：一是贪吃，二是过思。多吃生冷食物、水果，暴饮暴食，都能伤脾；思虑过多，也可能伤脾。高考前不少孩子泻肚子就是由于用脑过度导致脾虚、中气下陷引起的。脾气足可使人面部轮廓清晰，肤色白里透红，全身的赘肉逐渐消失。这就是“应该把人补瘦，而不应该把人泻瘦、饿瘦”的道理所在。

（4）脾气足皮下无瘀斑：脾统血，脾气足能使血液在脉管内正常运行而不外溢。当脾气虚而无力统血时，血液就会溢出脉管之外，被称为“血不循经”，有人会皮下出血形成瘀斑；有人会出现“血汗”（汗带红色）；有人会鼻子、牙龈或内脏出血；有的女性会经血不止（月经延长或崩漏）。

（5）脾气足则精神爽：脾气足者气血贯通肌肉，人的精神爽快；脾气虚的人则精神抑郁。许多神经、精神病患者或心理有残疾的人都与脾虚有关。

4. 肝与美容的关系 肝喜条达，有升发、疏泄的作用；肝主藏血，具有储藏和调节血液的功能。

肝开窍于目，主筋，其华在爪，肝与美容的关系主要体现在眼睛和手足爪甲上。

(1) 肝血充足则眼睛明亮有神：肝开窍于目，肝血是滋养眼睛的物质基础。肝血充足，眼睛明亮，黑白清晰，炯炯有神，七八十岁以上仍无视物昏花之疾。如果肝火上炎，可见双目红肿；肝虚则双目干涩、视物不清，甚则患青光眼、白内障。

(2) 肝血养筋，指甲荣活：肝主筋，筋的伸展和收缩功能直接关系到肢体运动的力度及柔和度。肝血充足，筋方能得以濡养，肢体灵活自如，指甲丰满、光洁、透明呈粉红色；肝虚则筋发硬，活动迟钝不灵，指甲糟脆，凹陷不透明，灰白粗糙（灰指甲），缺少血色。故中医学才有“肝主筋，其华在爪”的说法。

(3) 肝阴充足，筋骨柔和滑利：“肝阴”包括血液和全身筋肉运动时所需的润滑液。肝阴充足则全身筋骨柔和滑利，肢体活动轻松自如。肝阴虚时，两目无光，面无血色，头晕眼花，失眠多梦，腰膝酸软，肢体抽搐。

(4) 肝气条达，心平气和：肝气条达顺畅，可舒畅全身的气机，令人精力旺盛又心平气和，神情怡然，与人友善交往。肝气郁结则易引动肝火，脸呈绛色，目光凶冷，烦躁不安，好与人争执，体内臭气鼓胀，令人厌恶而避之。

5. 肾与美容的关系 肾主藏精血，为人体生命的源泉，故称“先天之本”。主骨、生髓、通脑，开窍于耳，其华在发。肾气充足，则耳聪、目明、发黑，精力充沛，思维敏捷，可延缓衰老，益寿延年数十年之多。

肾主骨，开窍于耳，其华在发，肾脏与美容的关系主要体现在牙齿、耳朵和头发上。

（1）肾气足牙齿坚固：肾主骨，齿为骨之余。肾气足时牙齿白亮、坚固，年过八十也可完好无损。肾气虚会牙齿松动，甚至40岁左右即开始脱落。所以人到中年出现骨质增生或出现牙齿松动时，不要急于做手术，应从调肾入手。这样既能从根本上解决病患，又可保住牙齿。

（2）肾气足耳聪目明：肾开窍于耳，肝肾同源，肝开窍于目，肾精形成眼睛的瞳仁。肾气足则听力好，眼睛亮；肾气虚则易发耳鸣，听力差甚至耳聋。

（3）肾气足头发长且乌黑发亮：肾主藏精血，其华在发，发为血之余。肾气足则头发浓密、秀长且乌黑发亮，年过百岁仍然鹤发童颜。肾气不足则头发发质枯干、早白、脱落。所以，治理白发、脱发的根本是调养肾气。

（4）肾气足面不生斑：肾纳肺气，肺主皮毛。肾气足可接纳肺气，以养皮肤。少女和35岁之前的女子，肾气足者面色均白里透红，而且皮肤细嫩。肾气虚时令肺的肃降功能受阻，面色黯淡无光，面部易生蝴蝶斑。女性进入35岁以后，只要冬天手脚冰凉的，子宫、卵巢、乳房易生囊肿、肌瘤、肿瘤、有的会出现小便失禁，有的过早的进入更年期。在秋冬季节手脚寒凉，严重者夏季也凉，皆属于肾阳虚。有此症状者每年春节过后脸上就会生色斑（俗称“肾锈”）。如果在进入秋冬季节之前，能调养得手脚温热，并一直保持到第二年夏季，一般情况下全年脸上就不生色斑。

（5）肾气足则青春长驻：《黄帝内经·素问·上古天真论》篇中说：“女子二七（14 岁）天癸至……七七（49 岁）天癸竭。”天癸指月经，天癸枯竭，指女性体内雌性激素迅速减少，逐渐月经终止。女性到了天癸竭的时候，体内润滑物质匮乏，细胞在运动过程中摩擦力增大，造成内热亢盛，消耗元气，以致女性月经紊乱、心慌、烦躁不安、失眠等，这就是女性更年期到来的征兆。如女性能提前滋养肝肾，更年期综合症状就会推迟出现，即或出现，表现也很轻微，月经甚至可以延至 60 岁左右。《黄帝内经》又说：“夫道者，年皆百岁，能有子。”这说明，中老年人如果养生有道，肝肾调护得好，高寿仍可生子。

（6）肾气充足，人过中年体不虚胖：肾属水脏，主津液，主小便的排泄。肾气足，可调节体内水分，并将多余的水分及时排出体外。肾虚不易化气，津液排泄受阻，会引起面部及全身水肿。《黄帝内经》中说：女子五七（35 岁）以后即开始衰老，此时，体内该排掉的水分不能及时排出，造成腰以下部位虚胖甚至浮肿，若脸也肿胖则表明已相当严重了。补充肾气，腰围可以减小，但体重可能不减。这是因为“肾主骨”，人的肾气足了，骨质密度便随之增加，体重也会增加。

（7）肾气足性生活正常：已婚女子肾气足则精血旺，内分泌功能不紊乱，青春期延长，就会有正常的性需求，对丈夫温存依恋，夫妻生活正常、持久、和谐。反之，如果肾阴或肾阳虚弱，则易出现性冷淡，对夫妻生活反感，容易导致夫妻感情不和。

（六）中医美容的三个基础

1. 气血是显示靓丽的本色，是女性美容最重要的物质基础。只有气血充盈肌肤才会白里透红，润泽有光，不施脂粉亦添娇艳。

2. 脏腑功能的健旺是美容的物质基础，脏腑（尤其是五脏）是气血产生的重要器官，是人体的美丽之本。人们只有拥有一个健全的脏腑系统，便拥有充盈的气血，便会有一个健美的容貌和形体。

3. 充足的睡眠是容颜美的基本保证，只有气盛血盈才能有正常的睡眠，而只有保证充足的睡眠，才能使人思维清晰、记忆力强、精力旺盛、富于青春活力。反之，睡眠不足则精神疲乏，萎靡不振，眼袋出现，皱纹加深。再好的化妆品也只能起暂时的作用，掩盖不住气血不足的本质。

（七）中医美容的原则

1. 修身与修心并举，全身调理与局部保养相结合。修心深受儒家美学观影响，以“情理交融”、“天人合一”为根本。阳刚和阴柔之美均不脱离“人道”，即“发乎情，止于礼仪”；德、仁、礼为一体，始于内、通天人，方可求真美目、真光泽皮肤、真窈窕，“窈窕非色，乃其行，其心，其德”。所以，包括思想品德、情感意志、智慧才能等内在美是人体美的核心，都是保健美容的基础。中医美容只有将修身与修心并举，全身调理与局部保养相结合，才能使身体强健，常葆青春，给人以健康的心理状态和良好的社会适应能力。

2. 综合运用各种保健与护理手段　世上的一切事物，内因都是决定性因素，即辩证唯物主义所认为的那样：内因是变化的依据，外因只是变化的条件。在修身与修心并举、全身调理的基础上，综合运用各种保健与护理手段，如美容、药膳、心理保健、生活与卫生习惯、保健按摩、理疗保健等，来维护与增进人体美。

3. 动中求美的观点，贯穿于整个美容保健之中。

4. 见效缓慢、贵在坚持　保健美容是从根本入手，不是简单的化妆，不可能立即见效。它需要通过内服药物调理脏腑功能，药物局部外用并结合按摩、针灸、气功等手段，综合运用各种方法，长期坚持，方能达到效果。值得指出的是，一种保健美容的方法或用品，只有当其达到一定量和时间的时候，效果才会出现。所以，我们不能因为短期不见效果而丧失信心，或者经常更换保健美容方法和用品，这是必须注意的问题。

5. 注重心理调养　指在中医基础理论和中医心理学的指导下，通过心理治疗和心理调节，调养情绪，改善心态，消除或减轻不良情绪对人体的影响，以达到防治疾病、健美神形的目的。分为心理治疗与心理调养两个方面。

现代医学证实：乐观愉快的心情可使副交感神经兴奋，皮肤血流量增加，代谢旺盛，容光焕发。喜、怒、哀、乐有节制，使自主神经处于稳定状态，血供丰富，保持正常的肤色和能力。

生活起居有规律，保持肌肤有充足的营养和血液供给修复损伤的能力。充足的睡眠有助于皮肤的更新和修复。皮肤基底细胞更新最旺盛的时间是夜间 10 点至次日 2 点。如果生活起居不规则，经常熬夜或失眠，可致皮肤色泽暗淡，缺乏活力。

（八）中医美容方法

美容可以使天生丽质者景上添花，让你更加妩媚迷人；可以将令人烦恼的瑕疵修饰得恰到好处，让你的优点发挥得淋漓尽致。

1. 中药美容法 中药美容是通过内服或外用中药来保健肌体的一种美容方法，这是中医美容中最主要、最常用、经验最丰富的一种方法。

（1）内服中药：内服中药美容法通过全身调理而达到局部治疗或补益身体的目的，以内养外，疗效持久，是中药美容法的根本。主要剂型有膏、丹、丸、散、汤、饮、酒、露等。

常用美容中药有：

①理气活血药：桃仁、红花、益母草、麝香、檀香等。

②补虚药：玉竹、白术、茯苓、蜂蜜等。

③清热解毒类：栀子花、栀子仁、紫草、连翘、秦皮、白头翁、白蔹、白薇、青蒿、胡黄连等。

④祛风解表、化痰散结类：白芷、蔓荆子、甘菊、浮萍等。

⑤收敛生肌类药：珍珠、牡蛎、海蛤、石膏、白芨等。

⑥芳香类药：麝香、檀香、辛夷、栀子花等。

（2）外用中药：外用中药是运用药物直接作用于体表局部，以达到治疗或保健的美容目的。该法直达病所，奏效迅速。在操作上一般有熏洗、湿敷、扑撒、涂擦、浸浴、帖敷、喷雾、电离子导入、超声波导入等不同方法。

药物剂型应以操作方法的不同而不同，如采用熏洗、湿敷、浸浴、喷雾法时可选用水剂；采用涂擦及超声波导入法时应选软膏剂；采用贴敷法时可选用糊剂或涂膜剂；采用扑撒法时应选用散剂。

附1：常用美容中药举例

丁香：温中暖肾，和胃降逆，香身除臭，牢牙乌须。现代研究表明，丁香中所含的丁香油对致病性真菌有抑制作用。如今，丁香常用作化妆品的添香剂、防腐剂。

人参：人参对皮肤、头发是一味不可多得的美容佳品。人参含有人参皂甙、人参三醇、多种矿物质和维生素，具有抗胆固醇、促进皮下毛细血管的血液循环、增加皮肤的营养供应，所以能起到延缓皮肤衰老的效应；人参中所含的微量矿物质能调节皮肤水分的平衡，防止皮肤干燥脱水，增加皮肤的弹性，所以能收到保持皮肤光洁柔嫩、防止或减少皮肤皱纹的作用。人参还能使头部毛细血管扩张，可增加头发的营养，提高头发的韧性、抗拉度，防止脱发和断发，对损伤的头发具有保护作用。

茯苓：具有利水渗湿、健脾补中、宁心安神三大功效，是治疗水肿、小便不利、脘腹胀满、食少便溏、心悸失眠的有效药物。是古代用来延年美容的妙品，能祛除面部黑斑及浅表的疤痕。

山药：中医认为山药为补益肺脾的要药。对皮肤干燥，毛发枯萎，肌肉消瘦的人有较好的美容效果。

枸杞子：是滋补肝肾，养血明目的要药。经药理研究发现：枸杞是一味营养丰富的药食两用佳品。含有人体所必须的蛋白质、粗脂肪、糖、胡萝卜素、玉蜀黍黄素、烟酸、维生素A、B、C，酸浆红素及锌、铜、磷、铁等微量元素。

何首乌：是一味平肝补肾，养精益血的药物，不寒不燥，也不滋腻。何首乌的美容作用，主要表现在容颜和乌发两个方面。药理研究证实何首乌有扩张血管和缓解痉挛的作用，可使皮肤细胞、脑细胞和头发获得足够的血量，所以服用何首乌不仅能使人精神焕发，还可使面色红润有光泽，头发乌黑发亮。此外，何首乌中含有丰富的卵磷脂，是构成神经组织、血细胞及细胞膜的主要材料，可以促进毛发生长，起到“乌发美髯”的作用。

白芷：白芷及其制品具有良好的长肌肤，润颜色，去面皯的作用。现代研究表明，白芷全草含挥发油，有一定的抑菌作用，对致病真菌有一定抑制功效，因而以对皮肤瘙痒、疥癣等均有一定疗效。另外还有防晒、防紫外线的效用，可使皮肤洁白。

珍珠：具有镇心安神，养阴熄风，平肝潜阳，去翳明目，解毒生肌，润肤白面，固齿白牙的功效。目前市场上的珍珠美容膏，是一种水包油型的营养性兼药物性的护肤妙品，它是用珍珠层粉，即用蚌壳的珍珠层制成，其成份与珍珠相似。经常搽珍珠霜，可以使皮肤保持适量的水分和油脂，具有润肤、洁肤、减少皱纹的功效，同时对面部痤疮、脂溢性皮炎、单纯性糠疹、皮肤过敏、雀斑等皮肤疾患有不同程度的治疗作用。珍珠粉不但可以外用，还可内服，同样可收到润肤防皱驻颜的效果。

蜂蜜：有润肺补中，润燥滑肠，清热解毒，健脾益胃，缓急止痛等多种功效。中医众多的美容方剂中，常用蜂蜜作基质，既起粘附作用，又起营养皮肤的功效，收到一举两得之功。蜂蜜是营养皮肤的上等药品，许多名贵化妆品都用蜂蜜作基质，不但能防止皲裂，还能使皮肤白皙柔嫩，富有弹性。用蜂蜜制成的美容剂和护肤膏，可使皮肤细嫩光滑，并能消除面部皱纹。

黄芩：具有清热燥湿，泻火解毒等功效。现代研究表明，黄芩所含黄芩甙及黄芩甙元，对多种皮肤致病性真菌，在体外亦有抑制效力。含有黄芩提取物的化妆品有很好的治疗炎症性皮肤病和过敏性皮肤病的功效，如黄芩有很好的抗痤疮棒状杆菌作用，因而对治疗粉刺有很好效果。

杏仁：是古代养生美容学家作为服食美容的重要药物。杏仁富含油脂和维生素，可以营养肌肤，润泽皮毛。苦杏仁提取物去除氢氰酸后，可成为杏仁蜜等高级化妆品的原料，有滋润皮肤，使皮肤白嫩光滑的作用，也是良好的天然化妆品香料。

白鲜皮：清热燥湿，祛风解毒，润肤白面，除斑去疣。白鲜皮可抑制真菌，增白皮肤，其提取液可用于美容剂、浴用剂，可制成美容面露、霜、膏等制剂，有预防和治疗皮肤病的作用。

枇杷叶：具有清肺和胃，降气化痰的功效。干燥或新鲜的枇杷叶提取液对皮肤有益无害，它可以加快血液循环，促进新陈代谢，不仅可以滋肤润肌，还可以治疗皮炎、痱子和消除一些小皱纹。

附2：常用美容方剂举例

1. 内服方

何首乌丸

〔组成〕何首乌1500克，牛膝500克。

〔功效〕补益精血、强筋壮骨、驻颜乌发。

扶桑至宝丹

〔组成〕桑叶、白蜜各500克，黑芝麻120克。

〔功效〕滋补肝肾、驻颜乌发。

犀角升麻丸

〔组成〕犀角45克，升麻、羌活、防风、生地黄各30克，白附子、白芷、川芎、红花、黄芩各15克，生甘草7.5克。

〔功效〕凉血解毒、祛风清热，主治面部雀斑等色素沉着性皮肤病。

枇杷叶丸

〔组成〕枇杷叶250克，黄芩、天花粉各120克，甘草30克。

〔功效〕清肺解毒，用治雀斑、粉刺。

加味甘桔汤

〔组成〕桔梗、茯苓各9克，菊花、青黛、天花粉各6克，甘草3克，白附子2.4克，白芷1.5克。

〔功效〕宣肺散风、利湿清热、凉血解毒。

治消瘦方

〔组成〕元参240克，白芍、地骨皮各150克，生地黄120克，熟地、丹参、沙参各90克，麦冬60克，陈皮15克。

〔功效〕滋阴泻火、养血增肥。

减肥饮

〔组成〕荷叶、山楂、泽泻各适量。

〔功效〕清热利湿，用治湿热中阻之肥胖。

减肥轻身方

〔组成〕黑、白二丑各 10～30 克，山楂、制首乌各 20 克，草决明、泽泻、白术各 10 克。

〔功效〕逐宿垢、美身姿。

防风通圣散

〔组成〕滑石 90 克，生甘草 60 克，石膏、黄芩各 30 克，防风、川芎、当归、芍药、大黄、薄荷叶、麻黄、连翘、芒硝各 15 克，荆芥穗、白术、栀子各 7.5 克。

〔功效〕发汗达表、泻热通便，用于治疗胃火旺盛、食多便少之肥胖。

凉血四物汤

〔组成〕当归、生地黄、川芎、黄芩、赤茯苓、陈皮、红花、生甘草各 3 克。

〔功效〕清热泻火、凉血解毒、活血消肿，用治血热瘀阻的酒渣鼻。

2. 外用方

玉容粉

〔组成〕绿豆粉、滑石各 60 克，玄明粉、白丁香、白附子、白芷、白僵蚕各 30 克，铅粉 9 克，朱砂 4.5 克，冰片 1.5 克。

〔功效〕祛风、润肤增白。

洗面如玉膏

〔组成〕白芷 6 克，丁香、麝香各 3 克。

〔功效〕祛风增白、润肤香肌。

御前白齿散

〔组成〕石膏120克，大香附30克，白芷22克，甘松、山奈、藿香、沉香、川芎、零陵香各10克，细辛、防风各15克

〔功效〕洁齿白牙、香口辟秽。

玉肌散

〔组成〕绿豆粉240克，滑石、白芷各30克，白附子15克

〔功效〕祛风去斑、润肤泽颜。

莹肌如玉散

〔组成〕皂角1500克，甘松21克，绿豆、楮实子、白及、白丁香、砂仁、升麻各15克，三奈子9克，糯米适量。

〔功效〕润泽肌肤、去垢除斑。

三花除皱液

〔组成〕桃花、荷花、芙蓉花不拘多少。

〔功效〕活血润肤、泽颜除皱。

金国宫女八白散

〔组成〕白丁香、白僵蚕、白蒺藜、白牵牛、白及各120克，白芷75克，皂角50克，白附子、白茯苓各18克，绿豆少许。

〔功效〕润泽肌肤、祛风止痒、除斑增白。

桑白皮洗剂

〔组成〕桑白皮90克。

〔功效〕清热祛风利湿、止痒除屑、用治头屑过多、瘙痒等症。

颠倒散

〔组成〕大黄、硫黄各等分。

〔功效〕解毒杀虫、化瘀消肿、用治肺风粉刺及酒渣鼻的经

典方剂。

治体臭方

〔组成〕竹叶300克，桃白皮120克。

〔功效〕利湿解毒、香身辟秽、除臭，用治腋臭及体臭。

3. 饮食美容法 饮食美容法在中医药基础理论指导下，采用辨证用膳的方法，运用食物或具有食药两用的天然动植物，或以食物为主的药膳来美容的方法。美容饮食品种很多，主要有菜肴、饮料、鲜汁、汤、羹、酒、粥、蜜膏等。

应用饮食美容法，必须首先明白营养与皮肤性状的病理关系。如维生素A缺乏，则皮肤粗糙，发干，脱屑；维生素B缺乏，则容易发口腔炎、阴囊炎；维生素C缺乏，则血管脆性增加，易引起瘀斑，并影响色素代谢；抗细胞氧化的维生素（A、E、C、B等）长期缺乏，则细胞内褐质增多，易出现老年斑。

饮食美容的特点是注重整体，内外兼调，安全可靠，简便易行，寓美于养，防治结合。饮食的多样化，营养适量，可促使皮肤新陈代谢，使皮肤富有光泽和弹性。

4. 针灸美容法 针灸美容法是通过针灸的方法刺激经络、腧穴，以疏通经络、促进气血运行、调整脏腑组织功能、平衡阴阳而达到保健目的的一种美容方法。

针灸美容常用的方法有以下几种：

（1）针刺法：毫针刺法、三棱针刺法、耳针法、火针、水针、电针法等。

（2）灸法：艾炷灸、艾条灸、温针灸等。

（3）拔罐法：火罐法、闪罐法、走罐法、刺络拔罐法等。

5. 按摩美容法 按摩美容法是在中医基础理论指导下，选用适当的按摩手法，按照特定的技巧动作，在体表相关的经络及有效的穴位上进行操作，以补益脏腑、运行气血、调节经络等来养护、调理皮肤、须发、形体，达到提高生理机能、延缓衰老进程、保持人体美的目的。

按摩美容法强调经穴按摩，它循着经络的走向或定位于具体穴位，采用点、按、揉、摩等手法进行人体按摩。手法要求持久、有力、均匀、柔和、深透。

（1）头面部按摩：从头额部开始，沿鼻柱、眼周、面颊、口唇、下颌、颈部依次按摩，要求基本手法组合好，按摩力度均匀。

（2）耳郭按摩：耳郭高低不平，有解剖分区，每个解剖部位与脏腑经络、组织器官、四肢百骸均有着密切的对应关系。因此，在进行头面部按摩的同时进行全耳及耳穴分区按摩，既防治疾病，又利于美容。《东医宝鉴》记载："手摩耳轮，不拘数遍，所谓修其城廓，以补肾气，以防聋聩也。"

穴位按摩法不仅能保持皮肤健美如除皱、祛斑、祛痘、减肥等，还能治疗多种疾病如面瘫、头痛、便秘、失眠、月经不调、更年期综合征等。该法是延缓衰老的美容保健法，也是防治疾病的外治法，值得在临床上推广应用。

6. 运动美容法 运动美容法是指通过各种不同的运动锻炼方式来调节脏腑气血组织功能，增强人体新陈代谢，达到疗疾、健身、美形、驻颜之美容目的的一种方法。

运动美容方法分为一般运动、医疗运动和健美运动三大类。

(1) 一般运动：指步行、登楼、骑自行车等日常生活中既有的运动。

(2) 医疗运动：指以预防和治疗疾病为目的的专门运动方法，一般应在医师指导下进行。临床上应根据体质、疾病的不同而采用不同的运动方式。

(3) 健美运动：指强壮体魄，提高肢体灵活性和柔韧性，锻炼骨骼和肌肉，以塑造美的形体和曲线为目的的专门运动方式，又有局部健美运动和整体健美运动之分。如中医美容中的五禽戏、太极拳、八段锦等。

7. 情志美容法 情志美容法指在中医基础理论和中医心理学的指导下，通过心理治疗和心理调节，调养情绪，改善心态，消除或减轻不良情绪对人体的影响，以达到防治疾病、健美神形的一种美容方法。

情志美容法分为心理治疗与心理调养两种：

(1) 心理治疗：应用心理学的理论及技术治疗情绪、精神障碍以及某些损美性疾病。

(2) 心理调养：修身养性，保养精神，保持心理健康，从而提高人体的抗病能力，达到防病美容养颜的目的。

现代医学证实：乐观愉快的心情可使副交感神经兴奋，皮肤血流量增加，代谢旺盛，容光焕发。

喜、怒、哀、乐有节制，使自主神经处于稳定状态，血供丰富，保持正常的肤色和能力。

生活起居有规律，保持肌肤有充足的营养和血液供给修复损伤的能力。充足的睡眠有助于皮肤的更新和修复，皮肤基底细胞更新最旺盛的时间是夜间10点至次日2点。生活不规则，经常失眠可致皮肤色泽暗淡，缺乏活力。

（九）美容、养生的内调法

从美容、养生全方位考虑，集减肥瘦身、美容养颜、防病保健、益寿延年于一体的白苓胶囊是目前最为理想的美容、养颜内调中药保健品。现将白苓胶囊A、B、C、D、E五种不同方药组合剂的功能作用及其服用方法简介如下：

1. 白苓胶囊A（混合型）

（1）组成：本品是选用白芷、茯苓、珍珠、薏仁、虫草、人参等二十余种名贵中药材组成，经高新技术提炼，精制而成的口服剂型。

（2）功能作用：具有调理脏腑功能、改善虚损、调节内分泌、提高人体免疫功能、改善性腺功能、促进肌体新陈代谢和排毒功能、强身健体、延缓衰老等功能作用。长期临床效果还证明，除上述功效外，还具有延缓更年期、减轻更年期症状，迅速改善睡眠、健忘、乏力、胸闷、脾气暴躁、怕冷或怕热、尿频、便秘、虚胖、乳房松弛扁平下垂、阴道干涩等功效，让你由内而外的健康而美丽。

（3）适应症：用于消褪各种黄褐斑、色素斑、色素沉着，美白肌肤。

（4）临床实践效果：色斑7天~2月消褪；更年期35岁时开始服用可延缓至55岁以上；更年期症状3~7天减轻或消褪；停经15个月服用1月左右可再次来月经；阴道干涩7天改善；

睡眠1~2天改善；怕冷、怕热、乏力、尿频、小便不畅1周改善；面色灰暗无华1~2周改善。

（5）服法及用量：

①40岁以前每日晚上服2~4粒，空腹温开水送服（以下均同）。

②50岁以前每日晚上服3~4粒。

③50岁以后每日晚上服3~6粒，可保持青春，对女性更年期可延缓至60岁。有了更年期症状服用1周后可改变。

④对停经2~6周者，服用一段时间后可再次来月经。

⑤对于内脏虚损引起的面斑，服用后4~120天内可消除。

⑥嘴唇暗黑或淡白无血色者，服用后2~5日可改变。

⑦对五官干燥或阴道干涩者，服用后7~13日可改变。

⑧对疲劳、萎靡不振者，服用2日内可改变。

⑨全身怕冷、手脚不温、白天尿频、夜晚尿多者，服用3~5日可改变（男女都适用）

A型胶囊平衡内脏阴阳，作为保健品长期服用效果更佳！经期照样服用。

（6）储存：阴凉、干燥处保存。

（7）注意事项：孕妇慎用。

2. 白苓胶囊B（阴虚火旺型）

（1）组成：本品是选用白芷、茯苓、生熟地、兔丝子等二十余种名贵中药材组成，经高新技术提炼，精制而成的口服剂型。

（2）功能作用：具有调理脏腑功能、改善虚损、提高人体免疫功能、改善性腺功能、促进肌体新陈代谢和排毒功能、强身健体、延缓衰老的功能作用。长期临床效果还证明，除上述功效外，还能改善睡眠、健忘、乏力、耳鸣耳聋、盗汗、烦热、便秘、形体消瘦、咽干等，让你由内而外地健康而美丽。

（3）适应症：用于消褪各种黄褐斑、色素斑、色素沉着，美白肌肤。

（4）服法及用量：4～8粒/次，每日1次（8粒分2次服），空腹温开水送服。长期服用效果更佳！

（5）储存：阴凉、干燥处保存。

（6）注意事项：孕妇慎用。

3. 白苓胶囊C（内分泌紊乱型）

（1）组成：本品是选用白芷、茯苓、珍珠、柴胡、当归等二十余种中药材组成，经高新技术提炼，精制而成的口服剂型。

（2）功能作用：具有调理脏腑、舒肝理气、调节和提高人体免疫功能、改善性腺功能、促进肌体新陈代谢和排毒功能。长期临床效果还证明，除上述功效外，还具有调理月经、延缓更年期、改善睡眠、健忘、乏力、胸闷、脾气暴躁、乳胀的功能作用，让你由内而外地健康而美丽。长期服用效果更佳！

（3）适应症：用于消褪各种气机郁结型色素斑，美白肌肤。

（4）服法及用量：每次4～8粒，每日1次（8粒分2次服），空腹温开水送服。长期服用效果更佳！

（5）储存：阴凉、干燥处保存。

（6）注意事项：孕妇慎用。

4. 白苓胶囊 D（实热型）

（1）组成：本品是选用白芷、茯苓、珍珠、薏仁、蛇粉等二十余种中药材组成，经高新技术提炼，精制而成的口服剂型。

（2）功能作用：具有清除脏腑内热、促进肌体新陈代谢和排毒功能、强身健体、延缓衰老的作用。

（3）适应症：用于消褪各种皮疹、暗疮。

（4）服法及用量：每次 4～8 粒，每日 1 次（8 粒分 2 次服），空腹温开水送服。长期服用效果更佳！

5. 白苓胶囊 E（健胸型）

（1）组成：本品是选用白芷、茯苓、黄芪、人参等二十余种中药材组成，经高新技术提炼，精制而成的口服剂型。

（2）功能作用：具有调理脏腑功能、改善虚损、调节内分泌、提高人体免疫功能、改善性腺功能、促进乳房腺体膨张、强身健体、延缓衰老的功能作用。长期临床效果还证明，除上述功效外，还具有延缓更年期、减轻更年期症状、改善睡眠、健忘、乏力、虚胖、阴道干涩等功效，让你由内而外的健康美丽。

（3）适应症：用于胸部扁平、松弛，消褪色素斑，美白肌肤。

（4）临床实践效果：更年期症状 7～15 天减轻或消退。

（5）服法及用量：每次 2～8 粒，每日 1 次（8 粒分 2 次服），空腹温开水送服。长期服用效果更佳！

（6）储存：阴凉、干燥处保存。

（7）注意事项：严重心脏病、高血压、孕妇慎用。

6. 白苓减油胶囊（JY 型）

（1）组成：本品采用白芷、蛇粉、决明子等多种药食两用中药经高科技提取、提纯、喷雾干燥、精密配制而成。

（2）功能作用：本品能抑制脂肪的吸收，同时能促进脂肪酸的活化、分解、促使体内和皮下多余的脂肪逐步分解，排出体外。并能降低血清胆固醇及甘油三酯的水平，还能提高机体的免疫力和耐受力，迅速消除疲劳。本品只减油脂，无毒副作用，绿色减油，有益健康。

（3）适应症：单纯性肥胖。

（4）服用方法：减肥期间每天中餐、晚餐前各服 1 粒，每日 2 次；后期维持每天或隔天晚餐前服 1 粒。每日总量不超过 3 粒。

（5）注意事项：少吃淀粉和糖类食物；孕妇及严重糖尿病患者慎用。

（十）皮肤美容的外治法

皮肤美容是对人体不美因素的改善和纠正，是在皮肤上或通过皮肤实施的各种美容措施。

本人于 1995 年创办全国首家中药美容公司，生产的系列美容化妆产品被国家授予“中国名优产品”、“中国重点推广知名品牌”，并远销中国港澳、日本、美国、加拿大、澳大利亚等地区和国家。

其中的美白、保湿、紧肤、瘦脸、除痘、去皱、消眼袋、精油等七大系列美容护肤产品，是本人总结多年来中医药美容经验而研制的，都是提取纯中草药精制而成。美容养颜疗效显著，无任何毒副作用。一般情况下，用于美白、去皱、紧肤、去眼袋、保湿、消痘只需要3天左右的时间，而且还能延缓衰老。

中药养颜面膜是采用骨胶原、虫草、花粉、黄芪、杏仁等50余种草本植物精制而成的，能活化细胞，促进血液循环的功效，具有美白去斑、紧肤祛皱、消炎去痘、营养脱敏等作用。其效果独特，安全可靠，可以帮你解决眼、脸、颈和身体各部肌肉松弛问题。长期坚持使用，就会延缓您身体皮肤的松弛。

1. 常见皮肤美容物理疗法

（1）面膜：有软膜和硬膜之分。

①软膜：在穴位按摩的基础上，配合润肤、祛斑、美白、保湿之药物和面膜粉，起到治疗某些面部疾病和皮肤保健的作用。适用于黄褐斑、粉刺、皮肤细小皱纹、毛孔粗大、色素沉着斑等。禁用于面部皮肤急性炎症、湿疹、面部皮肤感染、面部外伤、不能平卧的心肺疾病、精神病患者等。

②硬膜：在穴位按摩的基础上，配合药物和发热材料倒膜粉释放热能，起到治疗某些面部疾病和皮肤保健的作用。适用于脂溢性皮炎、痤疮、黄褐斑、色素沉着斑等。禁忌症同软膜。

（2）皮肤磨削：利用磨削来消除皮肤凹凸性病变，方式有：电动磨削、砂纸磨削、激光磨削、微晶磨削、钻石磨削等法。

（3）化学剥脱法：应用药品（苯酚、三氯醋酸等）的腐蚀作用，直接使皮肤产生原发性刺激，出现角质层分离或组织蛋白凝固，导致表皮和真皮乳头层不同程度的坏死、结痂、脱落，达到美容效果。适用于老年斑、雀斑、咖啡斑、文身、睑黄瘤、汗管瘤、面部细皱纹、浅表瘢痕、光化性皮肤病等。

注意：大面积使用酚可致中毒或死亡；禁用于肤色较黑者，精神紊乱者，有严重心、肝、肾病者，单纯疱疹发作时和恶性皮肤肿瘤患者。

（4）纹刺：以纹眉术最为普遍，应用外源性的物质，美化眉形的一种方法。适应于眉毛稀疏、半截眉、双眉不对称、眉部外伤疤痕和有特殊要求者。禁用于瘢痕体质、传染性肝炎活动期、糖尿病、皮肤过敏或局部溃烂者。

（5）冷冻：利用制冷剂产生低温，使病变组织坏死，达到治疗目的。

（6）电灼或电凝固术：主要有切割术。

（7）蒸汽治疗仪：又称“离子喷雾仪”或“紫外线蒸汽治疗仪”。蒸汽可使皮肤表面毛孔开放，有利于清除皮肤表面老化的角质细胞及皮肤深层的污垢，使角质细胞的含水量增加，角质层变软，令皮肤滋润，延缓衰老；蒸汽还可以使皮肤温度升高，促进皮肤的血液循环，使游离状态的氧进入到皮肤深层，增加血液中的含氧量，有利于营养皮肤深层组织；负离子氧对皮肤还有消毒杀菌作用，对皮肤的炎症以及暗疮、斑痕等问题皮肤有一定治疗作用。

（8）真空吸管喷雾（冷喷）仪：通过吸管的吸附作用，清除毛孔中的污垢以及堵塞毛孔的皮脂，调节皮肤的酸碱度。同时，利用吸管进行特殊方式的按摩，可刺激神经系统，促进血液、淋巴液的循环和新陈代谢。有利于表层细胞的营养吸收，增加皮肤弹性和光泽，减少皱纹。

（9）高频率电疗仪：又称“高周波电疗仪”，分为直接电疗法和间接电疗法两种。直接电疗法的高频率电流作用于皮肤表层，调节和减少皮脂的分泌，促进血液、淋巴液的循环，加快皮肤细胞的新陈代谢；对皮肤有轻微的按摩作用，防止皱纹产生；同时还有消毒杀菌作用，能够治疗暗疮，促进伤口愈合。间接电疗法的高频率电流作用于皮肤深层，促进血液循环，加强腺体活动，使按摩达到更好的效果；并且能恢复皮肤组织的活力，提高皮肤吸收营养物质和抵御细菌的能力。

(10) 阴阳电离子仪：又称“营养导入仪”，具有导入营养物质和吸出杂质的作用。可借助直流电的作用，将不易渗透的营养物质导入皮肤深层（渗透法），也可溶解皮肤中积聚过多的皮脂，将杂质导出体外（抽取法），分解皮肤表面油脂，调节皮脂分泌。

(11) 眼袋冲击仪：一种专门处理眼袋的仪器，能促进血液、淋巴液的循环，延缓皮肤的衰老过程；增加皮肤弹性，防止皮肤松弛；减轻眼部周围的脂肪堆积，避免眼袋下垂。

(12) 超声波美容仪：是指超过20 000HZ以上、不能引起人们听觉反应的机械震动波。通过将药物加入接触剂中，对人体能产生机械刺激、温热刺激和化学刺激三种作用，从而产生美容效果。药物借助超声波的弥散和渗透作用，能将其作用深透体内，从而大大增强治疗效果。归纳起来其护肤功能有：常作按摩改善肤质；消除皮肤色素异常；分化色素，去除皮下斑；除皱，拉紧皮肤；消除眼袋和黑圈；软化血栓，消除“红脸”；治疗暗疮，愈合斑痕；治疗皮硬化症及蛇皮病等。

(13) 多功能美容仪：多功能美容仪通常包括上述蒸汽、喷雾（冷喷）、阴阳电离子和皮肤清洁刷等数种功能。

（14）激光：能够产生激光的物质（原子、分子、离子、化合物等状态）在特定条件（电、光激发）下发生粒子数反转，通过谐振腔的作用反射出来的光就是激光。简言之：激光是能够产生激光的物质在受激后释放并放大的光。

激光美容是在特定的波长下，激光穿透进入皮肤并为一定的色素结构优先吸收（如血管或含色素细胞），并在这些靶目标内产生热，引起热介导对显微结构、色素等靶目标的损害。适应于血管性皮肤病如鲜红斑痣、草莓状血管瘤、先天或后天性毛细血管扩张、酒渣鼻等；色素性皮肤病如太田痣、咖啡－牛奶斑、Becker 痣、蓝痣、spilus 痣等；各种文身。

①脉冲激光：激光的能量以脉冲方式释放即治疗剂量的激光能量能在一个固定时间内释放出来。每个脉冲之间的时间是可以控制的。根据脉冲宽度又分为“长脉冲激光”（毫秒级，长波长的倍频 Nd：YAG）和“短脉冲激光”（纳秒级，脉冲 CO_2激光）和各种 Q－开关激光。

②连续激光：以稳定的、连续的光束释放其激光能量，如 CO_2等。

③半连续激光：又称“准连续激光”，以脉冲的形式释放激光能量，每个脉冲之间的间隔时间非常短暂，也不可调节，使得能量以紧密联结在一起的脉冲群的形式释放出来，其临床效果与连续激光非常相似，如铜蒸汽激光。

（15）强光

①光源（宽谱光源系统）：是一种能释放宽谱光源的设备，

能产生波长为515～1264nm所有的光源。

②波长：选用550～645nm波长的强脉冲光子。

③能量：进行低能量“扫射”的非剥脱性疗法。

④原理：刺激胶原蛋白的合成，产生新生的胶原纤维，连接断裂的弹力纤维，收缩扩张的毛细血管，使皮肤变得光滑、细腻，毛孔缩小，富有弹性，炎症消退。

⑤适应症：皮肤老化、毛孔粗大、敏感性皮肤、痤疮及其疤痕、激素依赖性皮炎等。

（16）其它

①冷水浴可促进皮肤的血液循环，改善皮肤的营养，提高皮肤对外界环境的适应能力。

②适当的日照，能促进黑素细胞分泌黑素小体，防止皮肤晒伤，增加机体抗病能力。

2. 各类皮肤的护理

（1）干性皮肤：用30°左右的温水洗脸，避免用温度较高的热水；尽量少用清洁剂，如用可选弱酸性洗面奶；洗脸后用无刺激性的冷霜或橄榄油，也可用含高级脂肪醇原料的护肤膏；容易起皱纹的眼部用眼霜护理；早晚使用保湿剂护理，尽量避免含有香精和PABA及荧光增白剂的防晒剂。

（2）油性皮肤：用微酸性的洗面奶或碱性弱的香皂洗脸；收敛毛孔，防止粉刺形成；粉刺可用维甲酸膏帮助角栓溶解，用含油少的护肤品，不用油性化妆品和粉剂化妆品。

（3）中性皮肤：做好基础护理，保持皮肤的油/水分供给平衡。

（4）混合性皮肤：干性区皮肤以补充营养及水分为主；油性区皮肤去除多余的油脂，收缩毛孔，中和皮肤的PH值；用冷热水交替洗脸。

（5）敏感性皮肤：尽量少用清洁剂，如用可选弱酸性洗面奶，洗脸温度在30℃；洗脸后用无刺激性的冷霜或橄榄油，或含高级脂肪醇原料的护肤膏；尽量避免含香精及含PABA和荧光增白剂的防晒剂。

3. 身体各部的护理　身体各部的护理主要是面部、颈部、肩背、上肢和手的护理过程。美是整体的，颈部、肩背、上肢和手是人的第二面孔，一但松弛、粗糙，同样会显得苍老，必须用中药面膜营养、紧肤、美白来进行护理。

（1）面部美容护理：用浴帽将头发裹住，首先清洁肌肤，按摩后将清洁剂洗净，然后将中药面膜均匀涂于面部，用红外线灯照射以加强皮肤的渗透和吸收；待膜干后用湿巾将膜打湿，然后轻轻将膜撕去（皮肤过于松弛的，也可以带膜过夜，次日晨下膜），再涂上护肤霜。这样会使皮肤变的紧、滑、细嫩。长期使用，就会保持面部皮肤的光泽和弹性，使肌肤延缓衰老。

（2）眼部美容护理：先清洁眼部周围皮肤，经美容师碎指震动按摩后，在眼周均匀涂上眼袋膜，20～30分钟干后洗去（皮肤过于松弛的，过夜也可）。

（3）颈部及肩背的美容护理：首先清洁肌肤，按摩后用浴帽将头发包住；然后将中药面膜均匀涂于颈部，用红外线灯照射加强皮肤的渗透和吸收；待膜干后撕去（皮肤过于松弛的，也可以带膜过夜，次日晨下膜），再涂上护肤霜。这样会使皮肤变的紧、滑、细嫩。长期使用，就会保持颈部皮肤的光泽和弹性，使肌肤延缓衰老。

(4) 上肢和手的护理：上肢和手的护理除了不必用浴帽包头外，其他过程均同颈部及肩背的美容过程。

(5) 全身美体紧肤护理：首先通过沐浴清洁全身肌肤，按摩后擦干身子，从上到下、由躯干向四肢上膜，用红外线灯照射加强皮肤的渗透和吸收；待膜干后撕去。这样会使皮肤变的紧、滑、细嫩。长期使用下下去，就会保持皮肤的年轻，使肌肤延缓衰老。

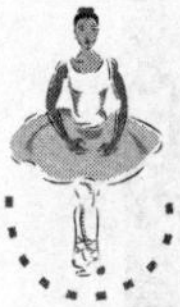

九十、外表美与内在美

(一) 关于外表美

看一个人是否年轻、美丽，光从长相和皮肤的白与黑是不能说明问题的，它包括整个人的气质、神韵和富有青春活力的行为，以及皮肤（包括头发）的色泽、弹性、光滑度和细腻程度等。比如说一个16岁的少女，皮肤结构紧密，红润而有光泽，如果她黑了你能说她不年轻、不美丽吗？一个40岁的中年女性，皮肤已经松弛，但她却比较白，你能说她还年轻、美丽吗？所以说，皮肤松弛就是衰老的征象，不能光从皮肤的白与黑来判断一个人年轻、美丽与否。

身体也是一样，如图是三种不同年龄层次（青年、中年、老年）的人的身体展示。我们可以看出，人的年轻与衰老并不是单纯皮肤白与黑的问题，而在于皮肤的变化。因为皮肤外在的变化是结构上的变化，皮肤的健美与衰老状况，直接影响到一个人的外表美。

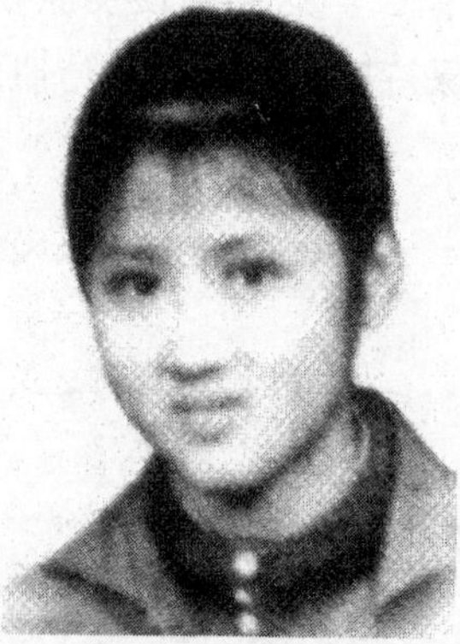

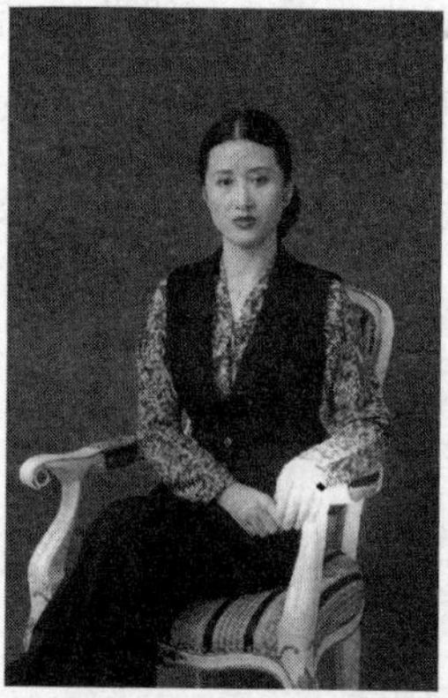

（二）关于内在美

随着社会的文明和发达，二十世纪九十年代人们对美的要求是“美貌与智慧”并重，而并非光有美的外表。美的外表虽然能讨人一时之喜，令人“一见钟情”，但若没有美好的品性、学识和修养，同性朋友不会尊敬你，异性对你也只会有“欲与色”的意念而并不会真正喜欢你。相反，如果即有靓丽的外表，又有丰富的学识，还具有高尚的品格和修养的“内在美”，你就是兼具了“美貌与智慧”，不但给人好感，令人爱慕，同时还会深得别人的敬重。

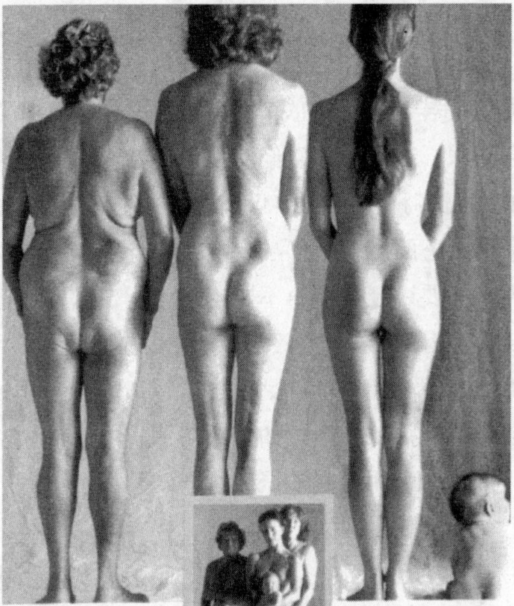

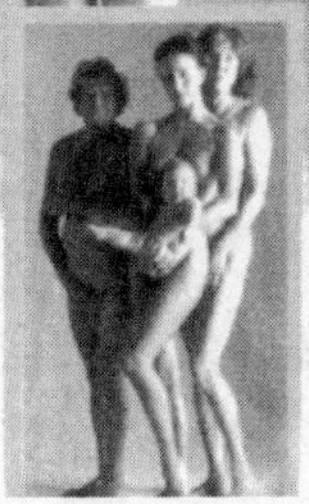

最吸引男性目光的是哪位女性的身材?

所以身材的保养是女性一生永恒的课题

老年　中年　青年

一个心地善良、道德高尚的人，她（他）所表现出来的外表形态、表情、动作、待人接物的态度就会很自然地使人信任，你才能在事业的道路中畅通无阻，才会有各种各样的机会来发挥你的才干，大显身手。

高尚的品格与情操来源于你对社会中善恶美丑的东西有正确的区分能力，有正义感，不做损人利己的事，乐于助人。而对于一些丑恶的人和事，予以应有的反对和抵制，绝不姑息和放纵。

那么，如何培养内在美呢？笔者认为有以下渠道：

1. 多学习，丰富自己的知识 好的书本是浓缩了人们各种各样的社会知识、哲理、人生经验以及无数人研究出来的科学成果，能给予我们多种多样的知识。多读书能使我们在事业、工作、生活中少走弯路。

当然，读书要讲究技巧，不要一目十行，这样很容易过目就忘。读科技书要有的放矢，有针对性地去选择，去学习，并善于在适当的工作中潜心运用；就是读报纸、杂志和看小说，亦要留意吸取其中对你有益的东西。如此在与朋友攀谈或讨论时事和社会大事时，就可以引用这些知识，这样既开拓了话题，又令你的谈吐更加生动、更能吸引人。

各种书籍反映人生百态，你可以对照在现实生活中各阶层人物的处世态度去判断与了解人。通过对事物的细心观察、分析，使你不会误交朋友，不会轻信别人而导致各种失误。更会令你的事业不受干扰，令你的社交圈子纯洁，提高你事业的成功率和在社会上的竞争能力。

多读书，能使你储备大量的理论知识，能丰富你的阅历，会帮助人们克服人生道路上所遇到的种种困难，会指导你如何面对生活，面对人生，应对工作、生活上的各种难题，会帮助你从一个成功走向另一个成功！

多读书，更会使你脑筋灵活，思维清晰，延缓你的大脑退化，令你心情豁达、乐观开朗，内在的美就会反映到你的外表上来。

2. 学习各种实际知识 一个人应具有学无止境的精神，因为时代在不断地前进，社会也不断进步，你要保持青春，就要不断追求时代发展中的新事物，吸收新经验。这样，你就会摆脱在生理上、年龄上的约束，你的心境将会永远显得年青。而外表上亦会随着好的心境而放出异彩，时时会产生过人的活力和精力。

从某种意义上说，心理上的年龄比实际上的年龄显得更重要。若你心境衰老，无论年纪多轻也是没有用的。所以，要保持你的活力和振奋精神，你一定要保持不断学习，不断吸收新的知识，使自己跟上时代潮流。

你要鼓励自己保持“好奇心”，可以选择一些自己感兴趣的事，如旅游、摄影、插花、绘画、盆栽花卉、美化家居……进行力所能及的活动，以增进你的知识，享受生活的乐趣。一个知识广博、兴趣广泛的人，自然而然地对人生抱着积极的态度，也会有一种百折不挠的奋斗精神。这种人生态度，这种活力会令人崇敬、感动与爱戴！这样的人永远不会寂寞，永远不会言老。若这样的人其外形是美丽的话，那么“外在美”与“内在美”就会为她赢得更多的朋友和快乐。

即使一个外型并不是那么美的人，他广博的学识和经验亦会自然而然地形成一种魅力。正如一些成功的中年男士会吸引着无数的青年女性，而一个有着二、三十年工作阅历的女人亦会焕发出充满成熟的魅力。这些魅力来自她（他）们成功的经验，成功的经验促使他们充满自信心。这种“自信心”并不是狂妄自大，更不是骄傲自满……而是适合于各种场合的举动。在适当的场合说适当的话，面对不同的人用不同的言谈与态度——总之，她们能“恰如其分”地处理有关人事关系和各类问题，这样就形成了她（他）吸引人的特有风度和风采！这就是“内在美”和“外在美”的相互关系。

3. 学习别人的长处 人非圣贤，孰能完美?! 一个人的知识总是有限的，无论你拥有多少理论知识，但若不善于把理论运用于实践，那也是枉然。

我们还要学会在实际生活中多观察别人，多学习别人的长处。比如，当你看到一个人的谈吐非常动人、富有吸引力时，你不妨研究一下她（他）好在何处？有何特点？自己应向人家学习些什么？你就可以“偷师”。

总之，别人的优雅动作，待人接物的独特风格，认真负责的工作精神……诸如此类你都可以学习和模仿。但注意不要生搬硬套，要研究分析，结合自己的实际情况，改善自己的形象。这种勇于学习、勇于创新的精神将使你和别人接触时表现出谦逊的态度，更容易获得别人的好感。长此以往，一定会增加你的学识，提高你的修养，使你受益匪浅，自然就会形成具有自己独特风格的“内在美”。

4. 善于广交朋友 广交朋友是向别人学习的一种方式和机会。结交一些年纪比自己大的朋友，多听他们言谈，从中学到他们在漫长的人生道路上所获得的宝贵人生经验和教训，从而提高自己争取成功的勇气和信心。同时也从他们的经验之中接受教训，少走弯路，减少自己失败的可能性。

而结交一些比自己年纪小的朋友，也能让自己受到青春活力的感染，保持无邪的童真，增添向上的力量和斗志。也从她

(他）们当中了解到社会潮流的变化，使自己不致落伍。因为年轻人对社会的变动最为敏感，行动亦最快。

这种“上下沟通、联络”的交友方式，将会使你活得更充实、更愉快、更有情趣和意义。

这里顺便提一下，有些人外表虽然婀娜多姿，内部却赘肉满身，只好靠紧身内衣、内裤来紧包自己。满身赘肉的体型不仅不美，而且松弛的肌肉体现出人的衰老。所以你也要注意保持体型的“内在美”。你可以通过学习优美多姿的中国舞蹈、学习各种健美操和进行各类适合自己的体育运动来锻炼形体，增进健美，使你胸部丰满，腰部纤细，臀部微翘，四肢修长。这完全是可以通过持之以恒的锻炼得到的。

人的青春和美丽会如烟似云般消逝，但是健美的外形以及美好的内涵却是可以通过自身的努力去获得和保持的。如果你对自己充满信心，对人生抱着积极的态度，那么你的生活将更充实，更有意义！

（三）仪态仪表

外表美与内在美的结合 日常生活中，我们常常会听到人们夸赞女性“天生丽质”、“婷婷玉立”，夸赞男性“一表人才”、“仪表堂堂”，就是对有些年过半百的气质非凡的中老年女性，也会说她“风姿绰约”、“风韵犹存”。其间的奥秘，就在于她们拥有外表美与内在美融为一体的仪态仪表。

1. 优美仪态仪表的体现 明亮的眼睛，高直的鼻子，娇媚的红唇，洁白的牙齿，曲线分明的身材，润泽细腻的皮肤……这都是人们对美丽女性可圈可点之处。然而，许多女性并没有如此天生丽质，可是她们仍然焕发着青春和魅力。这种迷人之处就是来自她们毫不矫揉造作的姿态，来自优雅的风度和谈吐，这就是仪态仪表的魅力——“美”的重要组成部分！

（1）自然亲切的笑容：女性的笑容是可爱的，当你与人初次见面时，当你在倾听别人谈话时，亲切可爱的笑容就会给人以好感。

（2）得体的服饰与化妆：服饰、化妆固然要讲究，但不宜过分夸张。无论在什么场合，都要配合得适当，绝不要奇装异服、浓妆艳抹，戴过分引人注目的装饰品。

（3）说话条理清楚：清晰而有条理的谈话，往往能给人一个可爱的、有魅力的好印象。

（4）听人讲话注意力要集中：如果你能耐心专注地听别人讲话，并在适当的时候附和一两句，使对方感到你对他的重视，特别是他没有自信心的时候，那会给他很大的鼓励。在与人交谈中，切忌对着别人打喷嚏或打呵欠，这是极不礼貌的。实在忍不住时，应用纸巾或手绢掩住口，并对人家说声“对不起”。

（5）恰如其分的“小动作”：有些恰如其分的“小动作”如耸耸肩、摊摊手，点点头，咧咧嘴……往往会意想不到地增加你的魅力，使你的谈话生动并且具有幽默感。

（6）发挥“心灵之窗”的魅力：常言道“眼睛是心灵魂的窗户。”古往今来，文人雅士对于眼睛的描写是不胜枚举的，如心情愉快时会“眉开眼笑”；愤怒时会“怒目而视”；坠入情网时会“眉目传情”，眼睛会“含情脉脉”、“秋波频送”。这些形容词，都是用来表示眼睛像说话又胜似说话的神态。眼睛是富有表情的，我们要学会充分用眼睛表达自己的内心感受。这与一个人在适当的时候说适当的话一样，眼睛亦要在适当的场合做适当的动作。这样，你就显得魅力十足，优雅迷人。或许，你就会成为生活中的宠儿，爱情的幸运者，事业上的成功者。

一个人的外表是可以通过适当的化妆和穿着符合自己气质的服装、恰到好处地配戴首饰来修饰自己；更应该通过提高自己的学识、修养、品性，培养高尚的情操，使自己拥有外表美与内在美融为一体的仪态仪表。女性吸引异性或得到同性的赞赏，并非以容貌漂亮或妆扮美丽为第一因素，假若你具有优雅的风度和仪态仪表，那么你就会令众人赏心悦目，赢得大家的好感，对你的工作和前途将有很大的帮助。所以，没有天生丽质的人不必怨天尤人，更不能自报自弃，而是要积极创造条件，努力改变自己。

2. 优美仪态仪表的获得基础 一般而言，优美的仪态仪表来自两个方面：

(1) 家庭的影响：父母有优雅的仪态仪表，对儿女有着潜移默化的作用。

(2) 后天的培养：这要靠自己在各种环境中努力学习。途径如下：

①努力学习各种知识，使自己见多识广，谈吐优雅，丰富自己的内涵。

②模仿学习老师、同事的好动作、好作风、好仪态。

③多参加集体活动，多出席社交场合，锻炼自己的胆量和能力，增广自己的见识，开阔自己的眼界，使自己在各种场合下都

有适应的能力，力求做到落落大方。还可参加一些演讲会或舞蹈、体操、球类运动，其中的优美动作会潜移默化地影响你的一举一动。

3. 仪态仪表的训练 生活中的每个人如果能有翩翩的风度，美好的礼仪，不仅能使人感到愉悦，也会促进事业成功。在日常生活中，如果你同一个举止端庄、言谈有礼貌的人交往，你就会对他产生一种信任感和尊重感，你会给予他“很有教养”的评价。

中国自古以来就十分讲究文明礼貌和各种礼仪，对日常生活中的衣、食、坐、立、行等等礼仪都有相当的要求。俗语说“坐有坐相，站有站相”、“坐如钟，睡如弓，站如松，行如风”等，都是十分形象地表达了古代对坐、卧、立、行等情况下的仪态要求。

一个人的举止、仪态仪表，是他本人素质和修养的体现。因此，每个人都应该对自己的仪态仪表进行训练。

（1）衣着的要求：无论在什么场合，都要配合得适当，绝不要奇装异服、浓妆艳抹，戴过分引人注目的装饰品。

（2）就餐的礼节：与人共同进餐时，不可当众梳头、照镜子；不可不顾他人，只管自己吃喝；吃面条或喝汤时，不要发出“呼呼啦啦”的响声；吃西餐时餐具在接触中不可发出过大的声响；餐后需要用牙签剔牙时，应该用另一只手掩住口，以保持自己的仪态。在公共就餐场所，当众挖鼻孔和随地吐痰，更是令人恶心、让人生厌的坏习惯。

（3）坐姿的训练：坐时要自然伸直腰背，不要“含背”。若是坐在椅子上的话，可以依靠椅背挺直腰背，双手自然地放在大腿一侧；或叠起双腿，双手放在膝盖上。

若与相熟者的交谈，可以不必拘泥，采取自然一些的坐姿，双手可交抱于胸前，头略偏向一侧，这样的坐姿优美而自然，使人感到亲切。

坐着和人谈话时，女性切忌像男性一样摇晃腿脚，否则就显得很轻浮。另外，也不要频频变换坐姿，使得别人以为你不耐烦听他谈话而造成误会。

(4)“站”的学问：当你站着的时候，仍然要挺直腰、背，臀部微向后翘，两腿要并拢、站直，这样能锻炼你的肌肉弹性，表现腿部线条。

挺胸收腹、抬头平视、双手交抱于胸前，是一种自然的、具自我保护的站姿。

当你站着与人谈话或在讲台上讲课、演说时，应尽量做到精神放松，采取自然而大方的站姿，集中注意力在你所讲的话题上，并学会以姿势助说话。如此，你就不会感到手足无所适从了。

当亲友在飞机场、火车站、船码头为你送行时，你即将要进入检票口时，别忘了转过身来，再向你的亲朋挥手致意，此时优美的站姿会给人留下深刻的印象。

当你站累了的时候，可将身体的重心交替落于两脚的脚跟，两手掌交叠于小腹部前，两脚呈“稍息”状。这样的站姿斯文大方，又可分别让一条腿稍事休息。

(5)走路的姿势：当你步行特别是穿着高跟鞋步行的时候，

必须挺直腰和背，自然地挺起胸部，不要害羞，但也不要过分夸张。胸部曲线是女性与生俱来的，挺拔的乳房，不但能显出你的身体健康，更显示出你的女性美。颈微扬起，两眼平视，自然地注视前方，抬腿不可过高。但切忌“含背”，更忌一摇三摆，疲疲塌塌，无精打采。当你按照以上走路的方法时，就自然会觉得行动敏捷，神采飞扬。

（6）如何与人打招呼：如果你在路途中遇到熟悉的同事或朋友，应该热情地打招呼，主动地握手，寒喧问好。碰到认识但不太熟悉的人迎面走来，你可略停一停步，微笑颔首，然后问好。

女士碰到熟悉的男士，可免去握手之礼，只需面带亲切的微笑，停步相互问候，欢悦地招呼一声“××，你好!”分手时，扬起右手亲切地道声“再见!”神情可活泼些。如果碰到只是生意上往来的较熟的男性时，可斯文地停步，打一声招呼，握一握手，寒喧几句再告别。碰到关系很好的女友时，可采取更亲切、更无拘束的态度。但是，切忌在公众场合旁若无人地大声谈笑，这会引来别人怪异的眼光。

（7）如何与人握手：如果握手的动作优雅的话，别人容易对你产生好感。一般而言，异性相见时，应由男方先主动伸出手，然后女性才伸出手与其相握。若是谈生意过程中，女方也可采取主动伸出手与对方相握，因为有些男性并不是那么讲究礼节的，有时还怕引起女性的误会。那么，你要显示出自己的风度，就要自己主动与对方握手了。

握手的姿式一定要自然，上身略前弯 15 度左右，头微低，但却要面带微笑地注视着对方，切勿“含背”。如果表示对对方尊敬，可适当紧握对方的手，时间可稍微长一点。对老年人则可用双手齐握对方一只手，以表示极大的敬意。

（8）家居礼仪：有一些男、女青年，在上班或上街时服饰整齐，风度翩翩。可是回到家就衣冠不整，仪态尽失，这是要不得的。就算在家里，也应讲究仪态仪表，服装可以不那么讲究，但不应衣履不整甚或光着膀子。对父母、兄弟、姐妹，礼貌仍然要讲究，当你接受家人的礼物或叫家人做了什么事情时，也应该向他们表示谢意。这种文明和礼貌，应该多加实践。

（9）婚后礼仪：一些结婚后的男女，再不像婚前那样讲究衣着，也不象婚前那样相敬如宾了，讲话粗声粗气。而太太更以为结了婚，已经是名花有主了，不必再为“悦己者容”。于是，逐渐疏于打扮，有时甚至蓬头垢面，一副黄脸婆的样子。诚然，女子结婚以后，除了自己的工作之外，还要承担繁杂的家务活，包括照料子女、公婆，当然是十分劳累的。可是无论如何，你仍然要注意适当地打扮自己，使自己对自己充满信心，避免让丈夫生厌嫌弃，导致家庭悲剧。

丈夫总希望自己的太太风采靓丽，现代的子女也会以有一个美丽漂亮的母亲（当然更应具有内在美的贤淑）而自豪。所以，为妻为母者，都要经常自觉地保持美丽。而做丈夫的也应不时做出暗示，表达自己仍然渴望欣赏太太漂亮大方的打扮，其间送些化妆品或饰物，这也是维持家庭幸福的有效做法之一。

如果太太要同时承担家庭主妇和职业女性的双重角色，做丈夫的便要尊重太太的选择，并且加以鼓励。其实现在很多成功的职业女性背后，都有一位胸怀广阔和眼光远大的丈夫在支持着她们。尽管女性地位比昔日提高了，但这并不象征男性地位下降，虽然丈夫要参与家务，却不表示太太可以抛弃厨房的工作。幸福的家庭是要靠彼此尊重、真诚相爱为基础的。

世界上没有一个永远不老的美人，纵使她年青时美若天仙，但是随着岁月的流逝，美人一样会变成鸡皮鹤发。所以自古就有“不准人间见白头”的说法。可是，若你有优美的仪态，迷人的风韵，那么，即使你已届垂暮之年，只要身体仍然健康，你仍然会是风韵尤存，优雅高贵的气质就会随着你的磨练而愈发迷人。

（四）个性和人际关系对内在美的影响

一个人的内在美同她的个性也是密切相关的。你不妨为自己塑造一个富有魅力的、让众人喜欢的个性来帮助自己打开幸福的人生大门。你若不具备这样的个性，即使你有出众的容貌，你还是会被人们疏远。

个性是依据每个人每天所生活的环境以及所接触的事物而形成的，不管是好的还是坏的生活环境和事物，对于个性的形成和塑造都有深远的影响。

1. 处事能力　个性可以决定一个人的处事能力。一个人在遇到困难或突发事件的情况下能否保持冷静的头脑、胆大心细、遇事不慌，在对事情进行分析后又能果敢处理，可以说这也是对个性的一种挑战。处事能力强的人有魄力，对工作和生活有健康、积极的态度。她的气魄和能力，任何时候都会受到人们的赞赏。

2. 稳定情绪 如果你想成为一个有内在美的人，你必须培养能博得他人敬仰的气质，其中最主要的就是具备稳定的情绪，任何时候、任何地方、任何情况下，尽量学习控制自己的情绪，切忌令人不快的情绪流露在脸上。因为那些嫉妒、贪婪的眼神和不耐烦、愤怒的表情，会扭曲面部的表情肌而改变你美的形象。

3. 控制脾气 每一件你所说或所做的事情都会形成一连串的反应，无论是好是坏都会造成持续的影响。一个人在心情不好的时候如果不能自制，常会使自己处于惶惑状态中。而当你完完全全能够主宰自己的思想和行为时，你在任何情况下都可以控制自己的脾气，培养出良好出色的修养和气质。

4. 文明礼貌 文明礼貌的基础在于能为社会着想，能为他人着想。文明礼貌的习惯很容易养成，常说"请"、"你好"、"谢谢"、"对不起"等。时时、处处尊重别人、照顾别人、容忍别人、谅解别人，而且不要忘了工作中办事要多为每天和你一起工作的同事着想。

5. 和蔼的态度 和蔼的态度来自文明礼貌的习惯。工作和生活中随时微笑待人，礼貌服务。对待朋友态度要友善，结识新朋友，不忘老朋友，乐意承担友谊的责任。和蔼的态度和真挚的微笑，可以建立人与人之间的桥梁。

6. 富于幽默感 不懂幽默，就不会生活。一个有幽默感的人，他自己本身就是一个快乐的人，最能让人开心和愉悦，给人以好感。愉快的个性是走向成功大道的一把钥匙，你不妨尽最大努力来培养及塑造最令人愉快的个性！培养自己的幽默感。

7. 谈话与声音 谈话的技巧，悦耳的声音，加上流利的言辞，很能够体现自己美丽的个性。

谈话是声音、言辞、才智、个性等综合因素的体现，文字的本身并不能表达友善的感情，因此需要悦耳的声音来配合。好的言辞是谈话艺术的重心，愉快的交谈很容易与人建立良好的友谊。因此，与人谈话时应避免使用俚语、粗话，也要避免容易引起争论的话题。

（1）谈话的主题：谈话的主题可以围绕对方的兴趣和爱好、流行服饰和发型、文学艺术和音乐、教育卫生知识、假期活动及旅游、国际和国内时事新闻等作为谈话的最佳主题。

（2）不适合的话题：千万不要用下列内容来作为谈话的话题。

①个人隐私；

②你自己私人的问题，尤其是感情方面的问题；

③个人经济状况；

④宗教问题；

⑤别人的短处和生理缺陷；

⑥会使人引起不愉快回忆的往事；

⑦老是谈论自己或者只是自己感兴趣的话题等。

（3）谈话的方式：谈话的方式一般情况下可采取下列原则来进行舒心愉快的交谈。

①打开话题；

②不要争论；

③少说多听，做个好听众；

④谈话不单调；

⑤不谈自己私事；

⑥宁可谈理想，不要谈论人；

⑦应用简单易懂的言辞；

⑧不背后论人长短；

⑨始终保持愉快心情；

⑩切忌使用俚语、说粗话。

（4）悦耳的声音：悦耳的声音本身就能让人感觉到你的“美”。悦耳的声音应该是亲切的、友好的、清脆的、清晰的、响亮的或略带磁性的，而不是那种矫揉造作的、嗲嗲的、细声细气的、令人起鸡皮疙瘩的“燕语莺声”。

从某种意义上说，声音代表着一个人的形象。说话时应该能体现自我，声音中也应当表达出真挚的、友善的、富有个性的、有活力的情感。

说话如欲悦耳，必须配合适当的语调，单调的声音会让人感到枯燥味。从声调的表达上可以看出一个人的神态和心理状况，也可以从一个人的声调中去辨别其情感的流露，诸如喜悦、热爱、友善、羡慕、嫉妒、愤怒等情绪。

下列的情况或场合都需要悦耳动听的声音：

①接电话；

②与人打招呼；

③自我推销；

④职业上及社交上的谈话；

⑤提供服务及销售产品等。

8. 应该避免的言行　有的人常常会在一些无意的言行中刺激到他人而令人讨厌，成为不受欢迎的人。如果想要成为一个受大家欢迎的人，应该遵守下列规则：

（1）言行举止文雅，不粗鲁；

（2）讲话不用俚语、粗语；

（3）不要对人乱发脾气；

（4）少用辛辣、讽刺的语言；

（5）不要讥笑、嘲弄他人；

（6）不要表现得处处比人强而盛气凌人；

（7）不要引起争吵；

（8）不要老是谈论自己或者只是自己感兴趣的话题；

（9）不要背后论人长短；

（10）不要使谈话变得单调无味。

当然，除上述各项之外，每个人可以自己加上其他应该遵守的法则。

9. 对美容师的要求 职业美容师应该充分认识到，顾客对美容院、对美容师及服务员的第一印象很可能就是永久的印象。如果你给顾客的第一印象不好，那将永远无法挽回。而对美容院及美容师的良好第一印象会使顾客感到满意与信任，即使在服务中偶尔出现一点失误也较易为顾客所谅解。因此，在顾客上门之前就应该把美容院布置妥当，所有需要运用到的物品都要事先预备就绪，而且美容师也要随时待命，等待顾客的来临。

树立“顾客就是上帝”的思想，美容师对待每一位顾客都要像对待贵宾一样，绝不可厚此薄彼。以下为一些基本原则：

（1）培养准时上岗和井然有序的好习惯，随时保持良好的职业礼节和形象；

（2）接待顾客要热情周到、彬彬有礼。服务时要认真细致、保质保量。顾客是否再度光临，你的服务质量和态度将是最为主要的环节；

（3）诚实、可靠，忠于顾客，也忠于雇主；

（4）工作认真、负责，讲求效率；做事干脆利落，不浪费时间；

（5）尊重顾客，遇事不要与顾客争执，凡事容忍、有礼，并能适时表现出幽默感；

（6）发扬团队精神，与同事愉快合作；

（7）不断学习新知识，随时完善自己。

体表外在貌美是以全身内在的和谐与健康为前提的。查其外、知其内。一切外表的病变都有不同程度的脏腑经络气血失调。因此，在治疗上注重整体调养、扶正固本、补益气血或活血化瘀，补中有泻，泻中有补，这才是中医美容的理想之途。那种头疼医头、脚疼医脚、见热退热、见血止血的做法，治标不治本，往往事倍功半。

总之，只有表里统一、形神俱美的健康美才是真正的美！

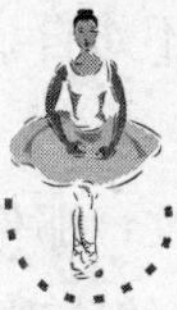

九十一、注意美容病理警讯

《黄帝内经》有云："有诸内而形于外"，说的是一个人如果身体里面的脏腑、组织有什么病变，一定会在体表的一定部位有所体现。我们可以从身体的许多部位比如面部、口唇、指甲以及排泄物等观察出自己健康的状况，只是很多时候都被我们忽略了。

（一）口唇与健康信息

健康的口唇颜色是红色的，如果唇色不正常，绝对是健康出了问题。

1. 唇色苍白 唇色苍白患有贫血。

2. 唇色青紫 唇色青紫是血液循环不好、缺氧的表现，若不是因为气温过于寒冷，那就是心、肺方面有问题。

3. 唇色淡黄 唇色淡黄属消化不良；唇色深黄是肝胆有病。

4. 唇色红紫 若非发烧或一氧化碳中毒，就是有肺病、心脏病、心脏衰弱等问题。

（二）指甲与健康信息

指甲则是人体另一个反应健康的地方，人的健康也会在指甲上显现出来。健康的指甲甲板平坦、光亮，没有沟痕，韧度也好，呈淡粉红色。从指甲可以观察出许多疾病的征兆，不妨自我检测看看。

1. 指甲板是否光滑 如果指甲凹凸不平，且有沟纹，那你就要注意你的肝脏了。指甲容易显现裂痕，是缺乏铁质的体现，应该多补充深绿色叶菜、豆类和鱼类食品。有时从侧面观看会发现沟痕，那就要多滋养指甲。

2. 指甲的韧度 用其他手指按压指甲尖端，若能略为弯曲表示硬度好，若太软也表示指甲不健康。

3. 指甲色泽 通常是淡粉红色，但若平时经常使用指甲油、去光水，也会使指甲变黄。若指甲过黄，提示缺乏维他命E，也可能是淋巴系统、呼吸系统的问题。维他命E可从深绿色蔬菜、水果中摄取。如果指甲颜色过白，表明患有慢性贫血或肝、肾有问题。指甲出现白斑，是缺乏锌的表现，可由海产品、菠菜、菇类、葵瓜子等事物中摄取补充。

4. 指甲周围皮肤 指甲周围皮肤若是过于干燥、粗糙，就要利用按摩与保养，使之改善。

（三）"青春痘"的部位与健康信息

人在青春发育期，有的人偶尔长一、二颗"青春痘"，有的人则长期为此而痛苦。但是你可知道，"青春痘"长的部位却能透露出你的健康信息。

1. "青春痘"生在额头 代表心火旺，血液循环有问题，多由于劳心伤神。这类人脾气不大好，应养成早睡早起的习惯，使睡眠充足，并多喝水。

2. "青春痘"生在鼻梁 表示脊椎可能出现问题；如果长在鼻头处，提示胃火盛、消化系统异常；若生在鼻头两侧，就可能与生殖系统尤其是卵巢功能有关。

3. "青春痘"生在下巴 表示肾功能受损或内分泌系统失调，女性多半是月经不调所引起的。

4. "青春痘"生在左边脸颊 可能是肝功能疏泄不畅，如肝脏的分泌、解毒或造血等功能出了问题。

5. “青春痘”生在右边脸颊 可能是肺部功能失常。

（四）排泄物与健康信息

排泄物则是另一个显示健康状况的指标。请不要嫌脏，每天观察一下，看看自己够不够健康。

1. 排便量 每次以3～5条为适量。量少为便秘，量多为腹泻或痢疾。

2. 形状 直径2～3cm的条状为佳，稀便不成形或呈水样、颗粒状则表示腹泻或肠道老化现象。

3. 硬度 排便时若大便与肛门无压迫即摩擦感或没有泻肚子的稀便状态即为正常。过硬甚至状如羊屎则表明胃肠中火毒太盛。

4. 颜色 黄色为正常，颜色愈深表示肠老化状态愈严重，灰白色见于阻塞性黄疸，大便带血提示胃肠道出血（黑色）、患有痔疮或肛裂（鲜红色血），脓血便是痢疾的征象。

5. 气味 正常的排泄物是没有臭气的，如果吃多肉类或胃肠道热盛便秘时，都会产生强烈的臭气。肠胃道老化也会有臭气出现，甚至有口臭、焦臭和腐败臭气。

（五）生物钟与健康信息

我们每个人的身体都有自己的生理时钟（称“生物钟”），“生物钟”在不同时间有不同工作。因此，我们除了从上述各方面观察自己的健康外，还要注意自己的“生物钟”变化。从而配合生理时钟，获得健康。例如凌晨1点至2点是肝脏排毒的时间，应该要让身体进入睡眠状态，才有利于顺利排毒。

人体生物钟在不同时段状态表

时 段	时 期	状 态
24：00～1：00	浅眠期	多梦而敏感，身体不适者易在此时痛醒
1：00～2：00	排毒期	此时肝脏为排除毒素而活动旺盛，应让身体进入睡眠状态，让肝脏得以完成代谢
3：00～4：00	休眠期	重症病人最易发病的时刻，常有患病者在此时死亡，熬夜最好勿超过这个时间
9：00～11：00	精华期	此时为注意力及记忆力最好，且为工作与学习的最佳时段
12：00～13：00	午休期	最好静坐或闭目休息一下再进餐，正午不可饮酒，易醉伤肝
14：00～15：00	高峰期	是分析力和创造力得以发挥淋漓尽致的时段
16：00～17：00	低潮期	体力耗弱的阶段，最好补充水果来解馋，避免因饥饿而贪食致肥胖
17：00～18：00	松散期	此时血糖略增，嗅觉与味觉最敏感，不妨准备晚膳来提振精神
19：00～20：00	暂憩期	最好能在饭后30分钟去散个步或沐浴，放松一下，舒解一日的疲倦困顿
20：00～22：00	夜修期	此为晚上活动的巅峰时段，建议您善用此时进行商议、进修等要思虑周密的活动。
23：00～24：00	夜眠期	经过整日忙碌，此时应该放松心情进入梦乡，千万别让身体过度负荷

总之，身体要健康，自己要做自己的第一个医生，这样才能美丽、健康又快乐。

爱美之心，人皆有之。人皆爱美，人皆求美，因为美能给人享受，给人活力，给人自信，给人力量。美是人类永恒的追求，自从有了人类，也就有了美。尤其是女性，在不同的年龄阶段有不同的美：年轻的时候有百花争艳之美；中年女性有菊荷清雅之美；到了老年还有梅兰幽香之美。

怎样求得健美？是我们的爱美之道。只有真正懂得爱美之本和爱美之道的人，才会终身都有魅力。不懂得爱美之本和爱美之道的人，一味地追求外表的华丽，往往舍里求表，避实就虚，拚命涂脂抹粉想掩盖住没有生气的憔悴的肌肤，结果就象画皮敷面，纸花浓艳，缺少真实和灵气感，给人以不真实的感觉。她们以精心化妆扮出的“假象”来迎合异性，卸妆后就又暴露出本来的面容，令人失望。结果，得到的多是虚情假意而没有真情也不足为怪了。

因此，作为一个真正爱美的现代女性，首先要懂得美是真实的。美，一定要是由里及表的健康美，那才是有生命的。只有在内脏健康（平衡）、气血充盈的基础上，进行必要的修饰，才能达到表里如一、令人赏心悦目的效果。美容院给客人解决的不仅是“面子“上的问题，而应以中医的整体观来调养，使内外统一，以达到健康、美丽为一体的真正的美。

慈禧年过古稀，面部和皮肤仍相当白嫩，双手细腻润滑，皮肤有弹性，皱纹仅略显，头发油亮，这只能归功于中医美容术。美国画家卡尔对太后外貌有一段传神的描述：太后全体各部，极为相称，面貌之佳，适与起柔荑之手，苗条之体，黑漆之发，相得而益彰。盖太后广额丰颐，明眸隆准，眉目如画，樱口又适称其鼻，下颌虽极广阔，而又不带一毫顽强态度，耳管平整，齿洁白如编贝，嫣然一笑姿态横生，令人自然欣悦，不知其已六十九唉，可知其居气养体之安适。

但愿大家都能利用中医整体调养的理念，调养出你的健康、调养出你的美丽、调养出你的自信，调养出你的青春活力！让美丽不再是年轻人的专利，让魅力永远伴随你的一生。

九十二、针灸美容

针灸美容包括美容治疗和美容保健两部分，美容治疗主要针对一些损容性皮肤病（诸如痤疮、扁平疣、麦粒肿、眼睑下垂、酒渣鼻、面神经麻痹、面神经痉挛、脱发、斑秃、色素沉着性皮肤病等），而美容保健则是重在皮肤的保养方面（诸如皮肤粗糙、毛孔粗大、皮肤松弛、面部皱纹、眼袋下垂、毛发稀疏、皮肤色泽改变等）。针灸美容重视内外并治，标本兼顾。运用针灸治疗痤疮、雀斑、黄褐斑、扁平疣、脱发、斑秃等疾患，无创伤、痛苦小，临床取得满意效果，受到人们的欢迎。

（一）影响人体美的因素

影响人体美的因素很多，主要有面容、皮肤、形体、头发（发质和发式）、衣着、饰物。前三者和头发的质量可以通过各种治疗措施得以改善，针灸疗法就是其中行之有效的措施之一。

（二）针灸美容的理论依据

针灸美容的理论依据是经络学说，经络学说是研究人体经络系统的生理功能、病理变化及其与脏腑相互关系的学说，是中医理论体系的重要组成部分，是针灸学的理论核心。《灵枢·海论》篇曰："夫十二经脉者，内属于腑脏，外络于肢节。"《灵枢·经脉》篇曰："经脉者，所以能决死生，处百病，调虚实，不可不通也。"十二经脉，在外基本上覆盖人体体表，能使气血充盈于外，润养体表皮毛、头面五官，并能抵御外邪的侵袭，防止各种损美性疾病的发生。针灸美容的方法，正是通过刺激体表腧穴，激发经络气血的功能，改善人体的内在因素，而达到扶正祛邪、调和脏腑、美化容貌、长葆青春、维护身体健美的目的。

1. 头面部与经络的关系 头面部是针灸美容的重点，所取的穴位往往以头面局部为主。从手足阴阳经脉走向交接规律可以看出，手三阳经从手走头，止于头部；足三阳经从头走足，起于头部；手三阳与足三阳在头部交接，故有"头为诸阳之会"之说。手足六阴经中，心经和肝经通过内行径线直接上达头面部，其它主要通过经别的途径间接上头。奇经八脉除了带脉之外，其它七条脉也均上达头面部，与五官各部相联通，将六脏六腑的经气源源不断地输送到头面部。正如《灵枢·邪气脏腑病形》篇所说："诸阳之会，皆在于面……十二经脉，三百六十五络，其血气皆上于面而走空窍。"可见，脏腑、经脉气血的盛衰与肌肤、容颜的光泽、润滑和细腻程度有着密切关系，这也为选取头面部穴位为主进行针灸美容提供了可靠的理论依据。

《素问·上古天真论》曰："女子五七，阳明脉衰，面始焦，发始堕；六七，三阳脉衰于上，面皆焦，发始白。……丈夫六八，阳气衰竭于上，面焦，发鬓颁白。"阳明脉即指十二经脉中的手阳明、足阳明经脉，这两条经脉，上行头面发际，如经气衰退，则不能营于头面而至面憔发脱。三阳脉就是指手足三阳共6条经脉。因此，阳明脉或三阳脉的盛衰，对人体的影响很大，尤其对头面部的影响更大。如何调整阳明脉、三阳脉，阻止或推迟经气衰退，在很大程度上就是延缓头面部皮肤、头面部机能的衰老，促进诸阳上升，脉气调和，营血不衰，达到却病强身、延缓衰老、驻颜美容的目的。

（1）头面正中部：正面部为手足阳明经、手少阴经和任脉、督脉循行所过；额部有足太阳、足少阳经通过；口唇四周为手足阳明经、足厥阴经及任脉所环绕。

（2）侧头部：侧头部分布着手太阳经、手少阳经、足少阳经3条经脉。

2. 体表皮肤与经络的关系 全身的皮肤，是十二条经脉的功能反映于体表的部位（即“十二皮部”），也是经络之气输注和散布的地方。《素问·皮部论》中说：“皮有分布，脉有经纪……欲知皮部以经脉为纪，诸经皆然。”如凡是阳明经脉循行和到达人体表面的地方，其皮肤的部位就属于阳明经皮部，其他经脉可以此类推。皮肤位于人体的最外层，是保护机体、防御外邪的第一道天然屏障。从病理上看，六淫外邪可通过皮毛而入络脉，再到经脉，以至脏腑。《素问·缪刺论》指出：“夫邪之客于形也，必先舍于皮毛，留而不去，入舍于孙脉，留而不去，入舍于络脉，留而不去，入舍于经脉，内连五脏，散于肠胃，阴阳俱感，五脏乃伤，此邪之从皮毛而入，极于五脏之次也，如此则治其经焉。”由此可见，通过经络的联系，皮肤与内脏是相通的。

根据皮部理论，用针灸疗法刺激体表皮肤上的某些部位或穴位，不仅可以治疗六淫外邪入侵引起的局部病变，而且可以治疗由内在疾病而影响到皮肤的病变。

（三）与美容相关的经络、腧穴

1. 任脉（经脉经过腹部、胸部、面部，绕口唇、经面颊、注目）中极、关元、气海、水分、中脘、上脘、下脘、承浆。

（1）中极：脐下4寸。膀胱的“募”穴、任脉与足三阴经的“交会”穴。调理膀胱、利尿行水。

（2）关元：脐下3寸。小肠的“募”穴、任脉与足三阴经的“交会”穴。调理肠道、补益肝肾。

（3）气海：脐下1.5寸。补益气血、调理肠道。

（4）水分：脐上1寸。通调水道、利尿消肿。

（5）中脘：脐上4寸。胃的“募”穴、八会穴之一（腑会）、任脉与手三阳经的“交会”穴。调理胃肠、通调腑气。

（6）上脘：脐上5寸。任脉与手阳明经和手太阳经的“交会”穴。调理胃肠、通调腑气。

（7）下脘：脐上2寸。任脉与足太阴经的“交会”穴。理脾和胃、通调腑气。

（8）承浆：颏唇沟正中凹陷中。任脉与手、足阳明经、督脉的交会穴。疏调经脉气血。

2. 督脉（经脉经过腰部、背部、头部、面部）腰阳关、命门、脊中、身柱、百会、印堂、素髎、水沟。

（1）腰阳关：第4腰椎棘突下。疏调经脉气血。

（2）命门：第2腰椎棘突下。疏调经脉、补益肾气。

（3）脊中：第11胸椎棘突下。疏调经脉、健运脾胃。

（4）身柱：第3胸椎棘突下。疏调经脉、宣通肺气。

（5）大椎：第7颈椎棘突下。手、足六阳经的交会穴。疏调经脉、发汗解表。

（6）百会：前发际直上5寸。督脉与足太阳、足少阳、足厥阴经的交会穴。通调督脉、健脑美发。

（7）印堂：两眉头连线的中点。疏调经脉气血、美容养颜除皱。

（8）素髎：鼻尖正中。清肺热、除脾湿。

（9）水沟：人中沟上1/3与下2/3的交点。督脉与手、足阳明经的交会穴。疏调经脉气血。

3. 手太阴肺经（肺合皮毛，与大肠相表里）尺泽、列缺、孔最、太渊。

（1）尺泽：肘横纹上，肱二头肌腱桡侧凹陷中。手太阴肺经五输穴之“合”穴，五行属水（子穴）。清泻肺热、发汗解表、理肠导滞、通调腑气。

（2）孔最：尺泽下5寸。手太阴肺经“郄”穴。理肠导滞、通调腑气。

（3）列缺：腕横纹桡侧上1.5寸，桡骨茎突小沟中。手太阴肺经之“络”穴，八脉交会穴之一（通于任脉）。发汗解表、通调水道。

（4）太渊：掌面腕横纹桡侧凹陷中。手太阴肺经“原”穴、五输穴之“输”穴，五行属土（母穴）、八会穴之一（脉会）。宣肺调气、调埋血脉、发汗解表、理肠导滞。

4. 手阳明大肠经（经脉从手走头面，与肺相表里，传导之官，主大便的排泄，排毒、解毒）二间、合谷、偏历、曲池。

（1）二间：第2指掌关节前下方凹陷中，赤白肉际处。手阳明大肠经五输穴之“荥”穴，五行属水（子穴）。清泻大肠、通调腑气。

（2）合谷：第1、2掌骨之间，略靠第2掌骨中点。手阳明大肠经“原”穴。调理肠道、通调腑气。

（3）偏历：腕背横纹桡侧上3寸。手阳明大肠经之“络”穴。行水利尿、调理肠道。

（4）曲池：屈肘，肘横纹桡侧端凹陷中。手阳明大肠经五输穴之“合”穴，五行属土（母穴）。调理肠道、通调腑气。

5. 足阳明胃经（经脉起于头面，从头走足，经过胸部、腹部，主消化系统）承泣、四白、地仓、颊车、下关、头维、库房、屋翳、膺窗、乳根、天枢、水道、足三里、上巨虚、下巨虚、丰隆、内庭。

（1）承泣：目直视，瞳孔直下7分。消除眼部疲劳、美容养颜除皱。

（2）四白：目直视，瞳孔直下1寸。消除眼部疲劳、美容养颜除皱。

（3）地仓：口角旁开4分。疏调经脉气血、美容养颜除皱。

（4）颊车：下颌角前上方1寸，咬肌隆起处。疏调经脉气血、美容养颜除皱。

（5）下关：颧弓下凹陷中。疏调经脉气血、美容养颜除皱。

（6）头维：头角入发际上5分。足阳明经与足少阳经交会穴。疏调经脉气血、健脑美容美发。

（7）库房：胸部，第1肋间隙，前正中线旁开4寸。疏调经脉气血、丰乳。

（8）屋翳：胸部，第2肋间隙，前正中线旁开4寸。疏调经脉气血、丰乳。

（9）膺窗：胸部，第3肋间隙，前正中线旁开4寸。疏调经脉气血、丰乳。

（10）乳根：乳头直下第5肋间隙。疏调经脉气血、丰乳。

（11）天枢：脐旁2寸。大肠的“募”穴。行气活血、化瘀消肿、理肠导滞、通调腑气。

（12）水道：脐下3寸（关元穴）旁开2寸。通调水道、利尿消肿。

（13）足三里：外膝眼直下3寸，胫骨前嵴外开1横指（中指）。足阳明胃经“（下）合”穴，五行属土，“土中之土”穴（本穴）。调理胃肠、通行腑气。

（14）上巨虚：外膝眼直下6寸，胫骨前嵴外开1横指（中指）。大肠的“下合”穴。理肠导滞、通调腑气。

（15）下巨虚：外膝眼直下9寸，胫骨前嵴外开1横指（中指）。小肠的“下合”穴。理肠导滞、通调腑气。

（16）丰隆：外膝眼直下8寸，胫骨前嵴外开2横指（中指），外膝眼与外踝连线中点。足阳明胃经之“络”穴。理脾除湿、化痰通络。

（17）内庭：第1、2趾缝纹头端，足阳明胃经之“荥”穴。清泻胃热、通调腑气。

6. 足太阴脾经（主四肢、肌肉）三阴交、阴陵泉、血海、大横。

（1）三阴交：内踝高点直上3寸，胫骨后缘。脾、肝、肾足三阴经的“交会”穴。健脾化湿、利尿消肿。

（2）阴陵泉：膝关节内下方，胫骨内侧髁下方凹陷中。足太阴脾经五输穴之“合”穴。清热化湿、利水消肿。

（3）血海：髌骨内上缘上2寸。健脾养血。

（4）大横：脐旁4寸。健运脾胃、调理肠道。

7. 手少阴心经（主血脉，其华在面）神门。

神门：掌面腕横纹尺侧端，尺侧屈腕肌腱桡侧凹陷中。手少阴心经“原”穴、五输穴之“输”穴，五行属土（子穴）。滋养心血、调理血脉。

8. 手太阳小肠经（经脉从手走头面） 后溪。

后溪：握拳，第5指掌关节后纹头端。手太阳小肠经五输穴之“输”穴，五行属木（母穴）。八脉交会穴之一（通于督脉）。通阳发汗。

9. 足太阳膀胱经（经脉从头走足，经背部、腰部）睛明、攒竹、天柱、肺俞、心俞、膈俞、脾俞、胃俞、肾俞、大肠俞、小肠俞。

（1）睛明：内眼角上1分。足太阳经与手太阳、足阳明、阴跷脉、阳跷脉的交会穴。消除眼部疲劳、美容养颜除皱。

（2）攒竹：眉头。消除眼部疲劳、美容养颜除皱。

（3）天柱：后发际正中旁开1.3寸。疏调经脉气血、健脑美容美发。

（4）肺俞：第3胸椎棘突下旁开1.5寸。肺的“背俞”穴。宣肺解表、发汗润肤。

（5）心俞：第5胸椎棘突下旁开1.5寸。心的“背俞”穴。滋养心血、调理血脉。

（6）膈俞：第7胸椎棘突下旁开1.5寸。八会穴之一（血会）。调理血脉、活血化瘀。

（7）肝俞：第9胸椎棘突下旁开1.5寸。肝的“背俞”穴。疏肝理气。

（8）胆俞：第10胸椎棘突下旁开1.5寸。胆的“背俞”穴。疏利肝胆。

（9）脾俞：第11胸椎棘突下旁开1.5寸。脾的“背俞”穴。理脾化湿。

（10）胃俞：第12胸椎棘突下旁开1.5寸。胃的“背俞”穴。理脾和胃。

（11）三焦俞：第1腰椎棘突下旁开1.5寸。三焦的“背俞”穴。疏利三焦、化湿行水。

（12）肾俞：第2腰椎棘突下旁开1.5寸。肾的“背俞”穴。温补肾阳、利水消肿。

（13）大肠俞：第4腰椎棘突下旁开1.5寸。大肠的“背俞”穴。调理肠道、通调腑气。

（14）小肠俞：第1骶椎棘突下旁开1.5寸。小肠的“背俞”穴。调理肠道、通调腑气。

（15）膀胱俞：第2骶椎棘突下旁开1.5寸。膀胱的“背俞”穴。振奋膀胱、利尿行水。

(16) 委中：腘窝正中。膀胱的“(下)合”穴。疏调膀胱、利尿行水。

(17) 委阳：委中穴外开约1寸，股二头肌腱内侧。三焦的“下合”穴。疏调三焦、利水消肿。

10. 足少阴肾经（藏精，主骨、生髓、通脑，其华在发）涌泉、照海、太溪、复溜。

(1) 涌泉：足底（除去足趾的长度）前1/3与后2/3的交点。益肾养颜。

(2) 照海：内踝下凹陷中。调理肾气、利尿行水、润肠通便、润肤养颜。

(3) 太溪：内踝与跟腱连线之中点凹陷中。足少阴肾经“原”穴、五输穴之“输”穴、五行属“土”。调补肾气、利尿行水、润肠通便、润肤养颜。

(4) 复溜：太溪穴直上2寸。足少阴肾经五输穴之“经”穴，五行属金（母穴）。调补肾气、利尿行水、润肤养颜。

11. 手厥阴心包经（代心行事，其华在面）内关。

内关：掌面腕横纹中点直上2寸，掌长肌腱与桡侧屈腕肌腱之间。手厥阴心包经之“络”穴、八脉交会穴之一（与阴维脉相通）。和内调外、宣上导下、调理胃肠、镇静宁神。

12. 手少阳三焦经（经脉从手走头面）支沟。

支沟：阳池穴直上3寸。手少阳三焦经五输穴之“经”穴，五行属火（本穴）。疏调三焦、通调腑气。

13. 足少阳胆经（经脉从头走足）　瞳子髎、阳白、风池、环跳。

（1）瞳子髎：外眼角旁开1分，目眶外缘。消除眼部疲劳、美容养颜除皱。

（2）阳白：眉毛中点直上1寸。足少阳经与手少阳、足阳明经的交会穴。消除眼部疲劳、美容养颜除皱。

（3）风池：后发际上1寸旁开2.25寸，斜方肌与胸锁乳突肌之间的凹陷中。美容养颜、健脑美发。

（4）环跳：股骨大转子与骶管裂孔连线的外1/3与内2/3交点。足少阳经与足太阳经的交会穴。疏通经络气血。

14. 足厥阴肝经（经脉上头部的部分绕口唇、贯面颊、注目、交巅，其华在爪）太冲。

太冲：1、2跖骨结合部前方凹陷中。足厥阴肝经“原”穴，五输穴之“输”穴，五行属“土”。疏肝理气。

15. 耳穴　心、肺、肝、肾、脾、胃、大肠、小肠、三焦、交感、神门、内分泌、皮质下。

（1）心（CO15）：耳甲腔正中央。滋养心血、调理血脉。

（2）肺（CO14）：“心”穴周围，即耳甲14区。宣肺解表、发汗润肤。

（3）肝（CO12）：耳甲艇的后下部，即耳甲12区。疏肝理气。

（4）肾（CO10）：对耳轮下脚下方后部，即耳甲10区。调节肾气、利水消肿。

（5）脾（CO13）：耳甲腔的后上部，即耳甲13区。理脾化湿。

（6）胃（CO4）：耳轮脚消失处，即耳甲4区。理脾和胃。

（7）大肠（CO7）：耳轮脚及部分耳轮与AB线之间的前1/3处，即耳甲7区。调理肠道、通调腑气。

（8）小肠（CO6）：耳轮脚及部分耳轮与AB线之间的中1/3处，即耳甲6区。调理肠道、通调腑气。

（9）三焦（CO17）：外耳门后下，肺与内分泌之间，即耳甲17区。疏利三焦、化湿行水。

（10）面颊（LO5、6i）：耳垂正面与内耳区之间。美容养颜除皱。

（11）交感（下脚端、AH6a）：对耳轮下脚末端与耳轮内缘相交处，即对耳轮6区前端。调理脏腑、改善功能。

（12）神门（TF4）：三角窝后1/3的上部，即三角窝4区。消炎镇痛、镇静宁神。

（13）内分泌（屏间、CO18）：屏间切迹内，耳甲腔的前下部，即耳甲18区。平衡阴阳。

（14）皮质下（脑、AT4）：对耳屏内侧面，即对耳屏4区。镇静宁神、调和脏腑。

（15）便秘点：三角窝外下方（相当于三角窝5区盆腔区）。调理肠道、通调腑气。

（四）针灸美容的几个基本环节和用穴原则

针灸美容的基本环节有润肤（增加弹性）、美白（排毒养颜）、除皱（包括眼袋）、美发（防治脱发、白发）、丰乳（促胖）和减肥几个方面。用穴原则是重点取用阿是穴，以阿是穴治标，循经选配手足远端的相关腧穴和背俞穴以期标本同治。总体可选用印堂、承浆、百会、迎香、四白、太阳、合谷、曲池、丰隆、足三里、三阴交等穴。

1. 润肤（增加弹性） 肺俞、合谷、曲池、照海、太溪、复溜、足三里、三阴交。

2. 美白（排毒养颜） 中脘、合谷、曲池、手三里、足三里、丰隆、内庭、上巨虚、下巨虚。

3. 除皱 以皱纹处或眼周穴为主：睛明、承泣、四白、印堂、太阳、阳白、丝竹空、瞳子髎（脾胃虚弱加脾俞、胃俞，肾气不足加关元、肾俞、太溪，肝肾阴虚加肝俞、肾俞，肝气郁结加期门、膻中、太冲）、睛明、承泣用指压和按摩法，其它穴用美容针顺着皱纹的方向平刺进针，皱纹较深或皮肤松弛处用提捏进针法或舒张进针法，齐刺为主。

4. 眼袋 承泣、四白、太阳、瞳子髎、合谷、足三里、三阴交、神阙。脾气虚弱加脾俞、胃俞，肾虚水泛加关元、水分、肾俞、太溪。承泣用美容针朝着鼻侧或眼外角的方向平刺进针，神阙用灸法。

5. 美发（防治脱发、白发） 百会、四神聪、头维、风池、天柱、太溪、复溜、肾俞。

6. 丰乳、促胖 中脘、膻中、库房、屋翳、膺窗、乳根、脾俞、胃俞、颧髎、颐中、足三里、三阴交、内关。

7. 减肥 关元、水分、中脘、合谷、曲池、手三里、天枢、水道、足三里、上巨虚、下巨虚、丰隆、内庭、三阴交、阴陵泉、大横、脾俞、胃俞、肾俞、委阳、太溪、支沟、太冲。

（五）针灸美容的具体作法

1. 针刺法 按上述几个基本环节选用相关穴位或皮损区(阿是穴区)，常规消毒，用32号、0.5～1寸毫针直接刺在面部皮损区或围绕皮损区针刺（围刺法）。局部针刺施术的特点是浅刺、围刺或透穴针法，平补平泻手法，留针30分钟，隔日1次。

围刺法一般是正中直刺一针（皮下），四周斜向中心横卧透刺四针（皮内）；透穴针法是一针透多穴，由于取穴少，这就减少了进针次数，也减轻了病人的痛苦，同时还能增强针感，提高疗效。

2. 火针法 将火针置于酒精灯上烧红，准确、轻快地点灼雀斑（只可浅刺表皮），然后保持创面清洁，以防感染。

3. 电针法 在针刺得气的基础上接电针治疗仪（或直接用电极板贴压面部或肢体相关腧穴），用疏密波刺激15～20分钟。隔日1次。

4. 艾灸法 取阳白、太阳、曲池、合谷、神阙、大椎、心俞、膈俞、脾俞、肾俞、三焦俞、三阴交等穴（面部穴取患侧，四肢穴取双侧）。面部穴用麦粒大艾炷行隔姜灸法，以局部红晕为度（每穴约灸3壮），隔日1次；四肢穴用常规艾条灸法，可每日1次。

5. 皮肤针叩刺法 按皮肤针操作常规，先行叩刺腰背部夹脊穴以及足太阳经背俞穴，然后再根据针刺法选穴。轻度刺激，以叩刺部位皮肤潮红为佳。每日1次。

6. 刺络拔罐法 取督脉和膀胱经第一、二侧线上的相关穴位，在皮肤针叩刺的基础上，令局部微微渗血，再用火罐吸拔10分钟左右，必须拨出血液。隔日1次。

7. 耳针法 耳针疗法具有疏通经络、祛瘀生新、镇静清热、消炎止痛的作用。可选用面颊、肺、脾、肝、肾、大肠、小肠、神门、皮质下、内分泌等穴，按耳针疗法诊疗常规施行针刺、刺血、埋针或药丸按压。

（1）针刺宜用细而短的毫针，轻轻刺入2~3分，弱刺激，隔日1次。

（2）刺血法可取耳尖或相应部位点刺出血，严格消毒（两步消毒法：先用2%碘酒消一次毒，再用75%酒精棉球消一次毒）后，快速将针刺入耳穴2~3分深后当即出针，双手拇、食指轻压针孔四周，使出血10~15滴，每周1~2次。

（3）药丸按压是维持针刺治疗期间有效刺激量的最佳措施之一，也是针灸美容常用的方法之一。因该法简单、方便、节省时间且没有痛苦，冬天可5~7天更换1次，夏天也可2~3天更换1次，容易被患者接受。可用王不留行籽、白芥子、草决明、绿豆、菜籽等，贴压在耳穴上，胶布固定。要求患者每日自行按压3~5次，每次3~5分钟，使耳廓发热或有烧灼感。每周更换1~2次，两耳交替。

8. 指压或器械按摩 多直接在面部选穴施术（由下向上推）。四肢腧穴常规操作。腹部要求按顺时针方向按摩，以通调腑气、排毒养颜。每日1次。

临床上，如果将上述两种或两种以上的方法结合起来综合应用，可以提高疗效。

（五）常见病治疗举例

1. 祛斑消痣 火针在局部点刺。耳穴取心、肺、交感、皮质下、内分泌、过敏点，月经不调者加子宫、附件、腹；重症失眠者加神经衰弱点、神门；慢性肝胆病者加肝炎区、胰胆、脾。用王不留行籽贴压2～3天，每天自行按压3～5次。

2. 消疣祛赘 治疗寻常疣，术者左手捏紧疣的基底部，使之苍白，用消好毒的小号三棱针或家用缝衣针从疣顶部垂直刺入基底部，快速出针，起针后渗出少量血为宜。一般10天左右表面干燥或呈块状，半月后可完全脱落痊愈。

3. 治疗痤疮 以耳穴贴压为主、取耳穴肺、胃、内分泌、皮质下、神门、面颊为主。脓疱多者加心；月经不调者加子宫、卵巢；便秘者加大肠、直肠。用王不留行籽贴压2～3天，每日自行按压3～4次，使耳部充血、发胀。

4. 祛脂生发 采用皮肤针治疗斑秃，叩刺的主要部位为脊柱两侧的条索状、结节状阳性物以及颈、腰、骶部、脱发区、太渊、内关等穴。在脱发区予均匀密刺，从脱发区边缘开始呈螺旋状向中心叩刺；然后用鲜生姜片擦局部，最后以斑蝥酒（在酒精或白酒中浸泡1周）或侧柏叶酒（先将鲜侧柏叶捣烂，然后在酒精或白酒中浸泡10～15天）涂擦患处。每日1次。

九十三、针刺治疗雀斑

雀斑是发生在日晒部位皮肤上的黑色或淡黄色色素斑点，为常染色体显性遗传。无性别差异，多在5岁左右出现，随着年龄增长雀斑数目增多。由风邪外搏，火郁孙络之血分，循经上犯于面部而成。

色素斑点仅限于身体露出部位，最常见于面部（特别是鼻部及鼻翼两旁）。其症状随季节而变化，夏季斑点数目加多，色加深，损害变大；冬季数目减少，色变淡，损害缩小。除影响面容美观外，无其他任何自觉症状。

（一）一般治法

1. 治则 疏风清热、凉血化斑，以针刺为主，平补平泻。

2. 处方 以面颊区局部和手阳明、足太阴经腧穴为主。

四白　阳白　颧髎　阿是穴　合谷　曲池　血海　三阴交

3. 加减 雀斑生于肩背部加肩井、天宗。

4. 操作 每次选3~5穴，雀斑局部阿是穴用极细小的美容针散刺，每隔1cm刺1针。其它各穴施以平补平泻法，每日或隔日1次，20次为1疗程。

（二）其他疗法

1. 皮肤针 轻叩面部雀斑处及风池、肺俞等穴，以皮肤潮红为度。每日1次。

2. 火针 雀斑处常规消毒，将火针置于酒精灯上烧红，准确、轻快地点灼雀斑（只可浅刺表皮）。然后保持创面清洁，以防感染。根据雀斑多少、面积大小分期治疗。每隔3～4天1次。

3. 耳针 取面颊、肺、心、肝、胃、大肠、神门、内分泌、肾上腺、皮质下等穴。每次选3～5穴，毫针中等刺激，留针20～30分钟；或用王不留行籽贴压。

4. 电针 在针刺得气的基础上接电针仪，用疏密波中强刺激20～30分钟。每日1次。

5. 穴位注射 取足三里、血海、肺俞、膈俞等。每次选用2穴，用当归注射液或复方丹参注射液，每穴注入1～2ml。隔日1次。

（三）按语

1. 针灸治疗本病有一定的效果。

2. 火针治疗时，要求严格消毒；操作必须准确、轻快；分期治疗，一次治疗面积不能太大；针后保持创面整洁，以防感染。

3. 平时和治疗期间，应尽量避免日光照射。

九十四、针刺治疗黄褐斑

黄褐斑，古称“面尘”、“肝斑”、“面黑皯”、“黧黑斑”，俗称“妊娠斑”、“蝴蝶斑”。是以发生于面部的对称性褐色色素斑为主要特征。多见于怀孕、人工流产及分娩后的女性。一般认为与雌激素代谢失调及植物神经功能紊乱有关，另外还与日晒、长期使用化妆品和长期服用某些药物（如避孕药）以及一些慢性病如月经不调、盆腔炎症、肝病、甲亢、慢性酒精中毒、结核、肿瘤等有关。

中医学认为：本病与肝、脾、肾三脏密切相关，气血不能上荣于面为主要病机。大凡情志不遂、暴怒伤肝、思虑伤脾、惊恐伤肾皆可使气机逆乱，气血悖逆不能上荣于面而生黄褐斑。

（一）临床表现

面部色斑呈黄褐色、淡褐色或咖啡色，最初为多发性，渐渐融合成片。对称分布于面部，以颧部、前额、两颊最突出，有时呈蝶翼状，边缘清楚或呈弥漫性，面部无炎症及鳞屑。

1. 气滞血瘀　面色晦暗，斑色较深，口唇暗红。伴经前少腹痛、胸胁及乳房胀痛、急躁易怒、喜叹息。舌质暗红、有瘀点或瘀斑，脉弦涩。

2. 肝肾阴虚 斑呈咖啡色。伴手足心热、失眠多梦、腰膝酸软。舌质嫩红、少苔，脉细数。

3. 脾虚湿困 面色㿠白，斑色暗淡，体胖，疲倦乏力，大便稀溏，舌胖而淡、边有齿印、舌苔白腻，脉濡细。

（二）一般治法

1. 治则 调和气血、化瘀消斑，针灸并用，平补平泻。

2. 处方 以面颊区局部和手阳明、足太阴经腧穴为主。

迎香 颧髎 阿是穴 曲池 合谷 血海 足三里 三阴交

3. 加减 气滞血瘀加太冲、膈俞疏肝理气、活血化瘀；肝肾阴虚加肝俞、肾俞、太溪养阴清热、补益肝肾；脾虚湿困加脾俞、阴陵泉补脾益气、化湿利水。

4. 操作 以鼻梁为中心，在面部患处的阿是穴用极细小的美容针围刺或排针 2 行，每相隔 1～2cm 浅刺 1 针。其余诸穴施以平补平泻法，留针 20 分钟，每日或隔日 1 次，15 次为 1 疗程。背俞穴注意针刺的角度、方向和深浅；脾俞可加灸。

（三）其他疗法

1. 电针 在针刺得气的基础上接通电针仪，用疏密波中等刺激 20～30 分钟。隔日 1 次。

2. 耳针 取面颊、肺、肝、肾、心、神门、交感、内分泌、皮质下、内生殖器。每次选 2～4 穴，毫针中等刺激或加电针，留针 20 分钟，每日或隔日 1 次，15 次为 1 疗程；或用王不留行籽贴压。也可取耳尖、耳背外上部静脉、肺、大肠、面颊、内分泌等，每次选 2～4 穴，用短粗毫针或三棱针点刺出血（耳尖可出血5~8滴）。每周1~2次。

3. 灸法 主穴取面部阿是穴、神阙；配以百会、大椎、曲池、三阴交。阿是穴施行雀啄灸法，神阙采用隔物灸法，其余穴用温和灸。隔日1次，10次为1个疗程。

4. 拔罐 在背部督脉及足太阳经实施走罐术，以皮肤潮红为度。每日或隔日1次，7次为1个疗程。

5. 穴位注射 取肺俞、胃俞、足三里、血海等穴。每次选2穴，用当归注射液或复方丹参注射液，每穴注射1~2ml。隔日1次。

（四）按语

1. 针灸治疗黄褐斑有一定的疗效，但疗程较长。

2. 黄褐斑的发生可受多种因素影响，要积极治疗原发病。因服用某些药物或使用化妆品引起的，要停用药物及化妆品。

3. 平时和治疗期间，应尽量避免日光照射。

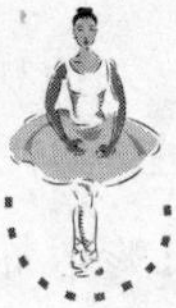

九十五、针灸治疗痤疮

痤疮是一种毛囊及皮脂腺的慢性炎症表现，好发于颜面、胸背部，可形成黑头、粉刺、丘疹、脓疱等。多发于青年人。

（一）病因

多因外感风热，或饮食不节，过食肥甘厚味，使肺胃积湿生热，蕴于肌表，不得外泄，久则气血瘀滞，肌肤失养。

（二）临床表现

初起较轻，表皮形成丘疹样小结，有半透明脂栓排出；若以脓疱和炎症性丘疹为主，其脓疱多为粟粒至豌豆大小，除较深的损害外，愈后一般不留疤痕；当炎症部位较深时，脓疱可发展成厚壁结节，豌豆至蚕豆大小不等，呈淡红或紫红色，可长期存在，适当治疗后可慢性吸收而痊愈，有的形成瘢痕；若皮疹形成大小不等的皮脂囊肿，成较大的硬块，化脓或脓肿，其红肿疼痛的炎症反映不明显，可形成窦道性瘢痕。

（三）分型

1. 肺经风热 颜面潮红，皮疹红热，略有刺痛，或有小脓疱，舌红，苔黄，脉浮数。

2. 胃肠湿热 皮疹色红，丘疹、结节、囊肿聚集，大便秘结，小便短赤，舌红，苔黄腻，脉滑数。

3. 气血瘀滞 皮疹紫暗，病程久而不愈，或同时丘疹、脓疱、结节、囊肿等聚集，称为“聚合性痤疮”。

（四）治疗方法

1. 治则 初起清泄肺胃之热，日久活血化瘀兼清胃火。

2. 治法

（1）针刺法：

主穴：合谷、风池

加减：肺经风热加肺俞、列缺。

胃肠湿热加曲池、丰隆、阴陵泉、三阴交。

气血瘀滞加血海、三阴交、太冲。

大便干结加支沟、大横、照海、三阴交。

局部配穴加颧髎、下关、迎香、四白。

（2）耳穴按压法

主穴：肺、胃、面颊、内分泌、热穴反应点（耳郭上呈现红色且痛觉敏感处）。

配穴：神门、脾、胃、大肠、肝。

（3）三棱针点刺出血法

于背部督脉旁开 0.5 ~1.5 寸处，寻找反应点，消毒后用三棱针挑刺。每次 3 ~5 个点，挤血 1 ~2 滴。隔日 1 次。

耳背静脉、肺、神门、内分泌、面颊，每次 1 ~2 穴。点刺出血 1 ~2 滴即可。隔日 1 次。

（4）自血穴位注射法

取穴：足三里、肺俞。

方法：抽取患者静脉血 4 ~6ml，每次选一对穴位，每穴注入 2 ~3ml。每周 1 次。

（五）注意事项

1. 少吃脂肪、糖类及鱼腥食品，忌辛辣、煎炸之物；多吃蔬菜、水果、绿豆等清淡食物，保持大便通畅。

2. 生活有规律，保持充足睡眠。

3. 情绪稳定。

4. 保持面部清洁。

5. 慎用化妆品及护肤霜等。

6. 局部脓头不能挤压（危险三角区，挤压会留疤痕）。

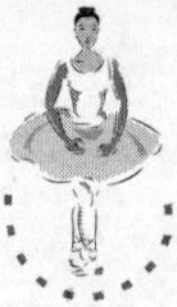

九十六、针灸治疗扁平疣

扁平疣中医称为“扁瘊”，是人类乳头瘤病毒引起的表皮良性赘生物。多发于面部及手背部。主要在青少年中发病，又称“青年扁平疣”。

本病潜伏期约6个月至1年，能自身接种扩散。

（一）病因病机

风热之邪侵于肌肤，经脉气血凝聚而成，或因肝郁、血燥，经脉不荣所致。

（二）临床表现

主要侵犯青少年的颜面、手背及前臂。大多骤然出现，为米粒至黄豆大小、扁平隆起的丘疹，表面光滑，具有光泽，浅褐色或正常肤色，圆形、椭圆形或多角形，散在或密集分布，可因搔抓而沿抓痕呈条状排列。一般无自觉症状，偶有疣面微红或发痒。

病程缓慢，可维持数年或十余年不等。部分病人可自行消退，愈后不留疤痕。

（三）治疗

1. 风热型 取印堂、颧髎、四白、风池、合谷、外关、曲池、足三里 、阿是穴。每日或隔日针刺 1 次，留针 30 分钟。

2. 肝郁血燥型 取印堂、太阳、下关、颊车、太冲、行间、阳陵泉、三阴交、肝俞、阿是穴。隔日针刺，留针 30 分钟。

3. 其他疗法

（1）耳压：神门、心、肺、胃、面颊、肝、胆。

（2）穴位注射：选用柴胡注射液或当归注射液。

（3）点刺出血：可选耳背静脉。

（四）注意事项

1. 忌鱼腥、辛辣食物；

2. 风热型患者应单独使用脸盆、毛巾等物；

3. 如局部瘙痒，忌用手抓；

4. 治疗过程中若扁平疣增多，不要放弃治疗。

附：颈部皮赘

处方 阿是穴

方法 将火针在酒精灯上烧至发红后，迅速向皮赘处点刺，连刺数针，使皮赘凝固、萎缩、脱落为止。术后不出血、不用上药、不包扎，保持干燥。一般 2 周后结痂脱落，不留疤痕。

九十七、针灸治疗带状疱疹

本病是同时累及神经和皮肤的病毒性皮肤病，由水痘－带状疱疹病毒所致。好发于春、秋季节，成人患者多。病毒潜伏于一个或多个脊神经后根或脑神经的感觉神经节内，当机体抵抗力下降易导致生病。可有发热或先驱皮肤痛，部分病人皮疹愈后可留下后遗症。自然病程3周左右，愈后一般不复发。

（一）病因病机

本病多因肝胆火郁或脾胃湿热内蕴，复感火热时邪，火毒湿热之邪相互蕴蒸，浸淫肌肤，损伤脉络而发为疱疹。

（二）临床表现

疱疹排列成带状，呈单侧分布或略过中线，粟粒至绿豆大，聚集一起，疱疹为水疱，疱壁紧张。亦可见大疱、血疱、脓疱、糜烂、溃疡或坏死，局部淋巴结肿大、压痛。化验检查血象正常或偏低，有继发感染时可偏高。

比较少见的疱疹有眼部疱疹、带状疱疹面瘫综合征、泛发性带状疱疹。

（三）治疗

1. 循经取穴、局部围刺　根据疱疹的分布部位可分别取内关、支沟、曲池、支正、太冲、委中、昆仑、足三里、三阴交、阳陵泉、阴陵泉等。围刺即在疱疹周围选择刺激点进针，呈25°角斜刺。留针30~40分钟。

2. 针夹脊穴　根据疱疹所在部位取相应的夹脊穴，留针40~50分钟。

3. 耳针（或耳压）　神门、肺、交感、心、脑点、相应部位。

4. 电针　以上各种针法，均可视具体情况加用电针。

5. 灸法　在疱疹局部，选用艾条常规温和灸，至局部温热、皮肤稍呈红晕为度。每日1次，可连续灸3日。

6. 后遗症可参照本型中各治疗方法。

（四）注意事项

1. 注意休息；

2. 保持皮肤清洁；

3. 忌辛辣、油腻食物。

九十八、针灸治疗带状疱疹后遗痛

带状疱疹是一种常见的皮肤病。本病临床症状除疱疹外，疼痛是最大的痛苦。特别是一些病程较长的、年老体弱者，可遗留较长时间的后遗痛。笔者运用针刺加灸的方法治疗本病，取得了较好的疗效，现报告如下。

（一）临床资料

1. 一般情况 18 例患者均来自门诊病人，且明确诊断为带状疱疹的后遗痛。其中男性为 6 例，女性为 12 例；年龄最小 34 岁，最大 72 岁；病程最短 3 周，最长半年。

2. 临床表现 疱疹均全部消失，自觉患处疼痛，痛如针刺或隐痛。

（二）治疗方法

选患处阿是穴。用毫针针刺并在阿是穴区域点刺，以少量出血为宜，快速行针而不留针；然后用艾卷温灸 10 分钟左右。每天治疗 1 次，5 次为 1 疗程，休息 2 天，再进行下一个疗程。

（三）疗效观察

1. 疗效标准

（1）痊愈：经治疗疼痛完全消失。

（2）有效：经治疗疼痛较前减轻。

（3）无效：经治疗后疼痛不减者。

2. 治疗结果 本组 18 例，经 1 ~ 3 疗程后，痊愈 15 例；有效 3 例；无效 0 例。总有效率 100%。

（四）典型病历

张 × ×，女，68 岁，退休教师。主诉：右胁痛 2 月。病史：2 月前曾患有带状疱疹，当时呈刀割样疼痛，经 2 周治疗后，疱疹全部消失且疼痛明显减轻。因未坚持继续治疗，疼痛遗留至今。患者现在右胁肋疼痛，时而针扎样疼痛难忍，时而隐隐作痛，寝食不安。服用消炎止痛药，疼痛即缓解，停药后疼痛仍发作。治疗：上述治疗方法 2 个疗程后痊愈。

（五）体会

带状疱疹中医称之为“缠腰火丹”、“蛇串疮”等。常见发病部位为腰背、胸背，还可见四肢、面部等。本病西医认为主要是由于带状疱疹病毒感染后，侵袭了机体局部神经细胞而出现局部疼痛；中医学认为由于体内湿热蕴结，又外感风火湿毒之邪淤滞于经脉，脉络不通，不通则痛。

本病往往由于治疗不及时、不彻底，病人大多待疱疹消失、疼痛减轻后，即认为病已痊愈，且不重视遗留的隐痛，致使遗留痛时间加长，再去吃药打针效果已不理想。或常见于年老体弱者。本病虽疱疹已消失，然毒热（病毒）未尽，毒邪阻遏，脉络不通，故疼痛不止。本人在临床上采用选取病痛处“阿是穴”以直达病所，疏通局部气血。“阿是穴”即压痛点。中医又认为痛则不通、通则不痛，故通过针刺“阿是穴”改变局部病变，达到快速直接的治疗效果。点刺刺血更是直接快速的驱邪治病方法，达到疏通经脉、行气活血、止痛。再配上灸法以扶正祛邪，同时利用灸法温通经脉、加速局部血液循环，增加局部组织神经细胞的营养，从而加强止痛效果。

总之，针刺、刺血、灸法三者并用，共奏止痛之功。此方法简便易行、见效快、疗效好，值得推广。

（北京语言文化大学医院　曹桂芝）

九十九、针药并用治疗脱发

脱发是一种常见的皮肤附属器官的病变，它包括了斑秃、脂溢性脱发、全秃、普秃等类型。目前临床上脱发以脂溢性脱发（简称“脂脱”）和斑秃为多见。“脂脱”是以头发逐渐脱落为其特征的一种皮肤病，属中医“蛀发癣”、“油风脱发”。斑秃为一种头部突然发生的局限性脱发，一般头发多呈圆形或椭圆形脱落，局部皮肤正常，无自觉症状。斑秃中约有 5% ~10% 的病例可逐渐进行或迅速发展，在几天内至几个月内头发全部脱光而成全秃。少数严重患者可累及眉毛、胡须、腋毛、阴毛等，甚至全身毳毛均脱光而称普秃。

目前治疗脱发的方法中，单纯使用针灸治疗、中药治疗、西药治疗效果并不满意。临床上单纯针刺治疗脱发治愈率为77.1%，单纯使用中药的治愈率为58.2%。我科近几年来运用梅花针叩刺法，配合外擦901 生发酊，辨证内服中药综合治疗脱发96 例，疗效显著，现报道如下：

（一）临床资料

1. 一般资料　96 例门诊病人，男性 55 例，女性 41 例；年龄 1 ~20 岁 12 例，21 ~40 岁 67 例，41 ~65 岁 17 例，其中最小

的1岁余，最大的65岁；病程1个月至3个月48例，3个月至1年18例，超过1年的30例，其中最短的十多天，最长15年；脂溢性脱发33例，斑秃54例，全秃3例，普秃6例。

2. 诊断标准 脂溢性脱发以头皮油腻、鳞屑或痂皮、瘙痒、头发逐渐脱落为特征。

斑秃指头皮部毛发突然发生斑块状脱落的病症。有些病例可逐渐至全头毛发脱光而成全秃，少数严重者可累及眉毛、胡须、腋毛、阴毛等，甚至全身毳毛均脱光而成普秃。

（二）治疗方法

患者采取坐位。使用75%酒精棉球消毒整个头部、颈部及双侧内关、太渊穴，以梅花针进行叩刺，顺序为：以百会为中心环绕叩刺，重点叩刺脱发区，接着叩刺颈部2条夹脊线及生发区（风池与风府连线中点）、内关、太渊穴，以皮肤潮红或稍微出血为度。每天1次，每次约15～20分钟。叩刺后外擦由人参、首乌、三七等17味名贵中药组成的901生发酊。治疗期间辨证应用中药15～20天。10天为1个疗程。

（三）疗效观察

1. 疗效标准

（1）优：经治疗后全部长出新发，时间不超过6个疗程。

（2）良：经治疗后长出新发，但生长缓慢，治疗时间不超过9个疗程。

（3）差：治疗9个疗程后脱发仍无改变者。

2. 治疗结果 共治疗96例，优78例，良14例，差4例，总有效率95.83%，达优率81.25%。其中1~20岁病人中优10例，良1例；21~40岁病人优53例，良13例；41~65岁病人优15例。三个年龄段的达优率分别为83.33%、79.1%、88.23%。病程在3个月以内病人优44例，良3例，达优率91.67%。病程在3个月至1年病人优15例，良3例，达优率为83.33%。病程超过一年的病人优21例，良8例，达优率70%。斑秃病人优46例，达优率85.19%。脂溢性患者优28例，达优率84.84%。

（四）典型病例

例1：林×，男，18岁，厨师。就诊日期：2000年12月28日。主诉：脱发3个月。现病史：3个月前无明显诱因出现全头脱发现象，呈渐进性加重，无头屑及头皮瘙痒，继则眉毛、腋毛、阴毛全部脱落。饮食、二便如常，睡眠尚可。舌质淡红，脉弦数。诊断：普秃（肝肾阴虚型）。治以梅花针叩刺，外擦901生发酊，配合内服中药：制首乌30g，菟丝子、牛膝、茯苓、补骨脂、枸杞子、当归、红枣、女贞子各15g，桑叶10g。水煎服。每日1剂，连服20天。3个疗程全头生短小毳毛，5个疗程全头长出约1.5cm黑发，临床治疗达优。

例2：欧××，男，28岁。就诊日期：1997年1月16日。主诉：脱发2~3年，加重半年。现病史：1993年出现脱发现象，尤以头顶为甚，遍及全头，未进行治疗，仅涂章光101，效不佳。于1997年1月16日来我科就诊。征见：全头头发稀疏且细，无瘙痒，略有脱屑，头皮油腻，舌淡红，苔白，脉沉弦。诊断：脂溢性脱发（肝肾阴虚型）。治以梅花针叩刺，外擦901生发酊，配合内服中药：制首乌30g，菟丝子、牛膝、茯苓、补骨脂、枸杞子、女贞子、当归、旱莲草各15g。水煎服。每日1剂，连服20天。4个疗程后脱发部位见细发长出，5个疗程后全头长出均匀黑发，临床达优。

（五）讨论

中医学认为脱发多由肝肾亏虚、精血不足、心脾两亏、血不养发、肝郁气滞、气滞血瘀、经络不通、发失所养而成。究其所因，概言之不外乎：一为“虚”，二为“瘀”。治疗上以滋养肝肾、活血化瘀为原则。西医认为雄性激素增多，导致皮脂腺分泌亢进，毛囊口角化过度。精神高度紧张也是致病的因素。

现代医学认为：斑秃的发展原因主要是神经系统功能紊乱，并且与自身免疫性疾病有关。亦可能与内分泌障碍、局部病灶感染或其他内脏疾病有关。其机理可能是血管运动中枢机能紊乱，交感神经与副交感神经失调，引起患部毛细血管持久性收缩，毛乳头供血障碍，引起毛发营养不良而致。

尽管目前对脱发的病因尚不十分明确，许多发病的具体环节也还不甚清楚，但中、西医均认为患处供血障碍和毛发营养不良是本病发生的基本环节。

针对其病因，我们提出综合治疗脱发的新方法，即“松土、施肥、培源补根”三步曲。经临床验证，效果显著。松土——即以梅花针叩刺头部及有关经脉和穴位，梅花针刺激皮部，必然会激起皮部的络脉功能活动，通过经络的联系和转注作用，由表及里，宣导阳气，使气血畅通调和，改善血液循环，促进新发的更生。施肥——外擦自制901生发酊，该酊有营养头发、促进头发生长的功效，由人参等17味名贵中药组成，无副作用，安全有效。901生发酊通过毛囊的吸收，进入机体，主要着眼于整体，起到调节整体，恢复阴阳平衡的功能。培源补根——根据辨证采用治本的中药内服，如肝肾亏虚用七宝美髯丹或神应养真丹加减，心脾两虚用归脾汤加减，肝郁气滞用通窍逐瘀汤加减。

通过临床观察验证，针药并用综合治疗脱发效果显著，总有效率达95.83%，达优率81.25%。此法对于斑秃效果尤著，最短者10余次，最多1个月，大约20次左右痊愈。而对于脂溢性脱发亦有效，然较斑秃效果逊色，需要的疗程相对多些。我们还发现年龄越小，病程越短的，疗效越好，达优率为91.67%。病程越长，因毛囊萎缩，疗程相应延长，因此及时治疗和坚持治疗是关键因素之一。

（海南医学院附属医院针灸科　辜孔进、冯晶莹）

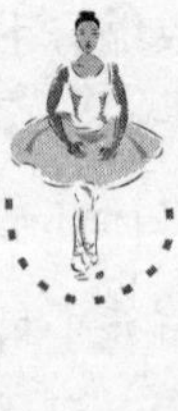

一零零、针刺治疗斑秃

斑秃是一种常见的皮肤附属器官的疾病，中医学称为“油风”。笔者采用梅花针加体针治疗斑秃23例，收效显著，现报道如下：

（一）一般资料

本组23例中，男性15例，女性8例；年龄15～20岁2例，21～30岁9例，31～46岁12例：病程最短26天，最长2年；其中单发斑秃（一块斑秃）14例，多发（3～5片）8例，全秃1例。全部病例在以梅花针为主治疗期间均停用一切内服与外用药物。

（二）治疗方法

1. 梅花针治疗 脱发区常规消毒，然后用梅花针从脱发区边缘旋状向中心均匀轻轻叩打，以局部皮肤轻度发红或有热感或微有充血为宜，隔日叩刺1次。

2. 配合体针治疗 取穴：百会、风池。先用1.5寸毫针针刺百会穴1寸左右，再用1.5寸毫针针刺双侧风池穴，进针1寸左右，以上穴均用平补平泻手法，留针30分钟，每10分钟行针1次，每日针治1次，15次为1疗程，疗程间休息3～4天。再进行下一疗程治疗。局部瘙痒加大椎穴；失眠加神门穴。

（三）治疗效果

1. 疗效标准 痊愈：头发全部长出，其分布密度及色泽均正常，拉发试验阴性；显效：发新生70%，包括密度、粗细及色泽均接近正常；有效：发新生30%以上，包括有毳发及白发长出，且治疗后毛发停止脱落；无效：治疗1个月以上，新发生长不足30%或继续脱落者。

2. 治疗结果 本组23例患者，经2～3个疗程治疗后，其中痊愈16例（69.6%），显效4例（17，4%），好转2例

(8.7%)，无效1例（4.3%），有效率为95.7%。

（四）典型病例

曹××，男，46岁，干部，1997年5月8日就诊，病史：40天前由于工作繁忙，夜不能寐。某日晨起发现头发脱落病灶3处，经某院皮肤科诊为“斑秃”，给口服维生素B_1、B_6，外用生发药水擦头治疗1月余，效果欠佳，故来我院就诊。查：头部脱发3处，最大一处3.0cm×2.5cm，另两处分别为2.0cm×1.4cm、1.3cm×1.0cm，秃发处肤色正常，伴有失眠、头晕、全身乏力、舌质淡、苔薄白、脉细弱。证属气血亏虚。按上法治疗2个疗程后，3处脱发区生长黑色毳毛，3个疗程后全部长出细软黑毛发，故停止治疗。1月后随访，脱发处毛发全部长出。

（五）心得体会

基于“发为血之余”，血络阻滞或血虚不充，发失所养而脱发这一机理，用梅花针叩刺治疗，可激发经络之气，疏通络滞，促进局部血液循环，促使头部毛发生长；再配合体针的百会、风池、大椎、神门诸穴，从而起到温养诸脉、养血安神的作用，使气血得复，滋养毛发再生。

（内蒙古中蒙医院针灸科　回克义）